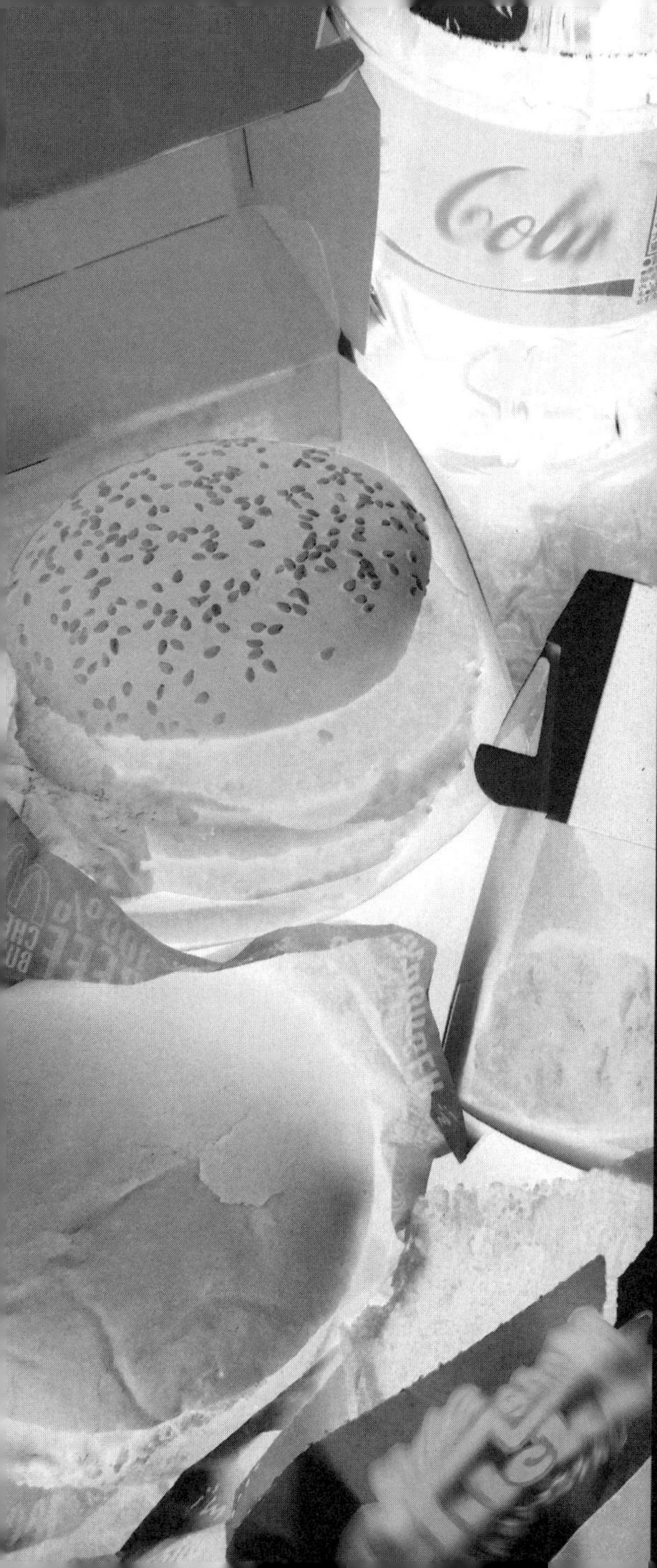

# フード・ウォーズ

## 食と健康の危機を乗り越える道

ティム・ラング
マイケル・ヒースマン 著
古沢広祐・佐久間智子 訳

コモンズ

Food Wars
——The Global Battle for Mouths, Minds and Markets——
Tim Lang and Michael Heasman


＊訳出にあたって、読者の理解を助けるために、原文にはない見出しを加え、〔　〕内に訳注を付けた。

# 日本語版によせて

本書で展開した論議の基本構想が生まれたのは、アメリカのシアトルで世界貿易機関（WTO）の会議が開催された一九九九年である。私は、グローバリゼーションに関する国際フォーラム（IFG）がこの会議と並行して開催したオルタナティブ会議で講演を行う予定だった。しかし、歴史的なできごととしていまも記憶されているように、人びとの抗議行動がこの貿易交渉を決裂させ、私の講演も実現せずに終わった。

私がこのときに話そうと思っていたのは、食と健康、および環境の問題にエコロジーの視点からアプローチする必要があるにもかかわらず、他の支配的なパラダイムがこれを阻害しているということである。すなわち、アグリビジネスと巨大食品産業が推進する産業保護のパラダイムが、単純な自然観と個人主義的な食品消費者像に基づく技術偏重の食料システムを構築しており、これがエコロジー・アプローチの実現を妨げているのだ。

だが、フード・ウォーズにおける対立と矛盾が顕著になってきたために、この一〇年間にエコロジー・モデルの優位性を訴える主張への理解が広がった。実際、食と健康に生じている問題は改善されておらず、逆に深刻化している。たとえば、肥満の危機は、それが人びとの健康に与える影響という面で、保健・公衆衛生の分野でますます緊急の課題とされるようになった。飢餓の問題も改善とはほど遠く、食料価格の上昇によって飢餓人口が逆に急増している。食に関連する環境問題も同様だ。食料の生産と消費がもたらす水、気候変動、エネルギー消費の問題は、ますます深刻化している。こうした例は枚挙にいとまがない。

一方で、希望の種も育ちつつある。気候変動への取り組みを求める方向に世論が大きくシフトしたことで、食料の生産と消費の分野にとどまらず、企業や消費者、政治家を巻き込んで、持続可能な開発を実現するための政策や活動が、地域レベル・国家レベル・国際レベルで急増している。たとえば、持続可能な食料システム、なかでも地産地消を実現する草の根の運動が盛んになり、消費者の関心も高まった。ウォルマート社のような巨大小売企業や世界最大級の食品加工会社までもが、生態系に与える影響を減らし、「企業の社会的責任」を果たそうと、積極的に行動している。そして、多くの組織が、持続可能な未来に向けた変革において、食品の消費者(市民)が先導的な役割を果たすことを期待するようになった。

本書では、こうした食に関する運動の重要性にも言及しつつ、食に関する政策とガバナンスの果たす役割を重視している。一〇年前もそうであったように、これからも将来の食料供給のあり方について困難な選択を行なっていかねばならず、政府はその点で中心的な役割を果たさねばならない。そうした困難な選択を行えるのは公的機関だけであり、そのためにはプロセスが真の意味で民主化される必要がある。

食にかかわる意思決定の民主化は混乱や不満を呼び起こすかもしれないが、人びとの食料安全保障は、地域レベルでも世界レベルでも、これまでとは違う形を必要としている。それが食の分野で平和な世界を実現するための出発点であり、食に起因する病気や環境破壊、食料供給における不透明性という数十年来の問題を解決し、社会的に公正なフード・システムを実現するために不可欠なのである。本書の日本での刊行が、フード・ウォーズを終わらせるという私たちの究極の目標の達成に向けて、新たな一歩となることを望んでやまない。

二〇〇九年三月

著者

●もくじ●フード・ウォーズ

## 第2章　食べ物と健康の深い関係 ——— 61



## 第3章　食がもたらす病気へのこれまでの対応 ——— 105

## 第4章 フード・ウォーズ・ビジネス

装丁●日高眞澄

# 序章

# 「食の平和」とフード・ウォーズ

## ◈なぜフード・ウォーズか

食べ物をとりまく私たちの状況は分断されている。一方に、テレビで人気の「セレブなシェフ」、料理法、売れ行き好調の食事療法の本、食品の質や安全性や豊富さに関心をもつメディアがある。他方、世界の大部分では食料供給が危機にあって、未解決のままにおかれている。飢餓と栄養不良は多くの国々を悩ませ、他方で偏食と食べすぎによる早死にも多くの国々で問題となっている。たとえば、アメリカ公衆衛生局長官は二〇〇一年、アメリカだけで肥満が原因の死者数が三〇万人にのぼると述べた。

本書では、この二分された状況について論じていく。すなわち、過剰消費と過少消費、生産過剰と不作、豊富さと欠乏、増産と集約的農業生産の縮小、先端技術による解決と伝統的風土に基づく解決についてである。

フード・ウォーズにおいては、以下のような多くの対立がある。食料の質、食料の安全性、栄養、食品の貿易、食料供給における企業支配、食料の貧困、食料安全保障の欠如、食べすぎと飢餓の共存、食料生産を原因とするかつてなかったような環境破壊、科学技術の役割と目標。こうした対立を前にして、本書を書こうと考えた動機は、食料政策の中枢にある人びとが主要な問題に正面から取り組まず、問題を総合的に解決せず、形式的な個別の政策担当部署内で解決しようとしていることに不満を感じたからである。

## ◆本書のテーマ

食料政策と健康は危機的状況にある。そして、健康こそが現在の危機を解決する重要な切り口になりうる。本書は、人間と生態系の健康とを結びつける統合的な考え方と方法を基本におく。「フード・ウォーズ」とは、食料の未来と、人びとの心理、市場、食料を消費する人びとをどのようなものとして捉えるかをめぐっての戦いである。それは、ある意味で、さまざまな利益集団の食料の将来のあり方に影響を及ぼそうという支配権をめぐる争いでもある。

健康の危機に取り組むには、食料政策の改革とフード・ガバナンスに関する制度改革が必要である。しかも、総合的な手法でなされなければならない。改革が人びとの支持を得、正当なものとなるには、本書で述べる「フード・デモクラシー」によらなければならない。フード・デモクラシーは、本書で一貫して追求するテーマである。

本書は、食料をめぐる問題を解く五つの鍵となる要素について考察する。

①健康――食事、病気、栄養、人びとの健康の関係について
②産業――農業への投入資材から消費に至る過程での、食料の生産と処理のあり方
③消費者文化――どのように、なぜ、どこで、人びとは食料を消費するか
④環境――食料生産で、土地、海洋、その他の自然資源がどのように利用、濫用されているか
⑤フード・ガバナンス――食料経済システムの規制と、食料政策の選択決定と実施について

今日の食料システムは、生産、実験、技術改革の長い歴史のうえにできたものである。工業的食料供給は、人類の歴史では比較的最近に登場した。それは一五〇年から二〇〇年ほど前のことである。第二次世界大戦以後、食料経済システムは六〇億人を超える人口に対して食料を供給するため、著しい商業的・技術的発展をとげた。現在、理論的には世界の飢餓をなくすために十分な食料を供給できる。食料を買う金と手段のある人びとにとっては、近代食料システムは、これまで入手できなかったような便利な加工食品を一年中生産して取りそろえてくれる。

だが、この食料生産の頂点において、食料生産システムの持続可能性と先進国・途上国における食品の質は、かつてない危機的状況にある。それは、BSE（狂牛病）など新たに健康を脅かす病気から、乱獲や漁場の枯渇など環境破壊にまで広がっている。世界にはとどまることなく人口が増加している地域や、高齢人口が増加している地域がある。遺伝子組み換えなどの先端技術の導入、世界的規模で拡大する企業支配、食料ガバナンスと食料システムに対する消費者の信用の失墜、心臓疾患・肥満・糖尿病など不適切な食事から生じる解決の見えない健康問題。これらは、飢餓とともに、何十億人もに害を与えている。

本書は、個別的な政策領域を結びつけ、食料生産のあり方から消費の管理、食品の健全性までの関連について理論的に示そうとするものである。活力ある将来の食料システムは、新たな総合的政策を提示することさえできれば可能であり、社会にうまく適合可能だと考える。

## ◆食料と健康についてのラディカルな選択

食料政策において、根本的な解決が必要であるという認識が少しずつ高まっている。たとえば、栄養化学においては、新たに進化論に基づく「エコロジカル栄養学」が展開されている。進化の過程で人類が受け継いできた特質に合った食事の探求である。このような理論は、食料と健康を考えるにあたって新しいラディカルな可能性をもつ。「世界全体を養う」ために、あるいは先進国の高齢化する消費者が「健康によい」食品によって健康とスタイルを維持するために、提起されている多くの狭い個別的な「技術的」視点を超えていくことができるかもしれない。

もうひとつの大きな要素は、遺伝子が病気の要因である、あるいは食事が遺伝的病気の傾向を引き起こしうるという考え方に基づく、めざましい「生命科学」革命である。このいわゆる栄養ゲノム的理論は、食事の「個人化」に大きな影響を及ぼすかもしれない。「ラディカル」という言葉は、ここでは世界的ビジネス・エキスパートのゲリー・ハメルが使っている、「ラディカルな理論は消費者の予想を超え、(中略)競争基盤を変え、(中略)産業構造も変える力をもつ[1]」ことを意味する。

ラディカルな理論が食料産業に浸透しつつある注目すべき一例は、栄養学が新製品開発、マーケティング、ビジネス戦略に利用されるようになってきたことである。たとえば、世界最大の食品会社であるネッスル社の最高経営責任者は二〇〇三年に、今後五年間で世界有数の栄養会社となることを目標としていると語った。この声明は結果として、今日はいかなる食品会社も栄養と健康という付加価値をつけずには生きのびられない時代であることを物語っている。しかし、政策において、食料、栄養、健康に関する同様の見解はあるだろうか。

両極端にあるもうひとつのラディカルな対立は、遺伝子組み換え技術の未来と「有機的」な未来との間の世界規模での戦いである。どちらの陣営も、食料生産において自分たちが有利である理由として、健康を増進するという点をあげている。本書では可能な点については実例をあげて、食料政策と健康政策の「ラディカル」な選択肢が実現可能かどうか、展望はどうか、将来「技術的」な解決方法が最適であるかどうかを探る。

食料の生産方法についてよりラディカルな方法を求める本書の立場の基礎となっているのは、以下の点である。

①二〇世紀なかばに導入された食料・農業モデルは、増産には大きく貢献した。しかし、量は追求したものの、質をないがしろにしてきた。

②人類は驚くべき短期間に、農業・農村的食文化から大規模市場・都市的食文化へと移行した。現在、この過程は途上国において急速に展開しつつある。

③政策はこれまで農業を対象としてきた。現在は、農場外の加工、小売り、サービス部門において起きていることが、実質的に食料経済を変化させつつある。とくに、つねに低賃金と劣悪な労働条件に苦しむ労働者にとって。

④世界中で、食事は健康に影響もしくは危険のある方向で変化しつつある。これは、ある部分は

貿易自由化の結果であり、ある部分は消費者の要望の結果である。食料システムには「相互的」な力関係がある。
⑤食料、栄養、健康は、世界規模の問題である。ブラジル、インド、中国のような国々は、すでに食べ物に関係する病気の二重の重荷に苦しんでいる。退行的な病気（心臓疾患、ガン、糖尿病、肥満）がすべての国で高い罹患率を示していると同時に、大規模な飢餓も引き続いている。
⑥食料と栄養の個別化された医療モデル（予防治療法など）は現在広く行われており、食料と健康問題の唯一の適切な解決法として示されている。
⑦食料生産に対する環境からの圧力は危機的状況にある。乱獲（カナダとＥＵの目下の問題）から、作物を育てるべき土壌の流出、農業生産と灌漑に使用する水の不足まで。
⑧エコロジー的視野なしに、食料政策は長期的な消費者の信用、食料供給、流通確保を提供しえない。
⑨食料システムの不公正が大きく問題化しつつある。分配の不公平、望ましい食事をとれない、労働過程での不平等、主要企業の不公正な利得など。

## ◈本書の構成

本書は、食料の未来がどのような形に方向づけられるべきかについて述べる。

第1章では、三つのパラダイム(世界観の枠組み)という概念を提示し、この課題に取り組む視座とする。

第2章から第7章は、本書の概念の構成を検証するための具体的な分析と考察を行う。

まず第2章で、世界の食事がどのように変化しつつあるか、しばしば一国内にも見られる過剰消費と過小消費の実態を検討する。富める国は心臓疾患に苦しみ、貧しい国は飢餓に苦しんでいるという神話がある。だが、食事に原因がある心臓疾患などは近年、急速に低所得国や貧しい国の現象となりつつある。

第3章では、食事と病気をめぐる事実に公的政策がどのように対応してきたかを見る。公衆衛生(保健)の概念の歴史的変化と栄養学の重要性を、栄養学を社会的な枠組みで規定されたものと見る人びとと、「リスクのある」個人を対象とすることがより効果的な政策であると考える人びとの戦いの場という観点から概観する。

第4章では、食料システム/経済という語が何を意味するか概観し、食料産業の支配・集中が長期的傾向であり、その変化の規模と速度は新たなものであることを述べる。今日の大部分の食品会社は、自らの事業を「消費者主導」と述べている。しかし、そのような形容は表面的であることを論じ、食料と消費者の現状のより正確な実態を明らかにする。

第5章では、新たな消費者風土の見取り図について述べる。利便性、間食、調理済み食品、外食文化など、忙しい生活に適合し、社会における女性の新たな役割に見合った食に関する生活様式を市場が主導しているのである。

第6章では、おもに食の質をめぐる戦いについて述べる。食品供給チェーン(フード・チェーン)は、環境的に持続可能ではない浪費的な方法で食品を生産している。人間と環境の健康が救済されるためには、フード・チェーン全体の方向転換が必要である。商業的には、農村と農業社会は悲劇的状況にある。農民と農地が搾取される一方で、アグリビジネスから食品加工、小売り、食品サービスにいたる市場独占の状況は、フード・チェーンの仕組みと働きを示している。

第7章では、未来の食と健康の選択は、広く人びとのなかで論じられ、解決されなければならないことを述べる。しかし、総合的な食料・健康政策の創造はもちろん、実施するための公的な場は限られる。すべての地域、国、広域圏、そして世界全体のレベルで、制度とガバナンスの危機が生じている。行政府は、異なる部門を横断する全体的な責任体制の構築を求められているのである。

本書の目的は、議論を起こし、広範な政策選択肢の存在を提起することにある。第8章では、困難な状況下でも新たな試みが進行中であり、「パラダイム」を通じて評価と選択の異なる道があることを示す。

人間の健康と環境の健康を結びつける、新たな健康についての考え方が、新たな政策ビジョンの中心におかれなければならない。健康な消費のためには、フード・チェーン内にさまざまな優先順位の組み合わせがなければならない。食と健康についての新たな知の領域を創出しなければならない。総合的食料政策は最低限、予見できない危機に対処する「保険的な政策」と、病気と不健康と環境破壊の二〇世紀からの負の遺産の解決に取り組んでいかなければならない。

本書は全体的な見取り図を提供する。論点は、二〇世紀を通じて食料が公的政策と企業の経営方針に問題を生じさせ、逆に公的政策と企業の経営方針が食の世界に問題を生じさせたという点にある。多くの危機が多くの改革を生んだ。ごく最近のものとして、食品の安全性がある。しかし、食料に関する公的政策の枠組みはまだ非常に断片的で、限定的である。食料政策に取り組み、健康、企業、環境への影響、消費者の経験、政策の運用などの中心的要素を統合するための体系的枠組みが必要とされている。ところが、ほとんどの場合、場当たり的あるいは過渡的な方法でしか、危機に対応していない。

本書の〔人間と生態系の健康とを結びつける〕より統合された方法もまだ萌芽の段階かもしれないが、すでに無視できない対決の場にあることを自覚している。「食の平和《フード・ピース》」を前にして、私たちはフード・ウォーズの状況を乗り越えていかねばならない。

（1）Hamel, G., 'Innovation Now!', *Fast Company*, December, 2002, pp.114-124.

# 第1章

# フード・ウォーズとは何か

## ◈変化と混乱

食の世界に、大きな変化が始まろうとしている。

近年、世界の食料生産量は人類史上最高となった。豊かな人びとは、想像しうるかぎりの食べ物や飲み物を選びたい放題にできる。世界全体では、平均的スーパー一店舗には二万五〇〇〇種類の製品があり、二〇〇二年には一年間で二万種類を超える新しい食品・飲料が生みだされた。にもかかわらず、多くの人びとが共有しているのは、食料供給の将来についての不安と不信である。食に関する問題は政治や政策の危機を生じさせ、マスメディアを賑わしている。一方、飢餓を克服するために過去四〇年間にわたって食料の増産に努め、成功もしてきた。だが、飢餓は過剰と表裏一体になって続いている。十分に策を講じ、科学の力を利用すれば、食に関する問題は消滅するという二〇世紀の食料政策当局の楽観的展望は、成就していない。

食料供給の現状は、長期的な変化の過程にあって大きく混乱している。政策は、農業と農業関連産業などの生産についての食料政策から、消費を中心におく食品政策へと長期的に変化しつつある。すなわち、大食品製造会社、食品販売業、食品関連サービス業などを対象とするこの変化は、農場から消費者に至る食べ物の一連のつながり(食物連鎖、フード・チェーン)の全過程に、新たな対立、問題、脅威、機会を生じさせている。この状況が、本書にいう「フード・ウォーズ」である。

フード・ウォーズは、今後の食料生産の分析・研究、実行方法に関する諸前提の根底的な組み換えと、将来の食料供給についてのビジョンとモデルの競合と対立である。この競合と対立は、一方では、新たな科学的知見とそれに伴う技術によって促進され、また他方で、食料政策や消費スタイルの選択と食に関連する病気構造の変化にも表れた人口構造の変化によって促進されている。

本章では、食をめぐる三つの競合するパラダイムについて新たな概念モデルを提起することによって、この複雑な変化の構造を把握したい。三つのパラダイムとは、生産主義パラダイム(今日の支配的なモデル)、新たに台頭しつつある生命科学に基づくライフサイエンス・パラダイム、生態学的知見を重視するエコロジー・パラダイムである。まず、この概念モデルを特徴づけている食料政策と食料供給プロセスに関する基本的前提からみていくことにしよう。

## ◈食料供給プロセスのおもな特徴

私たちが、何を、いつ、どのようにして食べ、どのような結果が生じるのか。それらを方向づけているのは誰なのか。本書の目的は、競合するさまざまな利益と政策目標のからみあいを解きほぐすことにある。そこには、さまざまな食料政策と政策決定への関与があり、それらが総体として全体のプロセスを動かしている。

そのプロセスには、多様な人びとやグループがかかわる。たとえば、食品産業が加工食品について規格や仕様を定めるとき、ある意味では消費者の栄養摂取量を決定しているといえる。保健・医療政策の立案者は、ある病気（糖尿病やある種のガンなど）の増加対策のコスト急増に際して「政策」を決定する。それは、食料・食品の生産と消費のあり方がもたらした状況に取り組んでいるのである。同様に、公正な取引を監視する当局（独占禁止法所管当局）が小売市場の占有率を決定し、都市計画立案者がスーパーの立地を決定するのは、価格、食料品店へのアクセス、地域文化の多様性という課題に関与しているのである。このように食料に関する政策について、非常に広い概念で多くの関与者の集合体として捉えなければ、今日的状況とその意味は理解できない。

選択された政策は、特定の食料の生産や加工を選んで資金投入し、研究の優先順位と国家的戦略目標を設定したり、教育と情報の条件を整備して、貿易と食品の安全性に関するルールを創設したり、あるいは事故が起きた際の法規制と制裁を行うなど、一連の動きを形成しているのである。

本書でいう食料政策とは、食料供給プロセスとして理解されている過程で行われる意志決定すべてを指す。**図1−1**に、フード・システムあるいは食料供給プロセスという言葉が示すものを単純化して示した。たとえばフード・チェーンからみると、連鎖のある一点における変化は、必然的に他の部分に影響を及ぼしている。近年、フード・チェーンからの分析は、食料供給の趨勢と地球規模の再編を理解するためによく使われるようになってきた。

**図1−1**から、近代的食料供給システムの主要な特徴がわかる。それは次の四点である。

**①農業の外からの力が、フード・システムを支配している**

従来、とくに二〇世紀においては、食料政策といえば農業であった。いまでも食関係予算に関する国際的議論の場では、農業が問題となる（補助金の是非など）。食料供給プロセスは今日、農業外のさまざまな力・要因によって動いているが、政策はいまだに商品生産農業（換金作物生産）に焦点をあてている。しかし、食料供給プロセスを推進しているのは、加工業者、商社、小売店などからの強力な圧力である。ここでは、政策が農業に焦点をあてるのとは異なり、消費者のニーズに焦点があてられている。

図1-1　食料供給プロセスの略図

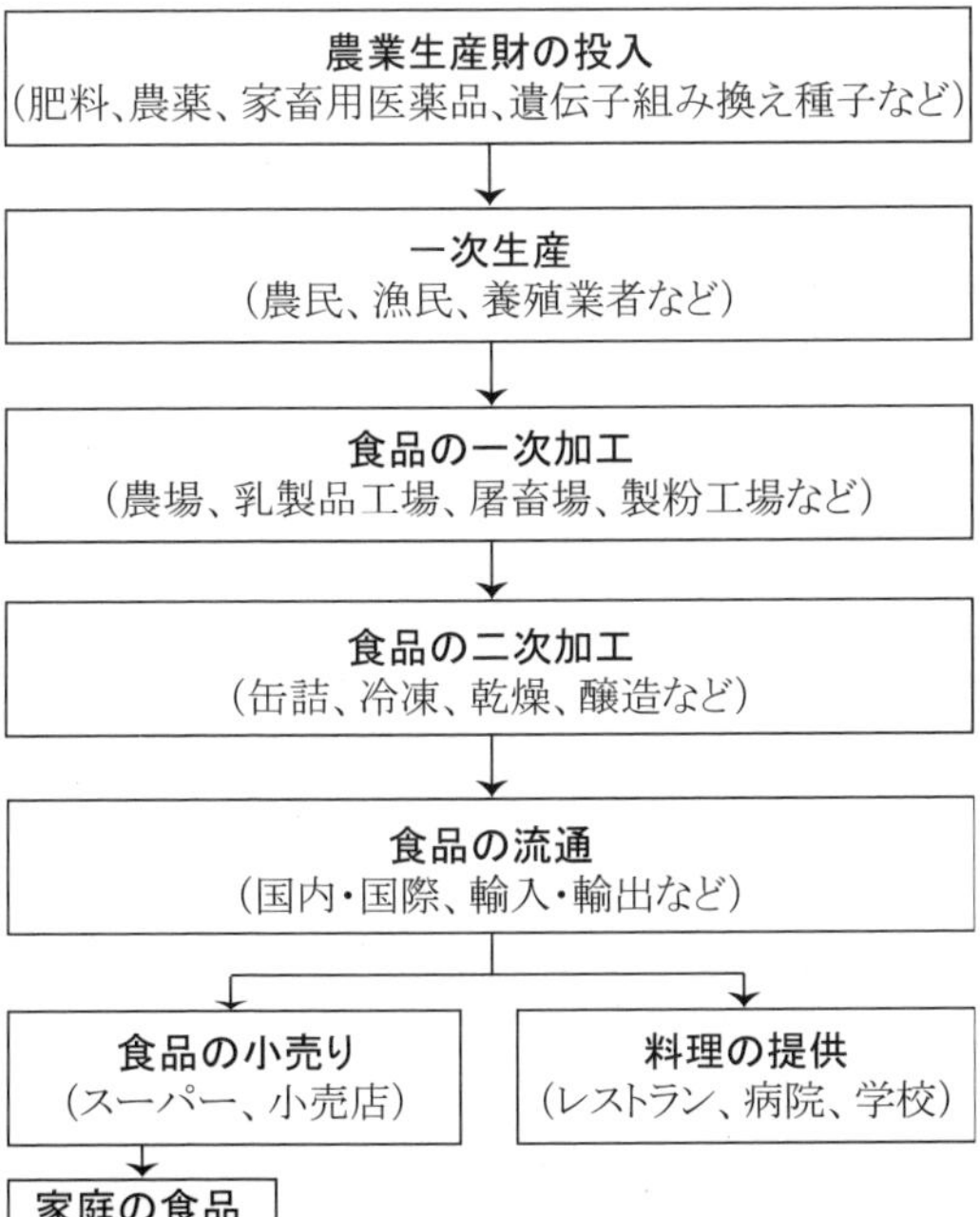


（出典）WHO。

### ②消費はフード・システムを理解するためのキーである

今日、食料経済を動かす勢力は、最末端の消費に関心を強めている。小売業者は、生産者と消費者を結ぶ立場として大きな力をもつ。一方、最終消費者はバラバラで、多くは自分たちの集団的影響力に気がついていない。そして消費者は、現在の食料供給が原因の医療コストの大部分を各自が負担している。食事が原因で病気にかかった責任は各自にあるとされ、食料生産・供給プロセスの構造的あり方が消費者の好みの問題へと矮小化されて、消費者自身が犠牲となっているのである。

**③公的な利害と企業の利害は一致しない**

フード・チェーンは急速に成長し、少数の有力な巨大複合企業に支配されるようになった。食品産業における合併は、主要市場において、大きな影響力をもたらしている。巨大企業グループは、食料政策を自分たちの企業戦略の一部とみなし、食料政策に関与する有力な存在となっている。

**④食料経済において、健康は周辺化されている**

図1-1は、食料経済を単純化して示したものでもある。健康に関する結果は、すべての食料経済の部門内部を結ぶ連結様式において生じており、食料供給プロセス全体に組み込まれている。そして、環境の健康という観点に立つとき、そこから重要な議論が生まれてくる。まずは人間の健康という観点から議論を進めていこう。

### ◆パラダイムの戦い——新たな枠組みをめぐって

本書が探求する道筋は、三つの点において明らかになる。第一に、フード・ウォーズには多くの重要な戦いの場が存在している。第二に、これら世界中の戦いは、個々人の健康のみならず、社会と環境(つまり健全な環境)に非常に大きな影響を及ぼしている。第三に、食の将来について、パラダイム・シフト（パラダイムの転換）という新たな展望が進行中である。

本書で、「フード・パラダイム」というとき、共通の理解、共通の規則、食料についての問題と解決を構想する方法の体系を意味している。パラダイムとは、知識の体系を構想する方法からなる基本的かつ原理的な体系である。この言葉を提唱した科学史家のトーマス・クーンによれば、「一般に認められた科学的業績で、一時期の間、専門家に対して問い方や答え方のモデルを与えるもの」〔中山茂訳〕の体系である。クーン本人も、このパラダイムという用語を少なくとも二一種類の異なる意味合いで使っているといわれているが、学者たちは今日、クーンさえ予期しなかったような柔軟で比喩的な使い方をしている。

第二次世界大戦後、急速に発展したフード・システムは、本書にいう生産主義パラダイムという思考方法を体現してきた。それは現在もなお支配的な世界観であるが、食の将来という点において、新たな「モデル」の挑戦を受けている。なかでも、大きく二つの概念的枠組みが優勢であり、本書ではそれぞれ、「ライフサイエンス・パラダイム」（生命科学に基づいて統合されたパラダイム）、「エコロジー・パラダイム」（生態学的な考え方に基づいて統合されたパラダイム）と名付けた。

どちらも生物学という科学に基づくが、自然と社会の体系についての解釈が違うので、それぞれが示す私たちの食の将来に対する選択肢は異なる。食料生産の方法、食料生産の担い手、食料・食品の流通のあり方、さらに社会的公正、生産の場をどこに求めるか（グローバルかローカルか）、人間の健康に食の果たす役割などの項目について、指し示す方向が違うのである。図1－2は、以上で述

図1-2　フード・ウォーズの時代推移

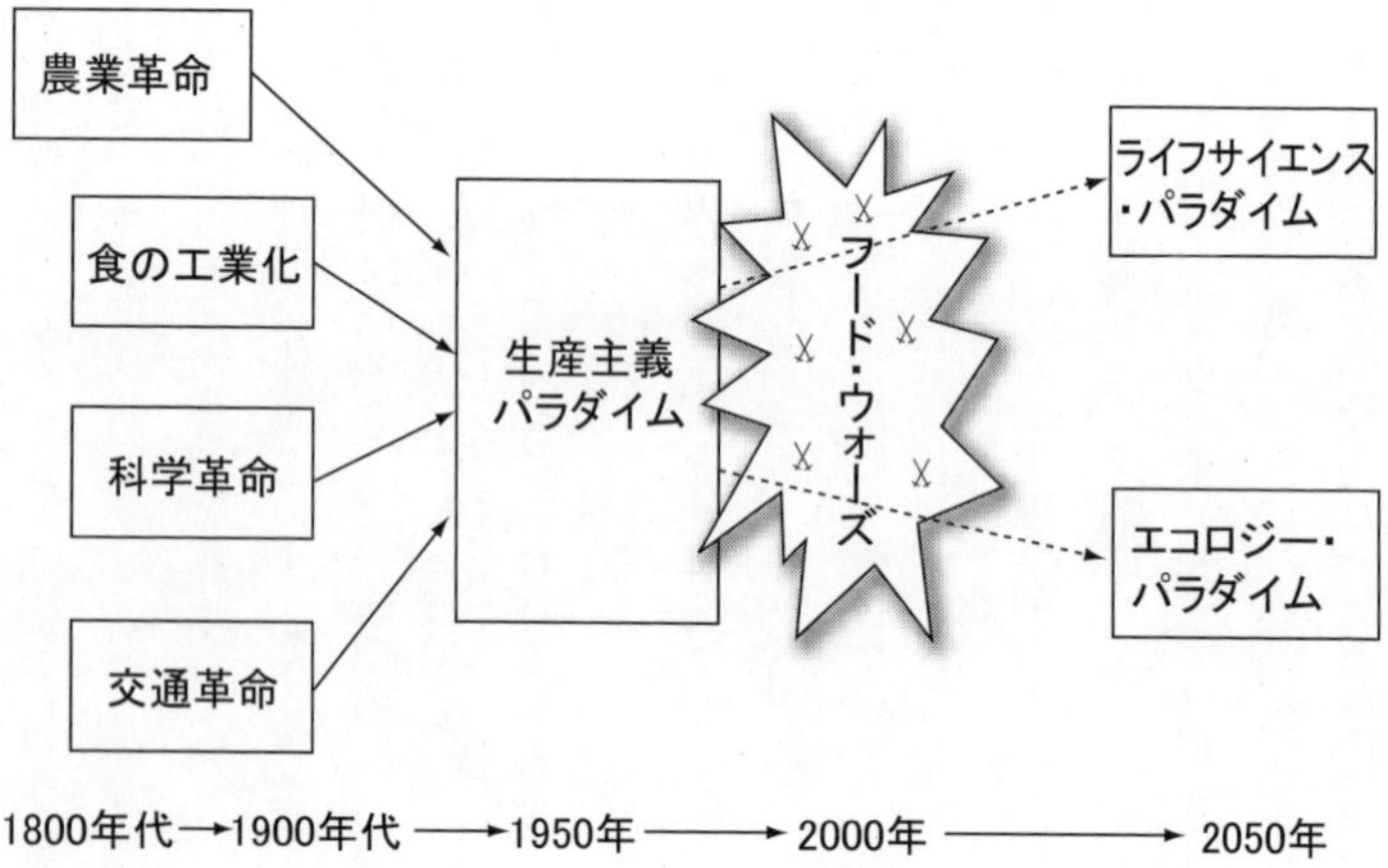


（注）フード・ウォーズの主戦場は以下のとおりである。①食事、健康、病気予防、②環境破壊、③消費者の獲得、④食料供給のコントロール、⑤フード・ビジネスの種類、⑥対立する思想・見解。

べたフード・ウォーズという時代状況について、本書の認識を図示したものである。

## ◆支配的だった生産主義パラダイム

私たちは、生産主義パラダイムが支配する現状はもはや持続可能ではないと考えている。畜産、化学物質の使用、貿易のあり方など、生産主義パラダイムの方法そのものが政策選択肢として有効性がないからである。

生産主義パラダイムは、二〇〇〇年間の食料・食品供給プロセスの工業化と同時に進行した科学技術、輸送技術、農業技術の進歩に根がある。この間、食料供給は世界の多くの地域で、地域的小規模生産から集中型生産と大規模流通へ移行した。この変化が生産主義パラダイムを定義づける特徴となっている。

過去二世紀の工業化の達成と都市部の人口爆発によって、食料・食品の社会的分配はますます時の政治に動かされやすくなっている。商品作物の貿易依存度は、(香辛料、砂糖など)ますます高くなった。集中型生産を促す圧力は加速し、農村部は貧困化していく。土地生産性の向上によって、必要とされる労働力が減少したからである。この農業革命の特徴は、農業生産材と品種改良の利用、少数の大規模農場、機械化、化石燃料への依存の進展である。

本書では、生産主義パラダイムは農業だけの話ではないと考えている。二〇世紀という時代全体(とくに一九三〇年代以降)を特徴づけているのである。この時代の食料供給プロセスは、増産という目標を達成するため、科学技術による基盤づくりが進んだ。第二次世界大戦前の食料不足と不作の後、大学、農業学校、農業普及所などさまざまな支援機関が、次々とこのパラダイムに組み込まれ、食料政策を支配するようになっていく。この生産主導のモデルは、一八世紀以降の農業革命のみではなく、大量に食料・食品を保存・貯蔵・流通する食品加工業者の能力にも依拠している。

生産主義パラダイムは、大規模工業生産技術、近代的科学、輸送、加工、農業生産技術を政策に取り入れるとともに、最優先目標は、都市人口の増加に対応するための増産、労働・資本効率の向上におかれていた。皮肉なことに、現在、その政策の結果として余剰が生じ、途上国の自給政策を無効にする役割を果たしている。途上国は、余剰食料下で自国の市場を開放してグローバルな貿易に参加するよう圧力をかけられているのだ。

生産主義パラダイムは、世界人口の未曾有の増加に対応して増産に成功してきたが、世界の一九億~二〇億人が直接的であれ間接的であれ、現代農業技術の恩恵を受けていない。そして、健康と環境の悪化(つまり、石油不足、気候変動、労働「効率」、水資源の涸渇、動物の権利と品種改良への懸念など)により、このパラダイムが存続するのは困難となってきている。誰が食料供給を支配するかについても、深刻な戦いが生じている。これは、企業についてだけでなく(第4章参照)、食にかかわる知的財産権(とくに遺伝子特許)の問題でもある。

工業的生産は目標を達成するため、多様性ではなく、モノカルチャー(単一耕作)に力を集中してきた。これによって、人工的資材(農薬、化学肥料)と農業内外でのエネルギー多消費型技術への依存が生じた。だが、生産主義パラダイムの持続と繁栄は今日、非常に危うくなっている。

## ◆食料供給をめぐる二つの新パラダイム

生産主義パラダイムが限界に直面するなかで、二つの有力なパラダイムが登場してきている。これらは、共通する概念的枠組みをもつ。両者とも人間と環境の健康の問題への対応を提起しており、かつ生物学の新たな知見に基づいている。二つのパラダイムは食の将来について対立する将来ビジョンを提起しているが、両者とも生産主義パラダイムの変革を迫っている。一つはライフサイエンス・パラダイムであり、もう一つはエコロジー・パラダイムだ。

図1-2のとおり、この二つのパラダイムは、フード・ウォーズの歴史的文脈においてみると根は

同じである。つまり、二一世紀は生物学の世紀になるという時代背景から出てきている(1)。いまや「バイオ」は革新を示す言葉であり、生命理解の根本的な変化を体現している。二〇世紀をポスト工業化と「情報化」の出現と特徴づけるなら、二一世紀は生物科学の世紀となる。たとえば、生物科学の進展による遺伝子組み換え食品とクローン技術をめぐり、すでに論争が起きているし、多くの国の言語においても語彙にバイオ用語が多く登場している。

## ◆浸透しつつあるライフサイエンス・パラダイム

ライフサイエンス・パラダイムは、生物学に基づく新技術の食料生産への応用をリードし、急速に台頭している科学的枠組みを体現する。このパラダイムにおいて、食料はほとんど薬と同じく病気状態の解決の手段として扱われ、健康か病気(不健康)かを決定する要因に対する計画的で制御可能で体系化された働きかけの一部とみなされる。

食と健康を極度に機能化したこの思想が食料生産へのバイオテクノロジーの応用へとつながり、この思想の産業規模での応用がライフサイエンス・パラダイムの核心にある。現実に、バイオテクノロジーはすでに食料生産方法、食品取扱方法、製品に多くの進歩をもたらしている。ここで、この生命科学に基づいたパラダイムとは、単なる遺伝子組み換え(遺伝子操作)技術以上のものであり、バイオテクノロジーの全領域、つまり食材の加工における生体構成物質の利用と操作にあることを強調しておかねばならない。たとえば、酵素はバイオテクノロジーにおいて重要な加工助剤であるが、ほとんど注目されておらず、あまり重視されてはいない。

それに対して、遺伝子操作はライフサイエンス・パラダイムを定義する特徴とされ、メディア、消費者、政策当局の関心の的である。バイオテクノロジーはいまだ未成熟な技術であるにもかかわらず、遺伝子操作はもはや後戻りできないと考える人びともいるくらい世界のフード・システムに導入されてきている。そして、農業やフード・チェーンの構造と諸勢力間の関係に長期的にどのような影響をもたらすかは、誰もわからない。

バイオテクノロジーという新技術(つまり遺伝子を取り出し、関連性のない他の種に挿入して、自然界ではあり得ない新種の動植物をつくり出す。専門用語では「組み換えDNAバイオテクノロジー」)は、全経済領域に及ぶ革命的な技術変革を意味している。このパラダイムの謳い文句の一つは、現在の生産主義パラダイムの欠陥を修正したという点にある。増産から健康の増進まで、環境への影響の軽減から始まって、健康に利益をもたらす新製品の創出において、生産主義パラダイムの欠陥を修正したと主張しているのである。

農業の観点からいうと、技術そのものについての留保条件はあるものの、遺伝子組み換えによる作物の商業化は、これまで大々的に普及しており、新「緑の革命」として歓迎されてきた。その結果、ライフサイエンス・パラダイムは二一世紀初期の支配的パラダイムになるとみられている。

遺伝子組み換え作物の作付けは、一九九〇年代なかばにはゼロだったが、二〇〇一年には世界全体で五〇〇〇万haとなった〔国際アグリバイオ事業団によれば、二〇〇八年には世界全体で一億二五〇〇万haへ拡大〕。アメリカでみると、全作付面積の六八％を占める。世界農産物生産量（〇一年）でみると、大豆は四〇％、トウモロコシは七％、綿は二〇％、油用菜種は一一％が遺伝子組み換え作物である〔同事業団によれば、〇八年の作付面積比率は、大豆七〇％、綿四六％、トウモロコシ二四％、菜種二〇％〕。遺伝子組み換え種子会社にとっては、遺伝子組み換え技術はまさしくぼろ儲けをもたらした。〇一年の売り上げは三六億七〇〇〇万ドルで、〇五年は五〇％以上増の五五億七〇〇〇万ドルが見込まれた。

栄養遺伝子学（ニュートリゲノミックス）は、ライフサイエンス・パラダイムにおいて追求されているもう一つの研究分野である。栄養遺伝子学とは、栄養素と特定の食事が遺伝子の構造や形質の発現にどう関係しているかを研究する分野である。なぜ脂肪の多い食事をしても、ガンや心臓病になる人とならない人がいるのか、遺伝子、食事、栄養素、ライフスタイルの関係が解明できれば、一人ひとりに合った食事の処方箋を書けるようになるかもしれない。

栄養遺伝子学は、遺伝子が植物、動物、微生物においてどのように働いて、前述したような結果をどう発現させるのかを解明する。研究者は、どの食べ物や栄養素が、どの遺伝子やどの病気にかかわっているかの仕組みを明らかにしようとしている。これは、欧米の遺伝子学者によるヒト・ゲノム地図の完成なしには考えられなかっただろう。それは、さらに微量栄養素と多量栄養素がともに細胞の代謝プログラムを変えると考え、病気において食事が重要な因子であると捉えて、食事と保健政策という問題に解決目標を示している。学問的研究だけでなく、商業化のための研究も進行中である。たとえば、アメリカにあるこの分野のバイオテクノロジー企業、ガリレオ・ラバラトリーズ社のトップであるガイ・ミラーは、次のように述べている。

「個々人の遺伝子プロフィールを解明できれば、食事は作物段階から口に入るまで、病気を予防したり進行を遅らせたりするように処方できる。基礎科学上の進歩が商取引に適用されれば、特定の食事や病気に遺伝的感受性をもつ消費者向けに調整された製品を届ける新たなチャンスが生まれる」(2)

この分野の研究に資金が集まっているが、現実に保健・医療上の成果があがるのはまだ先であろう。たとえ栄養遺伝子学が食事と遺伝子と健康の関係を明確にしたとしても、集団を対象とする現在の食事指導はまだ有効であると考えている人びとは多い。たとえ、特定の栄養バランスが原因となる変性疾患(加齢と関連した全身的衰弱と疾患)にかかりやすい人びとがいるとしても、集団全体としては、飽和脂肪酸や総脂肪を減らし、野菜・果物からのビタミンなど微量栄養素を多く摂るよう薦める周知の食事指針の目標達成の成果は大きいと考えるからである。

栄養遺伝子学に懐疑的な人びとは、「健康過敏症」の人びとや金持ちの消費者への商売としては利益をもたらしても、世界の人びとの健康にはほとんど関係がないと考えている。また、すでに生じている懸念の一つは、ビッグ・ビジネスの論理が人びとを支配して、インフォームド・チョイス(十分な説明を受け、よく考えたうえでの選択)の能力をしのぐのではないかというものである。ほかにも倫理的ジレンマとして、プライバシーとコストに関する問題がある。栄養遺伝子学的検査は四〇〇ドルもかかる。しかも、栄養遺伝子学は、個々人の健康管理という個別化した政策に適している一方で、集団全体が運動や健全な食生活をしにくくなっている環境を変える必要性については、ほとんど何も語っていない。

ライフサイエンス・パラダイムは、食料供給を変えつつあるいくつかの重要な傾向にすでに浸透してきている。このパラダイムは、モノカルチャー型生産を継続させる。その商業的な性格の特徴は、大規模生産過程の集中化とグローバルなアグリビジネス企業にある。これは、健康に関する戦いを意味する。人道的活動にかかわらない大企業が、いまや自分たちの技術とくに遺伝子組み換え技術を、世界を養うために早急に実現するべきだと主張しているのだから。

バイオテクノロジーのトップ企業モンサント社の前会長で、最高経営責任者であったボブ・サピロは、一九九八年の株主あて文書で、遺伝子組み換え技術に対する自信を表明している。「従来のバラバラであった農業、栄養、健康の分野は、いまや相互に関連したシステムとして扱われるべきである。われわれは、このシステムを『ライフサイエンス』という語で表現する」[3]

しかし、一九九〇年代後半に沸き起こった抗議運動によってモンサント社が直面した困難は、消費者の心をつかむための戦いはどれだけ大変かということである。モンサント社はファーマチカ社に買収され、サピロは最高経営責任者を辞任した。

ライフサイエンス・パラダイムは、かなりの公私の投資（大半は私的投資）、それもほとんどがアメリカにおける投資によって支持されている。二〇〇二年のバイオテクノロジー関係研究費支出は、アメリカ一一四億ユーロ、EU五〇億ユーロであった〔一ユーロは約一四〇円、二〇〇五年当時〕。一九九九年のヨーロッパの調査では、バイオテクノロジーに支出された資金総額の八三%を八カ国が占めている。EUとその加盟国からのバイオテクノロジー研究への国家支出は、植物に関して七億一二〇〇万ユーロ、動物に関して六億七四〇〇万ユーロであった。巨大企業は、バイオテクノロジーこそが二一世紀を決定づける科学になるという展望をえさにつられている。

それに対して、食に関係するかなり多くの資本(とくに消費者に近い企業)は、遺伝子操作に投資するのをまだためらい、ライフサイエンス・パラダイムに対立する、まだ周辺的な動きでしかないエコロジー・パラダイムに、しだいに興味をもちはじめている。重要なのは、どちらのパラダイムにもつくであろう大企業側の支持者に対する懸念だけでなく、ライフサイエンス・パラダイムが、自転車操業的な農業生産と生産主義パラダイムによる商業依存から世界を解放するどころか、かえって逃れられなくするのではないかという懸念にある。これは最終的には、証券取引所や企業の役員室や、消費者が食料供給プロセスにおいて出会うスーパーの商品棚などにおいての戦いとなる。

## ◆自然とともに歩むエコロジー・パラダイム

最先端の科学技術がライフサイエンス・パラダイムを方向づける中心的位置にあるのに対して、同じように有力な科学理論が、ライフサイエンス・パラダイムは生産主義パラダイムの現代化にすぎず、同じ欠点と危険性があるという痛烈な批判を展開しはじめている。このような批判と懸念は、生態学（エコロジー）的視点から提起されてきた。政治的には生命科学より弱い立場であるが、非常に分断化された科学理論の体系の問題に光をあてる役割を果たすこととなった、本書でいうエコロジー・パラダイムの登場である。

一九三〇年代以降一貫して、農業、栄養、健康は深く相互に関係しているという認識から、生産主義パラダイムこそがこの関係を脅かしているという工業的農業に対する批判があった。その批判は、遺伝子操作で優勢な立場にあるモンサント社が、ライフサイエンスという新しい視点において見出した「農業、栄養、健康は深く相互に関係している」との考えに対しても向けられた。すなわち、自分たちの食べ物を操作する者を反射的に疑う何千万人もの消費者のみならず、活動家、政策担当当局、栄養学者、環境保護主義者、生態学者、生物学者による根強い懸念が出ているのである。

エコロジー・パラダイムもまた、しっかりと生物科学を基礎にしたものである。しかし、自然に対する姿勢は、ライフサイエンス・パラダイムより統合的であって、操作的ではない。この思想の核心にあるのは、相互の依存性、共生関係、操作を少なくすることであり、生態系の多様性の保全を目標としている。ライフサイエンス・パラダイムの医学的発想より、健康と社会を全体的に捉える視点をもつ。

エコロジー・パラダイムの枠組みの農業についての理論は、アグロエコロジー（農生態学）に非常に近い。アグロエコロジーは、途上国で農民とともに仕事をしている専門家の間で支持を得てきている。それだけでなく、この理論は途上国における食の新たなビジョンをも示す。食料危機に直面している世界の貧しい農民と市民が頼れるのは、自立した小規模な農業である。

アグロエコロジーの技術は、彼らに対して数少ない実現可能な選択肢の一つを示している。たとえばキューバは、アグロエコロジー技術を利用して持続可能な農業に成功した事例として世界のお手本である。途上国の貧しい農民は、伝統的な持続可能農業を行なってきた。しかし、多くの場合は、現代科学の知識と大規模生産方式の応用を前提とする近代農業が、上から下への技術移転という方法で押しつけられている。

これに対してアグロエコロジーの方法は、地域の技術と伝統的知識の再発見である。しかも、単に古いものの再発見だけではなく、食料生産にかかわる問題に対応すべく現代の知見を総合的に利用する。これは、多様な自然のコミュニティは生産的でありつつ持続的であるという、エコロジー・パラダイムの基本理念による。ここで問題となるのは、地域の生態系の特異性と詳細な地域の知識の必要性である。この点でエコロジー・パラダイムは、均質な技術のパッケージという生産主義パラダイムとライフサイエンス・パラダイムの特徴とは対照的だ。

エコロジー・パラダイムの技術には、次のようなものがある。輪作や生物農薬技術を利用した病害虫の防除、耐性をもつ品種の開発、微生物天敵を利用した病害虫の防除、よりよい輪作体系の形成、雑草の成長を抑制するための被覆作物の利用、化学肥料への依存から脱した生物起源の有機肥料の使用。そして、一人の専門家による、「レシピ」どおりの何千haもの土地管理(モノカルチャー)

に対抗して、地域に適した技術と知識の重要性が強調されている。これによって人間と大地が再び結ばれ、小規模経営が力を得て、土地から離れていた農民が帰農することになる。

アグロエコロジーは、自然資源を保全する生産力と文化を尊重し、社会的に公正で生態的に持続可能なシステムの形成を目的として生まれ、アグロエコシステム（農業生態系）の研究・計画・管理について生態学的基本原理を提供する学問分野として登場してきた。(4) その技術研究分野としては、次のようなものがある。有機物質の蓄積、栄養循環、土壌の生物活性、自然制御メカニズム（病気抑止、病害虫と雑草の生物防除）、資源保全と再生（土壌、水、遺伝資源など）、農業生物多様性（agrobiodiversity）と構成要素間の相助作用……。

しかしながら、アグロエコロジー・モデルはまだ発展途上にあり、今後、途上国だけでなく先進国においても、その広範な適用可能性を立証してみせなくてはならない。エコロジー・パラダイムは（ライフサイエンス・パラダイムと生産主義パラダイムも同様）、食料供給の将来像の持続可能で現実性ある選択肢を示すために、さらに努力が必要とされている。

重要な違いは、エコロジー・パラダイムが健康について生態系にそって考えるためには、環境条件、経験、集団の動態を十分に考慮する必要があるとみなす点にある。個人や集団の健康は、自然資源の蓄積と、生態系と深く結びついた社会関係の働きによって変化する。エコロジー・パラダイムは、分解・分断的ではなく総合・統合的である。

ライフサイエンス・パラダイムの農業ビジョンが、ほとんど実験結果のみに依存しているのに対して、エコロジー・パラダイムは次のように問う。なぜ、農薬耐性をもつように改変された種子ばかりが開発・普及され、種子と農薬の両方の知的財産権をもつ企業だけが繁栄するのか？　そして、作物の混作・混植という新しい方法によって、環境にとっても健康にとってもリスクが少なく、消費者にも受け入れられる別の理想的な選択肢が可能だと主張する。

## ◈三つのパラダイムの特徴

以上、三つのパラダイムは本書の中心概念なので、ここでまとめておこう（表1-1）。

今日、エコロジー・パラダイムとライフサイエンス・パラダイムは、ともに環境の側面を重要視しているが、それを達成する方法が異なる。たとえば、土地、エネルギー、化学物質、水などの資源利用をもっとも効率的に行うにはどうすればいいかの方法において違っている。どちらのパラダイムも生物学を中心においているが、ライフサイエンス・パラダイムは生物学を食料・食品と健康の関係をコントロールするためのものと考える。これに対してエコロジー・パラダイムは、ライフサイエンス・パラダイムのこの立場は、生物学的還元主義とみなす。

また、ライフサイエンス・パラダイムは、生物科学の進歩と化学、生物学、工学、管理・制御を一体のものとする考え方をもとに、食べ物は製造可能と断定する。他方エコロジー・パラダイムは、生物学を自然をコントロールする手段として利用すべきではないと考える。自然を操作対象とする

表 1-1　3つのパラダイムの特徴

| | 生産主義パラダイム | ライフサイエンス·パラダイム | エコロジー·パラダイム |
|---|---|---|---|
| 要因 | 生産の増大、集約的・短期的獲得 | 食料供給の科学的統合、厳しい管理 | 環境・多様性重視：省エネ、省資源、投入リスクの削減 |
| セクター | 商品市場、高投入農業、大市場への大量加工 | ライフサイエンスへの資本集約、フード・チェーンでの小売業の優勢、規模の経済と集約農業依存 | 全体的統合、土地・水・生物多様性の総合的監理と長期的な収量安定・最大化 |
| 産業 | 画一的生産、質より量 | 農業・加工部門のバイオテクノロジー技術の産業化、化学・生物学的利用 | 有機食品への移行、生産規模や質に関する配慮、発酵などバイオ技術の選択利用 |
| 科学 | 化学、薬学 | 遺伝学、生物学、工学、栄養学、実験室から農場·工場まで自然を装いつつ産業重視 | 生物学、生態学、学際分野、化学からアグロエコロジー的手法へ転換 |
| 政策 | おもに農業省、補助金依存 | トップダウン、専門家、産業・政治・市民を商業・財務省が背後で調整 | 省庁の連携、制度の協調と分権化とチームワーク |
| 消費者 | 安さ、外見、画一、女性への便利さ、安全の装い | 機能食品など優良品生産、食品の性格・特徴による多様な選択 | 消費者から市民へ、土地から消費までの連鎖に関心、透明性の重視 |
| 市場 | 国内市場、消費者選択、ブランド化へ | グローバル化、巨大企業、ライフサイエンスが主要ビジネスを主導 | 地場・地域市場、生命地域主義、専門家に依存しない農業、規模は徐々に大きく |
| 環境 | 安い投入·輸送エネルギー、無限の資源、モノカルチャー、ごみや汚染の外部化 | 生物的な投入の集約的利用、環境の健全性と両立しにくい | 有限な資源、モノカルチャーと化石燃料からの脱却、環境・自然保全の産業・社会政策 |
| 政治 | 歴史的に政治依存、衰退傾向、補助金論争に反映 | 急速に展開中、富者と貧者の対立 | 政治支援は弱いが各国に底流、散発的運動の展開 |
| 知識 | 農業経済、エコノミスト | トップダウン、専門家主導、ハイテク・実験室を基盤、新規なものを重視(未確認含) | 物的投入より知識集約的、フード・チェーン全体、知の力重視 |
| 健康 | 関心はわずか、十分な食料供給が重要 | 個人ベースで技術的に健康が実現可能、有用形質作物の追求 | 未確認だが健康的状態を想定、食の多様化の推進 |

(注) 原著の表 1-1～表 1-3 をまとめて作成した。

のではなく、自然とともにというのがこのパラダイムの思想の基礎にある。

このように二つのパラダイムの大きな違いは、科学の分野だけでなく、管理と所有について、どのような形を提案しているかにある。知的財産権に対する商業的な支配についての見解や、より管理的な社会を望むか、より民主的な社会を望むのかという点においても異なっている。

さらに、これらのパラダイムは、政治においても異なった形態をとりうる点に留意すべきである。たとえば、エコロジー・パラダイムの初期の支持者には、極右の政治運動に結びついている部分と、民主的「左翼」政治運動に結びついている部分があった。右翼は、「自然」を権威あるものとして解釈し、「自然の」内在する価値を擁護するために、ヒエラルキーと上から下へという規則が重要であると主張した。他方で左翼は、高度資本主義から生態系を守るためにより民主的に生態学がリードすることが必要だと主張した⑤。

### ◆戦いに勝利する者は誰か

いまのところエコロジー・パラダイムは、パラダイム間競争においては負け組である。とはいえ、遺伝子組み換え食品に反対する環境・消費者運動の盛り上がりによって、チャンスは拡大してきた。一方ライフサイエンス・パラダイムの評判は低下している。このパラダイムの主張者が、消費者は選択肢を与えられるべきだとしているにもかかわらず、消費者が遺伝子組み換え成分を含む食品の表示を要求したとき、消費者を非科学的あるいはラッダイト［産業革命期の機械破壊運動家］呼ばわりしたことから、経済主義的「新自由主義」のレトリックと同じとみなされたのである。

実際には、大豆について起こっているように、アメリカの農民による遺伝子組み換え種子の受け入れは、ほとんど選択の余地がない。遺伝子組み換え大豆から取られた成分が加工業者に使用されている現状では、熱心な遺伝子組み換え反対運動の活動家であっても、遺伝子組み換え原料が混じり込んでしまう製品を避けられないからだ。

エコロジー・パラダイムを反動とか非科学とか反ビッグ・ビジネスとか呼ぶのは間違いであろう。発展した世界市場における食料経済を確実に持続可能なものとするという意味では、少数派ではなく「ビッグ」でありうることを別の形で示そうと、科学、企業、消費について独特の見方を提示しているからだ。それと対照的に、ライフサイエンス・パラダイムの強みの一つは、権力の中枢や多くの巨大食品メーカーのトップに大きな影響力をもっていることである。それは、食料・食品生産においてすばらしい成功を収めた生産主義パラダイムの構造の上にのっている。

エコロジー・パラダイムは食関係ビジネスの主流からはずれた周辺にとどまっており、多くの場合は、変わり者とか後ろ向きとみなされている。だが、消費者やメディアへの人気もあって、このイメージは変化しつつある。同時に、その裏付けとなる理論も、先進国・途上国両方で、信頼性においても実績においても発展してきた。こうした動きは、企業が生態系に基づいた生産を選択するように求める現実的な要請でもある。今後は、エコロジー・パラダイムの理想と文化をめざす企業と、ライフサイエンス・パラダイムを選ぶ企業に二分される可能性があるだろう。

法規制の分野は、すでに重要な戦場となっている。どのような科学的証拠や信頼性に基づいて、どんな製品・生産物が認可されるかをめぐる戦いである。その先には、パラダイムの発展を支える公的資金と政治的信頼の入手をめぐるもう一つの戦場が待ち構えている。

現在の生産主義パラダイムは、フード・ウォーズの長い戦いにおいて［負ける運命の］おきまりの敵役となっている。生産主義パラダイムの方法は、人間と自然の健康にとって、持続不可能で有害であると実証されてきているからである（第2章・6章参照）。将来の支配をめぐって徹底的に戦うのは、ライフサイエンス・パラダイムとエコロジー・パラダイムである。どちらも科学に基づき、どちらも環境と人間の健康のためと主張する。

ここで、科学におけるパラダイム・シフトという概念をつくったトーマス・クーンが、二つのパラダイムが共存できると認めていることを思い出すべきである。その場合、パラダイムの競合によって二極化した食料供給が出現し、たえず不安定な状態となる。そこでは、食料供給がフード・プア（貧しく、食べ物に欠く人びと）を見捨ててフード・リッチ（豊かで、食べ物に恵まれた人びと）のみが選択できる世界となるような悲劇が起こりうる。

考えられる別のシナリオは、より深刻な衝突の時代になるというものである。たとえば、もしライフサイエンス・パラダイムが権力の中枢にうまく座を占めたら、エコロジー・パラダイムは市民からより大きな支持を得ることになるかもしれない（第4章・5章で詳述）。ただし、逆もまたしかりである。

図1-3　生産主義パラダイム

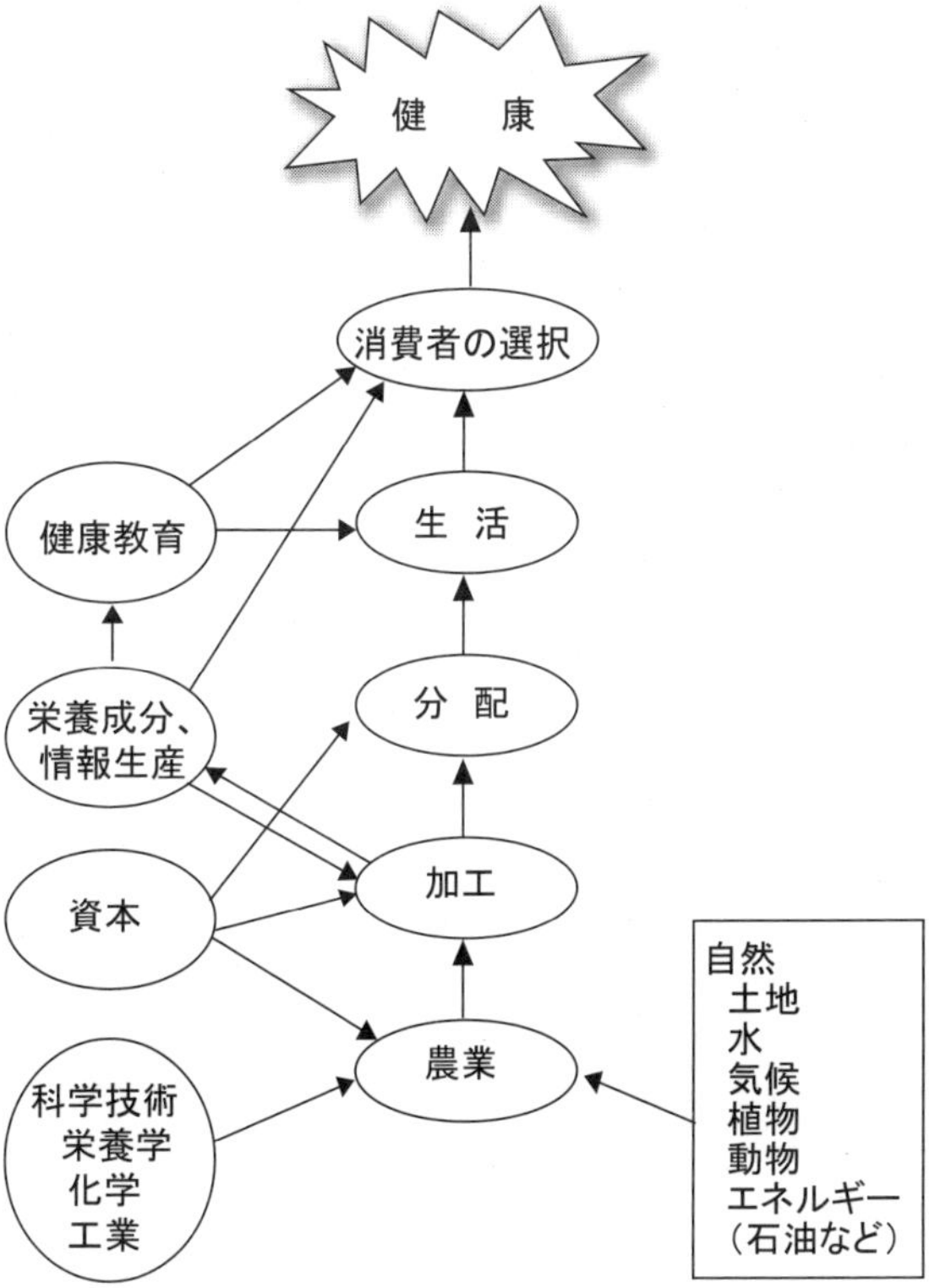


## ◆パラダイムにおける食と健康の位置

生産主義パラダイム（図1―3）において、健康を増進する最大要因は増産である。そして、増産に必要なのは資金と科学技術の投資である。生産主義者によれば、農業は「小作的」な低生産性システムから脱却していく方向のもとで大規模な支援を受けられるとされる（これは、西側各国において現在批判されている補助金システムについての生産主義者による正当化である）。

　生産主義パラダイムの健康理論は、今日では、栄養と健康についての非常に狭い理解とみなされている。たとえば、動物タンパクが人間の成長を促進するという一九世紀の説が、欧米諸国で酪農業と食肉産業の発達に大量の資源が投資される状況をもたらした。生産主義パラダイムの農業とアグリビジネス重点主義は、活力と資金が食料供給プロセスの下方、すなわち小売り、貿易、フード・サービスなどの消費財産業へ移動すると弱まっていく。フード・サービスなどの消費財部門は現在、食からあがる利益の大きな部分を生み出している(第4章で詳述)。たとえば、アメリカでは食費のうち約半分が外食に支出される。

今日、このパラダイムはますます、「健康消費財」市場へ足がかりを得るための薬品、健康食品、際物《きわもの》作物へ依存するようになっている。生産主義パラダイムは、もはや健康のために理にかなった方法で食料供給プロセスを動かしてはいない(第2章参照)。途上国においても、このパラダイムは問題となっている。たとえば緑の革命は、高カロリーの多量栄養素(タンパク質、炭水化物、脂肪など)をもたらしたが、同時に妊娠性貧血と子どもの鉄、亜鉛、ベータカロチン欠乏を増加させた。小麦と米の高収量品種は、微量栄養素が少ないからである。

さらに生産主義者は、世界銀行とＩＭＦ(国際通貨基金)の援助を得て、収入を増やすために商品作物の生産を奨励した。心臓血管疾患に対する食事の影響が科学的に証明されると、「健康教育」が付け加えられる。政府と業界は、パラダイムを考え直すのではなく、食事に関して警告するだけですませた。つまり、消費者にもっと気をつけて食べ、自分の健康は自分で注意するようにと告げたのだ。消費者向けリーフレットや公的な教育プログラムが山ほど作成された。

結果については、一概に言えない。健康教育の他の分野、たとえば栄養表示などは、供給と需要の関係性を変えるための情報チャンネルであるという以上に、食に関する政策のなかで激烈な議論が起きた分野となった。このように、生産主義パラダイムの解決策は極度に個人をターゲットとするものであり、栄養はますます政治色の濃い課題となっていく(第3章参照)。

生産主義パラダイムは、食と健康との関係について還元主義的見方を奨励した。つまり、「正しい」栄養バランスの「正しい」摂取によって食べ物は健康に寄与するというものである。こういう風潮にあっては、よい食べ物も悪い食べ物もなく、よい食事と悪い食事があるだけだ。その結果、食事に関連する健康問題の責任は消費者に負わされる。消費者は食品表示を読んで理解したはずだからだ。もし消費者が平均寿命を延ばしたいなら、健康によい食べ物を摂るべきだとされた。古代ローマ人の消費者責任についての言葉、「買い手用心」(買い手の危険負担責任)が広まったのである。

私たちは、この「生産主導」の立場に反対する。第2章で示すように、食事に関係した健康問題の多くは、健康そのものと同じく個人よりも社会的に決定されると考えるからである。

生産主義者の示すモデルについて多くの懸念はあるが、生産量と総収穫量の増加に関してはすばらしい成功を収めたことを認める。土地所有制度とマクロ経済政策によって、いくつかの先進地域においてはさらに増加が著しかった。一九五〇年代以降、世界の人口は倍増したが、飢餓率は低下した。八億人の人びとが日々飢えに直面しているにもかかわらず、産出量の増加によって何百万人もの人びとが食べ物を得られるようになった。これは大きな成功とされなくてはならない。

生産主義パラダイムは、自らの役割を終えたのだろうか？　現在、フード・ウォーズの時代にあって（三〇ページ図1―2参照）、持続可能かどうかをめぐり世界的に疑問が起きている。それは、納税者の負担（農業補助金）の増加においてますます明らかになってきた。また、人間と環境の健康においても問題が出ている。同様に、今日のフード・システムが、二一世紀なかばには九〇億人になると予測される世界人口に必要なだけの食べ物を、量、種類、質において十分に供給できるかについても懸念されだしている。

## ◆二つのパラダイムの健康観と健康への取り組み

食料増産は依然として重要な政策課題であり、とくに個人をターゲットとする健康問題への取り組みにおけるライフサイエンス・パラダイムの中心的課題である（図1―4）。ライフサイエンス・パラダイムは、健康について工業的ともいえるモデルを提示している。

そこでは、病気の原因となる要素と人間の側の特定の病気にかかる要因が解明できるとされる。人体「マシン」の生物学的・遺伝学的「歯車」の詳細についての高度な理論の裏付けによって、栄養遺伝子学などによる長期的な個人別食事指針が提供される。生命科学の方法は、食―病気―健康という複雑な関係をバラバラに分解し、食べ物あるいは食べ物由来の成分を効力あるものとして示す。つまり、健康は科学によってもたらされるのである。

生産主義とライフサイエンスの二つのパラダイムが、健康状態を長いプロセス（フード・チェーン）の結果として考えているのに対し、エコロジー・パラダイムは、健康状態とは生産（産出）・配分プロセスの各段階について、健康かそうでないかを問えるものと考えている（図1-5）。エコロジー・パラダイムの健康に対する考え方は、その名からわかるとおり、生態学つまり自然の生物界の特徴である系（システム）と循環の作用の理解が中心となる。そして、プロセス、とくにフィードバック・ループ、循環、共生、相関を重要視する。食に関する政策の目標は、これらのプロセスを操作、抑制、分断するのではなく、理解したうえで関与する対象としている。たとえば、モノカルチャー（耕地、食事を含む）は

図1-4　ライフサイエンス・パラダイム

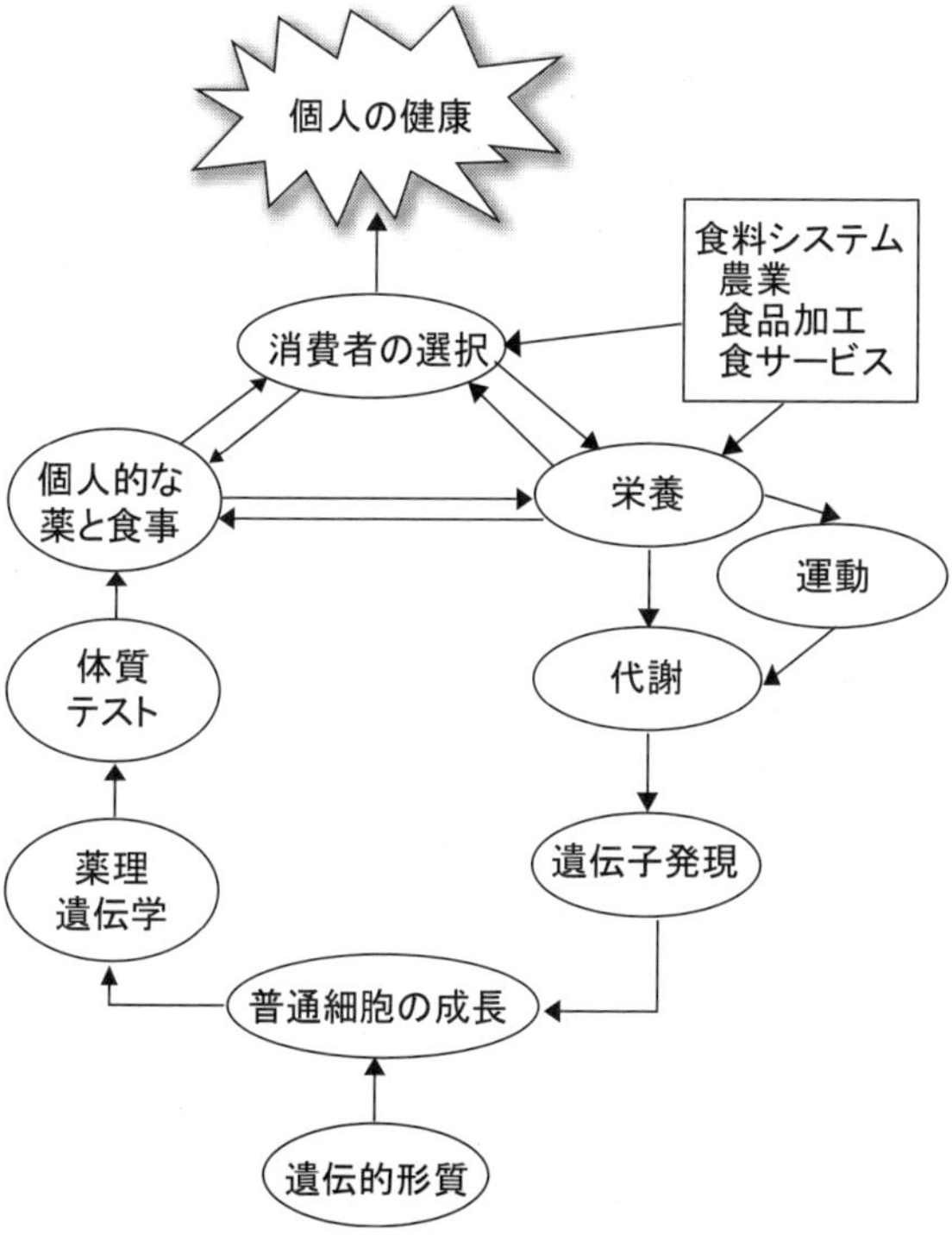

図 1–5　エコロジー・パラダイム

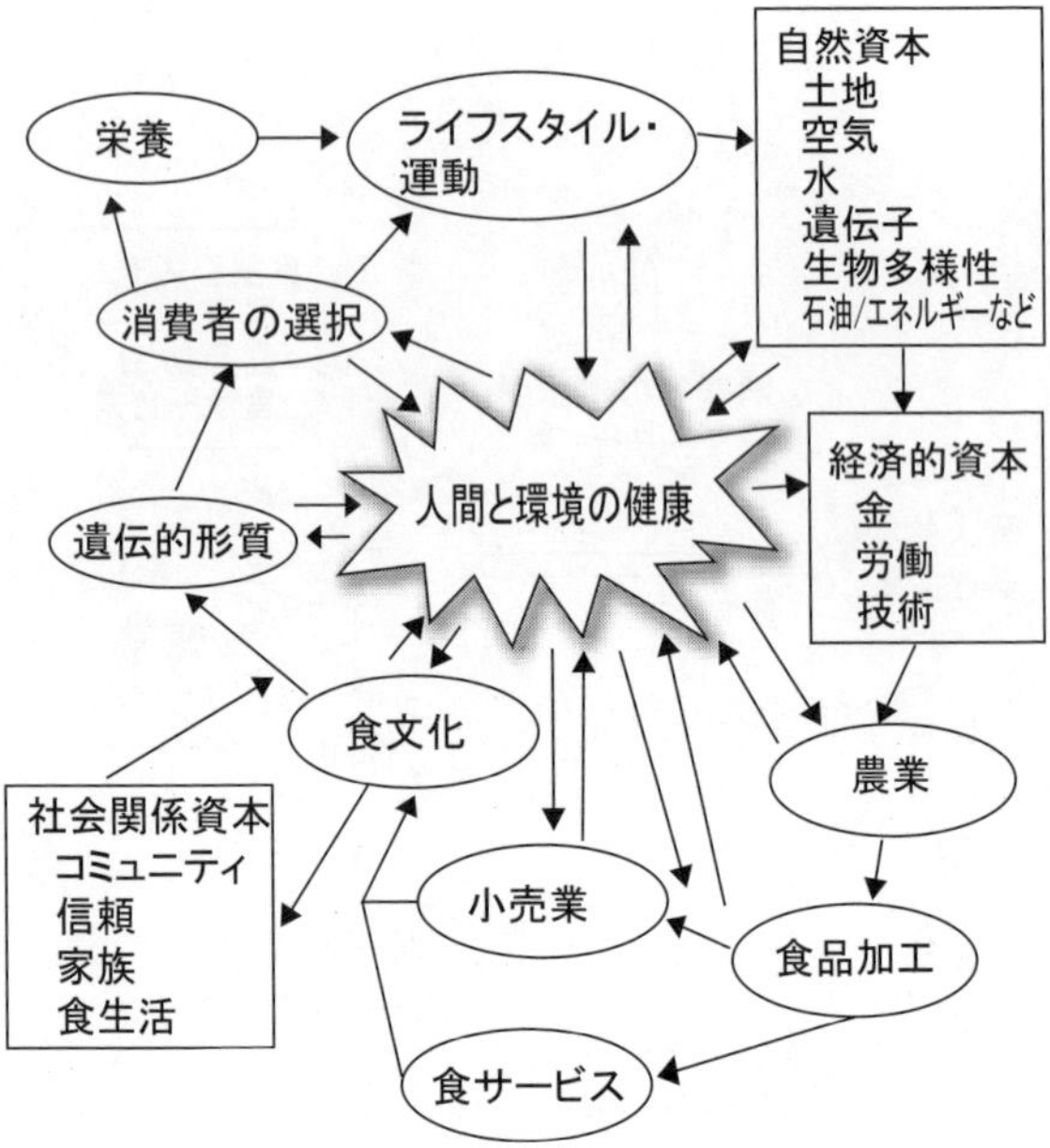


「受け入れがたい」。一方、他の二つのパラダイムでは、モノカルチャーとはビジネスの実態であり、ビジネス効率の問題、企業化へ至る専門化の姿なのである。

ライフサイエンス・パラダイムとエコロジー・パラダイムの相違点は、増産された食料とともに健康上の利益をどう配分するかにある。ライフサイエンス・パラダイムがフード・システムの農薬・医薬部門から支持されている一方で、エコロジー・パラダイムは伝統的な農業知識から学び、それを現代に生かそうとする。また、どちらも知的財産権という概念を採用している。ライフサイエンス・パラダイムの知的財産権とは遺伝物質の特許権設定を意味し、エコロジー・パラダイムの知的財産権とは何代にもわたって蓄積された知識であり、それを現代に生かすことを意味している。

## ◆政策と実証によるフード・ウォーズの終焉

図１-２（三〇ページ）でフード・ウォーズの時代を描写するに際して、交叉した刀（歴史家や地図作製者が使用）で戦場の位置を示した。戦争にたとえるのは、現在の食料経済のあり方によって何百万人もの命が失われているからである。フード・ウォーズは、ときに理事室の閉ざされたドアの奥で、また議会で、政府間協議において、進行している。覇権を競うこの戦いはリアルである。その結果に命がかかっており、衝突で負傷者が出る。こうしたフード・ウォーズは、終わらせなければならない。だが、いつ、どのような形で？

戦争においては、プロパガンダが蔓延する。たとえば、〔一九九〇年代なかばからの〕一〇年間でBSE（狂牛病）のいまわしい話が明らかになったとき、フード・チェーンの既得権グループ（輸出業者、農民、その他業界）が、その危険性は収まりつつあるとか、深刻でないとか示そうと必死になっていたことを、イギリス国民ははっきりと知ってしまった。また、私たちは二〇〇四年春に、ヒト変異型BSE（変異型クロイツフェルト・ヤコブ病＝vCJD）のイギリスにおける死亡者数は一三九人（他の国々では数人）と指摘し、この数字は政治的に大きな注目を浴びた（そして、市民の信頼を取り戻すため、ヨーロッパの食品監視システムが再編され、新たな機関が設置された）。

一方で、アメリカにおいては肥満が原因で年間三〇万人が死んでいるにもかかわらず、食事法に関連する病気の死亡率の高さは、なぜか避けられないことと受けとめられている。BSEのような病気による死も、食事法が原因の死も、どちらも容認できないはずであるのに……。

## ◆ターゲットとしての消費者

健康な食事（乳製品や肉などに含まれる飽和脂肪酸や糖分が少なく、果物・野菜が多く、食材の種類の多い食事）は、環境にもよい。乳製品・肉類が多く、果物・野菜の種類が少ない欧米型食事へ向かえば、生態系をゆがめる。

長年、新自由主義の経済的レトリックでは、消費者は優位にあるとされていた。消費者が欲するからこそ、市場は効率的でなければならないと言われる。しかし、実際には、消費者に必要な情報は知らされず、ときにちやほやされるだけで、マーケティングと広告のターゲットとなったのである。ハンバーガーやソフトドリンクのような高カロリー食品の価格は安く抑えられ、栄養表示は価格表示（の安さ）にかなわなかった。たとえば、EUにおける栄養表示は要求があった場合にのみ必須である。とくに、子どもの場合の選択は、広告攻勢と慈善運動に関連した販売促進に簡単に影響される。イメージがすべてなのである。

フード・チェーンをめぐる業界の動向は、最末端の消費に焦点をあて、食料品のマーケティングとブランド化のための産業形成に向かった。巨大食品ブランドは、ほとんど西側世界から発して世界における地位を固め、世界中で販売促進され、東側、南側世界にも入り、食パターンを変えている。一方、先進国においては、急速な高齢化に伴い、食事と病気の関連について意識が高まるなかで、健康はマーケティングの戦場となってきた。消費者は食品に健康効果を要求し、食品産業はこの要求に応えるために格闘している（第5章参照）。

ここで政策にとって重要な点は、健康効果があるとされる特定の製品の普及が、食品メーカーが言うように、食事に関連する病気の正しい解決法かどうかにある。私たちが食べているものが病気の原因だとする証拠に何十年も激しく抵抗してきたあげく、皮肉なことに食品産業の大部分は、今度は健康を成長分野と見ている。一見これは歓迎すべきことのようだが、目先の小手先の対策として、飽和している市場に単なるすき間として「健康」市場を追加するだけという危険性がある。

もう一つ重要な懸念は、どのような食文化が生まれつつあるかということだ。多くの食習慣と共通の食行動は、新製品、新マーケティング、新ライフスタイルによって急速に変化しつつある。一例として、猛威を振るう「ハンバーガー化」があげられる。

多くの場合ソフトドリンクによって胃に流し込まれるアメリカンスタイルのファストフードの支配は、世界中に及んでいる（アメリカ人は一年間で、高等教育、パソコン、コンピュータ・ソフト、新車などよりも多くの金をファストフードに費やしている）。食品会社のマーケティング部門は、その役割を消費者にすばらしく広範な選択肢を与えることだと考えている。だが、この選択肢は、長距離トラック輸送、過剰なエネルギー使用、過投入農場での単一栽培など、かなりの環境コストを伴う。同様に、肥満、糖尿病、その他の変性疾患など健康上のコストも伴っている（第6章参照）。

## ◈根拠ある政策の立案を

なぜ政策は変えられないのか？　改革を阻んでいるものは何か？　なぜ生産主義パラダイムは、数々の欠点を示す「事実」が明らかになってきているのに、支配力をもっているのか？

実は、食に関する政策や手続きは、事実に基づいてではなく、政治的打算とご都合主義で実施されていく傾向がある。もし政策が事実に基づくものなら(根拠のあるものなら)、たとえば心臓疾患や食事に関連するガンの罹患率を低下させるための、あらゆる可能な手段が即刻動員されるだろう。だが、現実は引き延ばしと混迷が何十年も続いている。

食事に関連した病気、心臓疾患、ガン、肥満、糖尿病などの多発は、いまや途上国にまで広がった。慢性疾患による死亡総数のうち七二％は、低所得国と「中の低」所得国である。七〇歳未満の慢性疾患による死亡総数の約三分の二は、途上国の人びとだ。WHOによると、世界中で、成人一〇億人以上が体重超過で、三億人が治療が必要なほどの肥満である。体重超過、肥満による死亡総数は、年間三〇〇万人に及ぶ[6]。

死亡率に加えて、罹患率という問題がある。病気による能力の喪失、労働日の減少など、罹患率はかなりの外部コストを生んでいる。しかし、この約一〇年間、政治家や議員は食品の安全性が食に関する政策の中心課題であると主張してきた。

EUにおいては、毎年一五〇万人が心臓疾患によって寿命をまっとうせずに亡くなっている。にもかかわらず、加盟国とEU委員会の政治的関心は安全性に占められてきた。安全性の問題による死者は、実際のところ比較的少数である。これに対して、肥満率は世界中で驚くべき上昇率を見せ、WHOはいまや肥満を「異常多発」と表現している。ところが、指導的な政治家や世界中の議員は、運動と食事は単なる個人的選択の問題であるという考えにしがみついてきた。あたかも、飽和脂肪酸や硬化油〔マーガリンなど〕、糖、精白したでんぷんでできた食品の氾濫と、それらの販売を促進するための高度なマーケティング技術は、増大する健康危機の重要な要素ではないかのようである。

環境破壊も同様に圧倒的な事実で証明されている。地下水位は低下し（とくに主要な農業地域で）、動物タンパクの主要な供給源である放牧地は荒廃し、土壌は浸食され、作物を栽培するための表土は失われ、農耕地の破壊が続く。後述するように、世界の漁場の消失と気候変動の意味は大きい。

本書は、事実と政策と実践の間の関係、多くのケースで非常に議論の多い関係について考察している。近代医学において、治療行為は確実な根拠に基づいてのみ行われるべきというわゆるコクランの「黄金律」はよく知られているが、保健・医療もまた非常に確実性の高い根拠に基づいて行われるべきであると考える。コクラン・コラボレーションは世界中にある五〇の調査機関のネットワークで、保健・医療効果の体系的調査に従事する専門家によって構成されている。この調査は、厳密で審査のある学術専門誌に基づいていなくてはならない。

その方法は、第一級の根拠については、理想的にはプラセボ〔偽薬〕比較二重盲検臨床試験〔偽薬を処方して効果を比較対照〕によるような根拠に留意すべきであるとしている。(7) コクラン的方法が栄養指導などに関するさまざまな政策や方針の実践に適用できるという議論には、裏付けがある。そして、政策と根拠(事実)が理想的な関係でつながるためには、議員(政策立案者)が知るべき利用可能な根拠(事実)が増えなくてはならない。

必要なのは、食と健康の政策立案に変化をもたらす、より革新的で、より秩序だった保健・医療ロビーである。食料供給にかかわる省庁は、保健・医療、通商・産業、環境、食料・農漁業、消費者保護、開発、外務などである。だが、これら省庁間で建設的な話し合いはほとんどない。なぜ、食と健康に関する政策を推進するために、懸念についての合理的で総合的な見方がないのだろうか？ 政府が食料供給プロセスをコントロールしているのか？ あるいは逆に、商業が政策の枠組みをつくっているのだろうか？

長期的で戦略的な理論が必要であるときに、政策立案は場当たり的で、特定の請願や特別な事情に歪められることがあまりに多い。皮肉なことに、商業的権益グループは、政府よりも長期的・戦略的見方をする傾向が強い。政府は揺れ動き、短期的な見通しで動いている。公的政策と商業側の政策のずれは、とくに問題であり、いまこそ改革のときである。すべての地域、国、広域圏、そして世界全体の食料供給プロセスにおいて、長期的な視野で健康を捉えなければならない。そこでの評価基準は、政策が人間と環境の健康によい結果をもたらすかどうかである。そのためには、制度的な改革も必要なのである(第7章・8章参照)。

すでにたしかなことがひとつある。食に関する政策が、生産性の追求のみから、持続可能な生産とともに食に関する消費者の懸念と意識啓発に取り組む方向へと変わりつつあることだ。フード・ウォーズ自体が、問題解決に向かうのではなく、時代の支配的風潮となってしまう危険性がある。食料は国家にかかわる非常に重要な問題であり、支配の道具になりうる。食べ物が健康に影響する以上は、食料は生態圏を脅かさない方法で生産・流通・維持されなくてはならない。

公衆保健運動（社会的視野から健康を推進する専門家、制度、機関などの総体）は、フード・チェーンのあるべき姿や目的について多大な貢献ができるのに、食の将来や食に関する政策の方向性をつくる際に傍流であった。あらゆる人びとや事柄に影響する公衆衛生（保健）は、食に関する政策議論の中心に位置するべきである。公衆衛生（保健）を後押しする人びとが活動しはじめているのは喜ばしい兆候だ。安易な個人的選択と市場圧力に反対する、新たな議論も提起され、支持されだしている。これは、長年無視されたあげく、突然政策課題に肥満が取り上げられたことがもたらしたよい結果である。

最後に、本書で取り扱う食の将来についての主要な論点をあげておこう。

①誰が何を食べているか。

②食料・食品へのアクセスをコントロールしているのは誰か。

③食料はどのように栽培され、加工されているか。

④食料はどのように取引され、流通しているか。

⑤食料供給はどのように規制されているか。

⑥食に関する政策を方向づけているのは、誰であり、何か。

⑦食に関する政策の影響は、社会と環境に対してどのように現れているか。

健康に関する新しい考え方が、食料供給改革の中核におかれるべきである。そのためには、食に関する政策を推進するさまざまな動因の全体の姿を新たに理解しなければならない。


(1) Rifkin, J., *The Biotech Century*, London : Orion, 1999. ジェレミー・リフキン著、鈴木主税訳『バイテク・センチュリー——遺伝子が人類、そして世界を改造する』集英社、一九九九年。

(2) Fogg-Johnson, M. and Merolli, A., 'Nutrigenomics : the next wave in nutrition reseach', *Neutriceuticals World*, 2004. http//www.neutraceuticalsworld.com/marapr 001.htm,accessed 29, February, 2004.

(3) Shapiro, B., 'A new era of value creation', letter to Monsanto shareowners, 1, March, 1998.

(4) Altieri, M., *Agroecology : The Science of Sustainable Agriculture*, Boulder : Westview Press, 1996.

(5) Conford, P., *The Origins of the Organic Movement*, Edinburgh : Floris Books, 2001.

(6) WHO, 'World Health Report 2002 : reducing risks, promoting healthy life', Geneva : World Health Organization, 2002.

(7) Cochrane Collaboration, http : //www.cochrane.org

第2章

# 食べ物と健康の深い関係

## ◈食習慣の変化が引き起こす病気

生産主義者のパラダイムは、半世紀前に当時重要と考えられていた諸問題には対応したが、現在、抜本的な修正を必要としている。世界の食料供給はカロリーベースで増大したものの、質的な向上には失敗したため、世界全体に病気へのコストという負の遺産がもたらされた。

世界の人びとの健康状態は矛盾に直面し、先進国でも途上国でも、食料の不足と過多の双方による病気が発生している。三〇年前に裕福な欧米に見られた食習慣が、途上国にも急速に広まりだしているのだ。欧米で心臓疾患の発生が減る一方で、世界全体ではとくに糖尿病や肥満が増えており、途上国では心臓疾患が増えている。世界的に生じている極端な所得格差が両方のパターンの病気の増加原因であり、現在の政策ではこの問題を解決できない。

フード・ウォーズのおもな争点の一つは、近代の食習慣が人びとの健康に与える影響である。二〇世紀最後の四半世紀には、公衆衛生(保健)の課題の一つにすぎなかった栄養問題が、食料品のマーケティングの中心的なテーマとなり、健康促進キャンペーンの多くが消費者に食習慣の改善を求めるようになった。

私たちは、生産主義パラダイムを二つの点から批判する。第一は、世界の食料生産はカロリー面では需要を満たしたが、栄養面では十分ではなかったということだ。第二は、食料が適切に分配されていないため、一〇億人近い人びとがいまだに栄養不良の状態にあるということだ。

二〇〇二年から〇三年にかけて発表された多数の公衆衛生（保健）に関する報告書は、死亡と罹病の大きな原因が食習慣であることを世界に知らしめた。食品産業の一部には受け入れがたい内容であろうが、これらは、深刻かつ広範な公衆衛生の危機を知らせる点で説得力をもつ。たとえば、世界保健機関（ＷＨＯ）と国連食糧農業機関（ＦＡＯ）が合同で作成した、食と栄養と慢性病の予防に関する〇三年の報告書は、栄養の改善で予防できる以下のような病気が多発している現実に注目している。すなわち、肥満、糖尿病、心臓血管疾患、ガン、骨粗鬆症《こつそしょうしょう》、骨折、歯の病気である。[1]

もちろん、これらの病気は、貧しい食生活にのみ起因しているわけではなく、運動不足によっても引き起こされる。実際、この報告書は、栄養が健康に与える影響についてのこれまで繰り返されてきた主張と根拠が、十分に信頼できることを改めて強調したにすぎない。しかし、当時ＷＨＯ事務局長を務めていたグローハーレム・ブルントラント博士は、「これまでと違うのは、私たちが問題解決のためのグローバルな政策の基本的な方向性を定めたことである」と述べている。

目標達成に向けてＷＨＯは、食生活と運動、健康に関する国際的な協議を二〇〇四年に開始することを決め、戦略の草案は予定を繰り上げて〇三年一二月に発表された。ＷＨＯはすでに〇二年までに、こうした病気が国家にもたらす負担に関する大規模な調査結果を発表している。それによると、非伝染性の病気の主要な一〇の危険要因のうち八つが食べ物と飲料に関係したものである。それらは、血圧、コレステロール、低体重、果物と野菜の摂取量、体格指数（ＢＭＩ）、運動不足、アルコール、安全でない水と不衛生だ（他の二つは、タバコと安全でないセックス）。[2]

ＷＨＯは、ガンに関してもっとも包括的な調査報告である『世界ガン報告書』(二〇〇三年版)のなかで、ガンの罹患率が二〇二〇年までに五〇％増加し、新たにガンにかかる患者数は年間一五〇〇万人になると予測している。ＷＨＯと国際ガン研究機関(ＩＡＲＣ)は、そのような事態を回避するために、以下の三点に真剣に取り組まねばならないと主張する。すなわち、禁煙(いまのところ、もっとも重要かつ即時に回避が可能な健康リスク)、健康的なライフスタイルと食習慣、とくに果物と野菜の摂取の増加と運動、早期発見である。

国際肥満研究連合(ＩＡＳＯ)も、世界の肥満人口の推計を修正している。それによると、現在、世界の一七億人が太りすぎ(肥満の一歩手前)か肥満であり、前回の推計から五〇％も増加した。それはＩＡＳＯによれば、健康に対する最大のリスクの一つが肥満であることをほとんどの政府が無視している結果であるという。

表2-1に、世界中で食に関連した死亡原因と特定された症状の一部を列挙した。健康と長寿は食料の十分な供給の確保によって実現するとされてきた。しかし、二一世紀の現在も、食に起因する病気は新たな脅威となっている。古い生産主義パラダイムで主要な課題とされていたのは、栄養不良である。しかし、現在では、食習慣と不適切な飲食の問題が新たに焦点化されねばならない。政策決定においては、食に関連する健康問題の原因については重視されてこなかったし、その対策の多くが一時しのぎであった。その一因は、このパラダイムでは生産の増大が中心的な課題であるため、健康を社会問題としてではなく医療の問題と捉えてきたからである。

**表 2-1　代表的な食に起因する病気**

| 問　　題 | 概　　　要 |
|---|---|
| 出生時の低体重 | 途上国では年間 3000 万人。2000 年には、途上国で生まれた 1 億 1700 万人の 11.9%。 |
| 子どもの栄養不足 | 就学前児童の 1 億 5000 万人。2000 年には、途上国の 5 歳以下の子ども 1 億 8200 万人(32.5%)が発育不良で、精神障がいの問題も生じている。学齢期児童の 1 億 4000 万～2 億 5000 万人がビタミン A 欠乏症。1995 年には、途上国で 5 歳以下の子どもが 1160 万人も死亡。 |
| 貧血 | 学齢期児童に非常に多い。一部の国々では妊婦に非常に多い。 |
| 成人慢性疾患 | 成人発症糖尿病、心臓疾患、高血圧は、幼少期の栄養不足によって倍増する。 |
| 肥満 | とくに成人発症糖尿病などの危険要因。世界のすべての地域で急増。 |
| 低体重 | 2000 年には、途上国の就学前児童の 26.7%。 |
| 感染症 | 全世界でおもな死因。栄養不良によって感染率が高まるため、とくに途上国で大きな問題。 |
| ビタミン A 欠乏症 | 途上国の就学前児童の 1 億 4000 万～2 億 5000 万人が軽度のビタミン A 欠乏症で、高い発病率と死亡率の一因となっている。 |

（出典）国連行政調整委員会栄養科学小委員会、2000 年。

生産主義者たちは、健康被害がこれほど全世界的に深刻化になるとは予測していなかっただろう。栄養の過剰摂取が健康を害するという主張は、異端視されていた。脂肪の過剰摂取が病気をもたらすという事実でさえ、ショックであったかもしれない。

健康に関する科学者の公共政策への影響力は小さい。消費がすべてという考え方が勝利したのである。公衆衛生の専門家らが栄養強化のプログラムやタンパク質欠乏症の問題に固執したことも、政策の歪みを招いてきた。

二〇世紀後半に生産主義パラダイムが全世界に広まったときに必要だったのは、変性疾患の増加に対処するためのキャンペーンである。ところが、長期的な食習慣の変化が健康に与える影響に取り組むための政策は講じられなかった。病気の新しい傾向を注意してきた国連機関は、実施権限や影響力を欠いていた。他方で、商業的利益を求める民間企業は何の制約も受けずに、世界全体に食品とライフスタイルを販売できた。しかも、その行為がもたらす結果に配慮する必要もなく、公共の利益を増進しているという正当化さえ可能だったのだ。

しかし、先進国は今日、肥満の蔓延と新たに増えはじめた食に起因する病気に直面している。子どもたちに急速に広がっている肥満の原因を取り除く手立ては、ほとんどない。健康教育は効果がなく、「消費者主義」が問題の一端を担っているが、これは政治では聖域とされている。

他方で、皮肉なことに、飢餓と食料不足の問題もいまだに深刻である。一九九五年のFAOの報告書は、こうした現状をみごとに表した。「飢餓は……世界の食料生産が地球上のすべての人口の需要を満たすレベルに達した現在も、途上国で発生し続けている」。過剰消費と過少消費が並存し、世界の食料とエネルギーの分配には、恐ろしいほどの不平等が存在する。

この報告書によると、理論上では、一人が一日に摂取できるカロリー量は、西欧で三五〇〇キロカロリー、北米で三六〇〇キロカロリーに達しているが、サハラ以南アフリカでは二一〇〇キロカ

表 2-2　WHO による 2002 年の地域別死亡原因の推計（単位：1000 人）

| | 東南アジア | アフリカ | ヨーロッパ | 地中海東部 | 米大陸 | 西太平洋州 | 世界全体 |
|---|---|---|---|---|---|---|---|
| 心臓疾患 | 3,911 | 1,136 | 4,857 | 1,080 | 1,927 | 3,817 | 16,728 |
| 感染症・寄生虫 | 2,968 | 5,787 | 212 | 959 | 394 | 794 | 11,114 |
| ガン | 1,160 | 410 | 1,822 | 272 | 1,115 | 2,315 | 7,094 |
| 負傷 | 1,267 | 747 | 803 | 391 | 540 | 1,231 | 4,979 |
| 呼吸器感染症 | 1,393 | 1,071 | 273 | 365 | 228 | 511 | 3,841 |
| 周産期・妊娠によるもの | 1,183 | 585 | 69 | 371 | 192 | 371 | 2,771 |

（出典）世界保健機関（WHO）「世界健康報告 2003 年版」。

ロリー、インドでは二二〇〇カロリーにすぎない。ＦＡＯは、二〇一五年には、世界人口の六％（四億六二〇〇万人）が、一人あたり一日に二二〇〇カロリー以下しか摂取できない国々に居住していると予測する。もっとも楽観的な将来予測でさえ、二〇三〇年にサハラ以南アフリカの人口の一五％が栄養不足状態に陥るという。栄養不足人口は、一九九六年の世界食料サミットなどが設定した削減目標を大幅に下回るペースでしか減少しないことが自明とされている。

公共政策は、食に起因する病気の増加が世界的な傾向であることに、もっと注目しなければならない。人類が直面するこの健康の危機の重大性は、いくら強調してもしすぎることはない。市場経済が確立した地域において、食習慣に起因する病気は、死亡原因の六〇％を占めているのである。

病気は二種類に大別できる。一つは、マラリアや食中毒、ＳＡＲＳ（重症急性呼吸器症候群）など、人から人に伝染する病気だ。もう一つは、心臓血管疾患やガンなど、伝染はせずに、生活習慣や人と環境の何らかのミスマッチから生じる病気である。表２-２を見ると、先進国では途上国に比べて感染性や寄生性の病気による死亡は非常

図2-1　途上国における病気・負傷の割合の変化

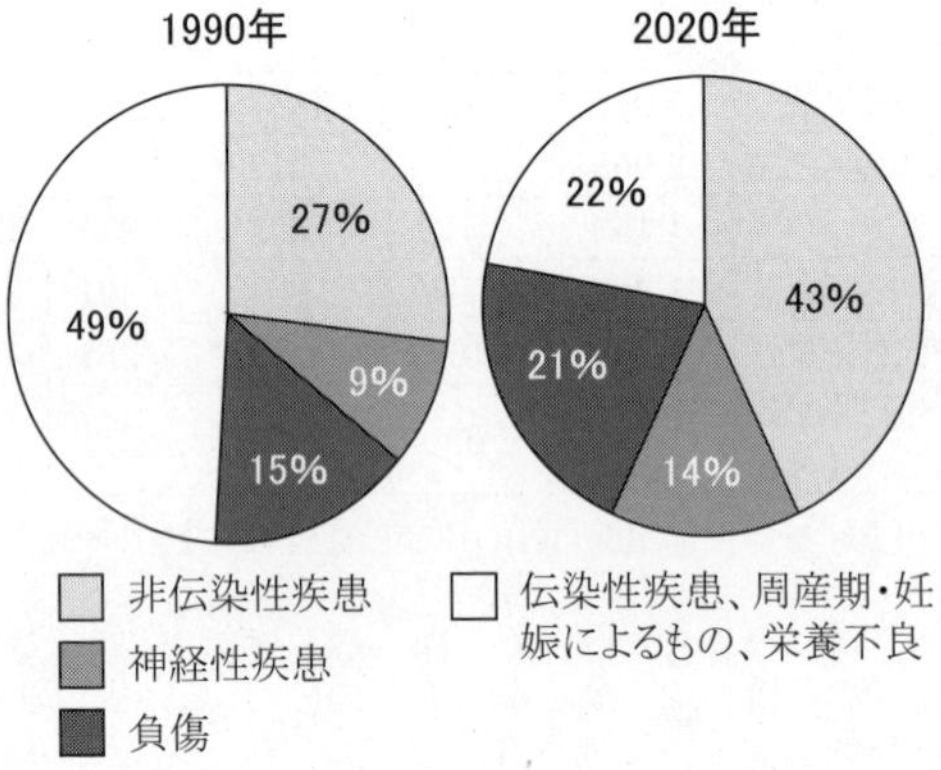


（出典）WHO, 'Evidence, Infomation, and Poricy', 2000.

に少ないが、冠状動脈性心臓病（ＣＨＤ）やガンなど非伝染性疾患による死亡は多い。しかも、こうした変性疾患の罹患率は、途上国でもすでに高くなっている。第二次世界大戦後のアフリカでは、かつてはほとんど発生していなかった心臓疾患や高血圧などが増加した。

ＷＨＯやＦＡＯの報告書は、世界全体の傾向として、伝染病による死亡数よりも非伝染性の病気による死亡数が多い事実を強調している。図２−１は、非伝染性の病気がどの程度増加していくかをＷＨＯが予測したものだ。このような変化は、食習慣や（高齢化などの）人口動態、グローバル化による文化の変容などがもたらしたものである。

## ◆途上国の食習慣の急速な変化

バリー・ポプキン教授のチームは一連の論文において、彼らが「栄養転換」と名付けた現象が、途上国で生じていると主張してきた。そして、この現象が富の増大するプロセスと並行して起きていると指摘する。数多くの国別および地域別の研究が、豊かな欧米に特有とされた食に起因する病気が途上国で急速に広まっているという主張を裏付けている。

栄養転換は、食習慣の変化を意味する。たとえば、繊維質が少なくて飽和脂肪酸や砂糖、精製された食品などを多く摂取する食習慣への変化だ。その変化は急速である。ＦＡＯの調査では、極度の栄養不足である中国人（一日一四八〇キロカロリーを摂取）が熱量の四分の三を米などのでんぷん質の主食から得ている一方で、十分な食料を得ている中国人（一日二五〇〇キロカロリーを摂取）がでんぷん質から得ているカロリーは五五％にすぎない。

ポプキン教授は、同様の現象が所得が向上しつつある途上国の都市でも農村でも生じていることを明らかにした。図2-2と図2-3は、都市と農村のそれぞれについて、一人あたりの所得の変化と人びとの食生活の変化の相関関係を示したものである。都市でも農村でも、肉と脂肪の割合が増え、炭水化物の割合が減っている。ただし、都市化が進んでいるところは農村よりも総じて砂糖消費量が多い。ポプキン教授のチームが明らかにしたのは、経済状況の変化が食生活における栄養バランスを決定づけるということと、ライフスタイルや労働形態の変化が健康に多大な影響を与えているということである。

また、ＷＨＯの調査によると、中東地域においても食とライフスタイルの変化が死亡率と罹患率に大きな変化をもたらしている。たとえばサウジアラビアでは、一九七〇年代なかばから九〇年代初頭までの間に肉の消費量が倍増し、脂肪の消費量は三倍になった。ヨルダンでは、同時期に心臓

図 2-2　都市人口比率 25％の国々における一人あたりの国民総生産(GNP)とエネルギー源となる食料の構成比率の関係(1990 年)

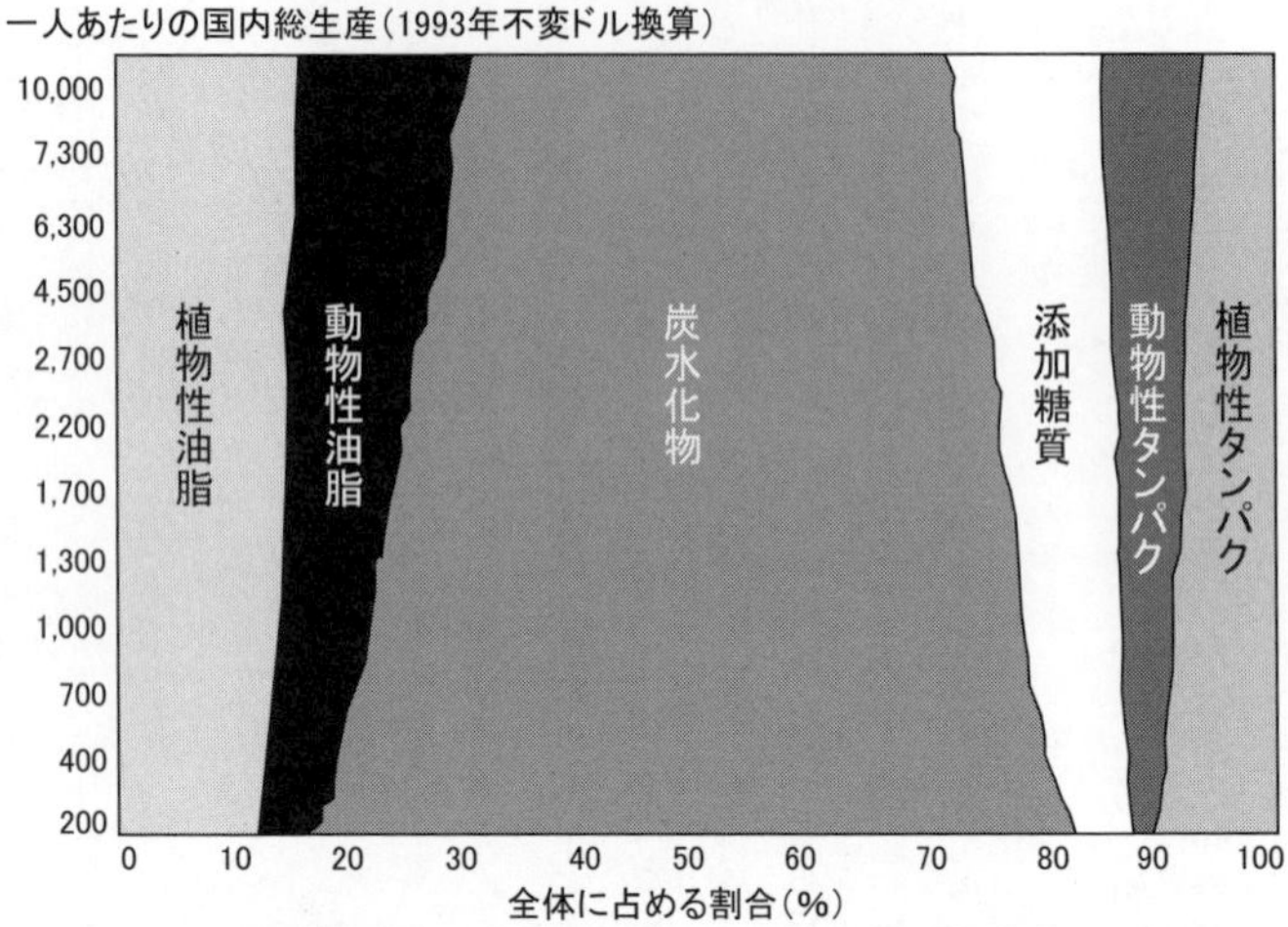


(出典) 国連食糧農業機関、世界銀行、B. ポプキン「低所得国における栄養転換の健康への影響」"Public Health Nutrition", Vol.1, pp.5-21, 1998.

図 2-3　都市人口比率 75％の国々における一人あたりの国民総生産(GNP)とエネルギー源となる食料の構成比率の関係(1990 年)

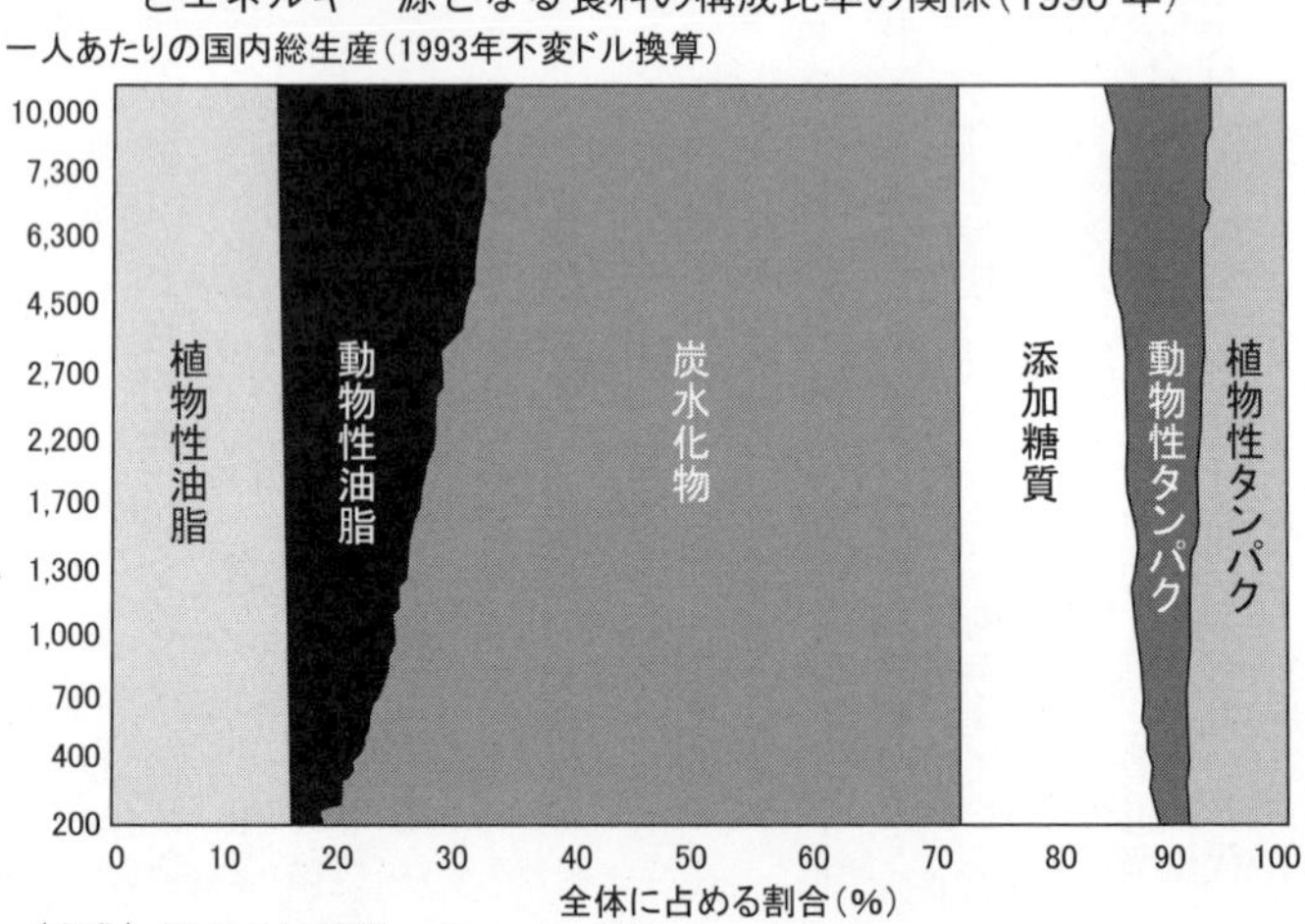


(出典) 図 2-2 に同じ。

疾患による死亡が急増した。新たな健康問題が、子どもたちに多く見られるタンパク質不足などに加わったのである。中国では、徐々に都市化が進むなかで、変性疾患など食に起因する病気が欧米の傾向に近づいている。大豆などの豆類は、食肉による動物性タンパク質の摂取に代わった。

こうした事実は、欧米に広がった病気を途上国地域で防ぐ戦いにすでに負けていることを示しているのかもしれない。中流階級の人びとは、より栄養価の高い牛乳や乳製品、肉類などを大量に消費し、健康的ではない、多様な食を楽しむようになる。そして、私たちは栄養近代化のパラドックスという問題をかかえていく。つまり、一つの低所得国のなかに栄養不良による病気と栄養過多による病気が並存し、同じ農村部においてさえ肥満と低体重が並存するのである。

政策的には、食に起因する健康問題の改善のために、欧米で活用されている高価な医療技術や対応策の金銭的負担がインドや中国、中南米、アフリカの国々にできるのかという問題がある。冠状動脈のバイパス手術、継続的な投薬計画、健康増進効果が期待される高価な薬品や食品、スポーツジムやレジャーセンターなどだ。先進国の裕福な中流階級は負担できるかもしれない費用を、途上国の大半の人びとは負担できない。したがって、こうした技術的な解決策は、社会全体の解決策とはならない。

変性疾患の増加は、経済発展の避けがたいマイナス側面だと主張することも可能だろう。たしかに政策立案における問題は、豆類や果物、野菜など伝統的な食生活を守りつつ、多様な食料の受け入れをどうコントロールするかである。しかし、途上国の政治家のほとんどが、貿易自由化を支持する姿勢との矛盾を恐れて伝統食の良いところを残すために戦ったり、欧米的な食品や飲料の流入を制限したりしてはこなかった。経済政策が健康問題よりも明らかに優先されてきたのである。アメリカ型のファストフード、食文化の「ハンバーガー化」は、近代化の象徴として歓迎されてきた。私たちはいま、ファストフードの生産やマーケティング、価格のあり方や、その栄養価と健康への影響について、問題点を明らかにしていかねばならない[3]。

### ◆栄養不良の三つの分類——栄養不足、栄養過多、偏った栄養摂取

今日、世界では二〇億人以上が不適切な栄養摂取によって命を脅かされている。食べるものが十分に得られない一〇億人が存在する一方で、食べすぎと肥満が増加しつつある(表2-3)。どちらのケースについても、国際社会は解決策を必死になって探している。栄養不良の現状は以下のとおりである。

表 2-3　栄養不良の種類と不足物質

| 種　類 | 不足(過剰)な栄養素 | 人　口 |
|---|---|---|
| 飢餓 | カロリーとタンパク質の不足 | 12億人以上 |
| 微量栄養素不足 | ビタミンとミネラルの不足 | 20～35億人 |
| 過剰摂取 | 多くはカロリーの過多、ビタミンとミネラルの不足を伴う | 12～17億以上 |

(出典) Gardner, G. and Halweil, B., 'Underfed and Overfed : The Global Epidemic of Malnutrition', *Worldwatch paper*, No.150, Washington DC: Worldwatch Institute, 2000. 世界保健機関(WHO)、国際食料政策研究所(IFPRI)、国連行政調整委員会栄養科学小委員会(ACC/SCN)のデータに基づく。

低体重で出生した子どもが心臓病にかかるリスクが高く、栄養状態が病気と寿命に大きく影響することは、広く実証されている。ユニセフは、世界では常に八億人の子どもたちが栄養不足に苦し

図2−4　地域別の栄養不足人口（1996〜98年）

（単位：100万人）

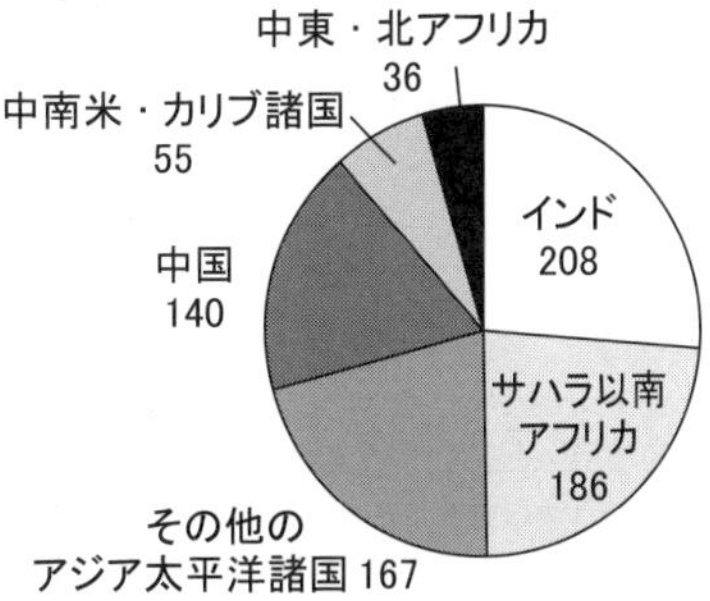


（出典）「2000年世界の食料不安の現状」FAO。http://www.fao.org/DOCREP/X8200E/x8200e03.htm#P0_0

んでいると推計している（図2−4はFAOが地域ごとに表した栄養不足の子どもたちの人数。アジアとアフリカの母親の多くが栄養不足であり、とくにアフリカでは、季節によって発生する食料不足の影響を大きく受けている）。途上国の成人のうち約二億四三〇〇万人が極度の栄養不足であると考えられる。このような成人の栄養不足は、労働する体力を損なわせ、感染症に対する抵抗力を弱める。

世界人口の急増という現実に対して、専門家は今後さらに大規模な食料増産が必要となるという見解で一致している。ある予測によれば、二〇二〇年には栄養不足が原因で精神障がいをかかえながらおとなになる青年が一〇億人に達するという。ひかえめに見積もっても、こうした問題をかかえる青年が毎年四〇〇〇万人ずつ増えていくという（表2−4は、二〇一五年と三〇年の地域別の栄養不足人口の予測値）。

### ◆肥満の蔓延

肥満が国際的に深刻な問題となっていることを再確認したのは、一九九八年にWHOが設置した

表 2-4　地域別の栄養不足人口の予測（1996～2030 年）

| | 1996～98 | 2015 | 2030 | 1996～98 | 2015 | 2030 |
|---|---|---|---|---|---|---|
| | 人口の割合（%） | | | 人口（100 万） | | |
| サハラ以南アフリカ | 34 | 22 | 15 | 186 | 184 | 165 |
| 中東・北アフリカ | 10 | 8 | 6 | 36 | 38 | 35 |
| 中国とインド | 16 | 7 | 3 | 348 | 195 | 98 |
| 他のアジア | 19 | 10 | 5 | 166 | 114 | 70 |
| 中南米・カリブ諸国 | 11 | 7 | 5 | 55 | 45 | 32 |
| 途上国全体 | 18 | 10 | 6 | 791 | 576 | 400 |

（出典）FAO「世界農業予測――2015～2030 年（後編）」2000 年 4 月、FAO。www.fao.org

肥満タスクフォースである。今日、太りすぎと肥満は、慢性病と非伝染性の病気のおもな危険要因である。途上国では、肥満は社会経済的な地位の高い人びとと都市住民の間に広まっている。より裕福な国々では、社会経済的な地位の低い人びと、なかでも女性と地方在住者に多く見られる。

ＷＨＯは二〇〇〇年に、三億人以上が肥満であり、七億五〇〇〇万人が太りすぎであると警告した。そして〇三年に、国際肥満研究連合が肥満または太りすぎの人口を一七億人と推計した。新しい数字は、より正確な統計を反映した結果でもあるが、アジアでの肥満の増加を受けて肥満の基準を見直した結果でもある。とくに心配なのは、極端な肥満の増加ペースの速さだ。〇三年には、アメリカの女性の一六人に一人に相当する六・三%がＢＭＩ（体格指数）四〇以上の病的な肥満であった。

肥満の一般的な尺度にＢＭＩがある。これは体重（キログラム）を身長の二乗（平方メートル）で割った指数（kg／㎡）で、ＷＨＯは「肥満人口を推計する場合にもっとも簡便で有効な手法」としている。ＢＭＩ二五～二九・九の人は太りすぎ、三〇以上は肥満とされる。太りすぎの定義をＢＭＩ二三～に引き下げたらどうかという意見もあり、そうなれば何千万人もが新たに太りすぎと認定される。

ＢＭＩは、変性疾患にかかるリスクをはかる有効な判断材料である。使われなかった食物エネルギーは脂肪として蓄えられる。現在、アメリカの国立衛生研究所（ＮＩＨ）は、ＢＭＩ二五以上のすべての成人（一八歳以上）が、太りすぎか肥満による早死にまたは障がいのリスクをかかえていると考えている。ウエストが男性の場合は一〇二センチ以上、女性の場合は八八センチ以上がリスク群とされる。身長が考慮されねばならないことは当然としても、私たちは、これらの数値を主要な健康の基準とみなすべきだろう。

**図2-5**は、非常に短期間に各国内で肥満人口の割合が上昇したことを示している。たとえばイギリスでは、一九八〇年～二〇〇〇年で肥満人口の割合は三倍になった（七％→二一％）。とくに気がかりなのは、中南米で肥満が増え、「北米化」が進んでいることである。**図2-6**は、先進国地域と途上国地域のそれぞれについて、肥満人口と低体重人口（ＢＭＩ一七以下）の割合を示している。多くの国で、一五年前と比べて肥満人口が倍増した。長いあいだ栄養不足と飢餓に悩まされてきたエチオピアやインドでさえ、新たに肥満の問題をかかえこんでいる。

子どもの肥満の増加は、将来の変性疾患の急増を示唆しており、とくに健康問題の専門家らを悩ませている。たとえばジャマイカとチリでは、子どもの一〇人に一人が肥満だ。歴史的に脂肪の摂取量がきわめて低く、肥満が少なかった日本においても、学齢期の子どもの肥満の割合は以前に比

図 2-5　OECD 加盟国の成人肥満人口の割合

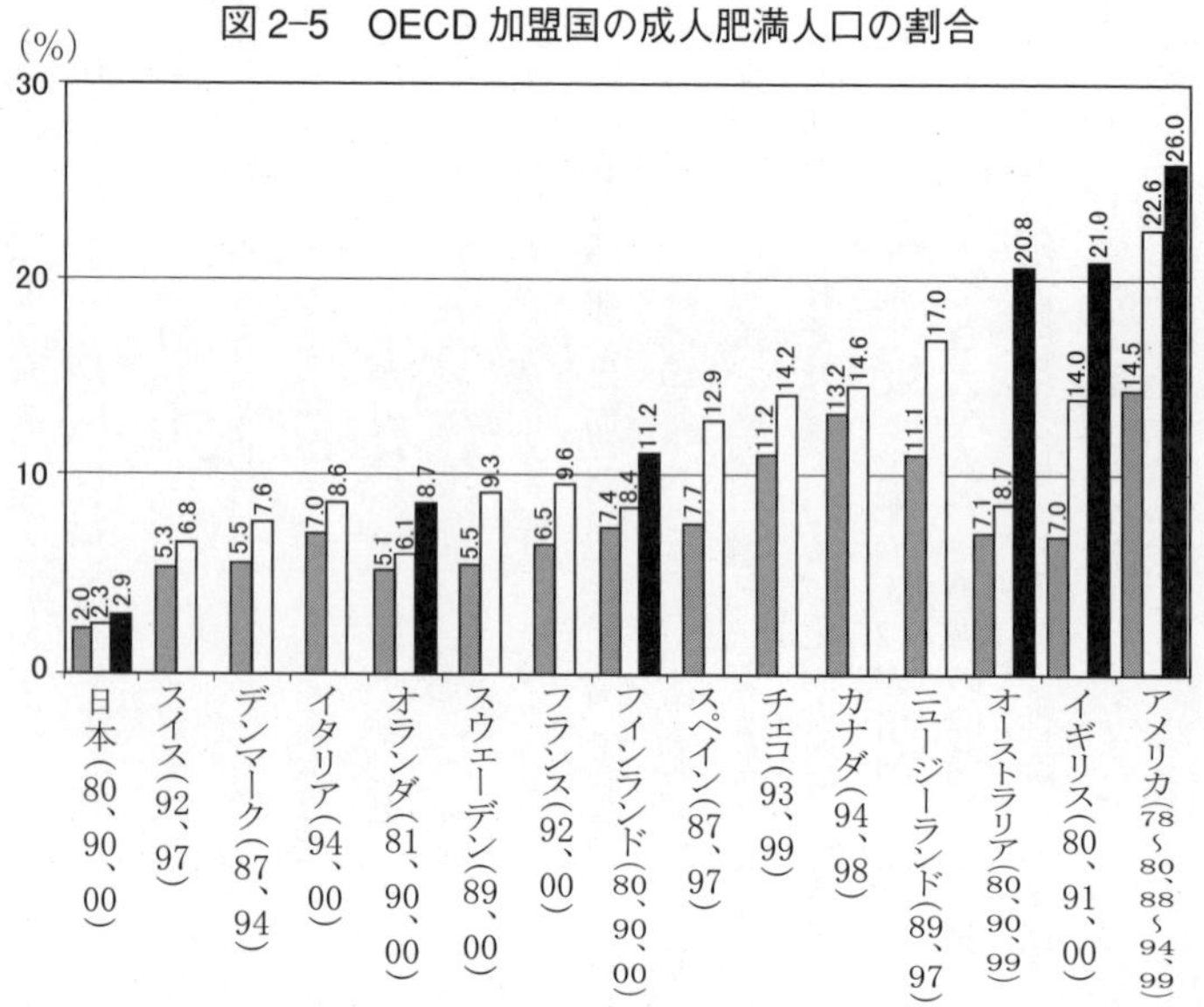


（出典）「OECD ヘルスデータ」経済協力開発機構、2002 年。http : //www.oecd.org/pdf/M 00031000/M 00031130.pdf

図 2-6　経済発展レベルごとの成人の肥満人口と低体重人口（2000 年）

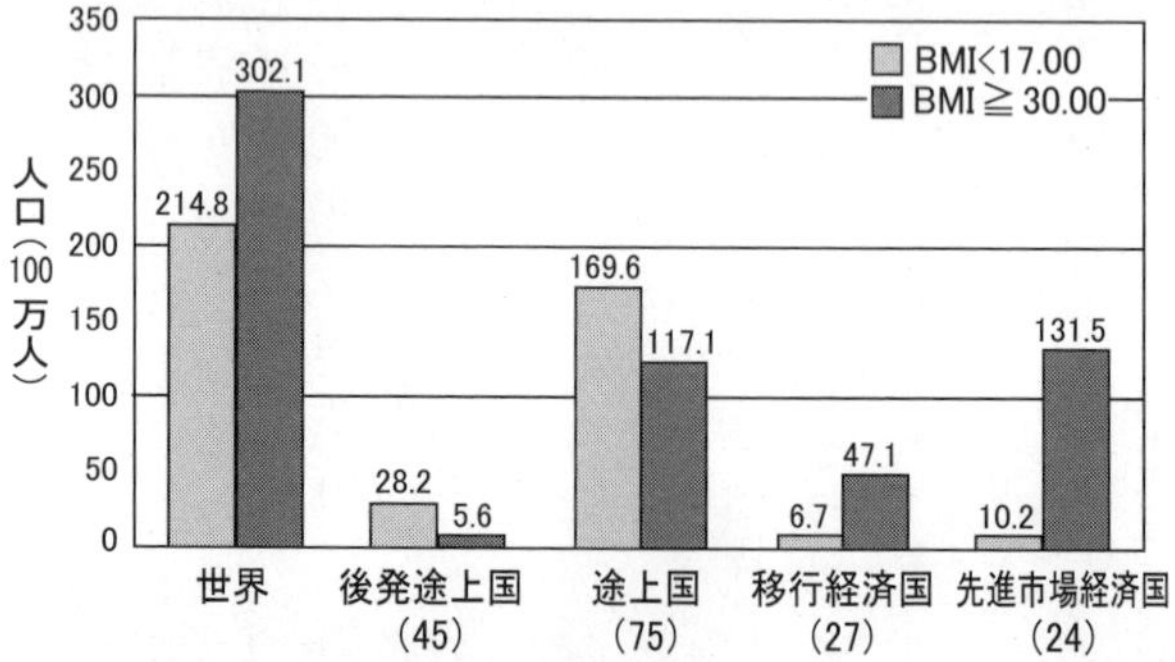


（出典）「健康と開発のための栄養——栄養不良と闘うための地球的課題」WHO、2000 年。http : //www.who.int/nut/dp_bmi.htm

べて女子は五％から九％に、男子は一〇％に増加した。

表2-5は、各国で子どもの肥満が急速に増加している現状を概観している。先進国でも途上国でも肥満が抑制できない状況にあることがわかる。各国の肥満の割合をみると、オーストラリアは一九八五年から九五年に男子が三・四倍、女子が四・六倍、エジプトは七八年から九六年に三・九倍、モロッコは八七年から九二年のわずか五年間で二・五倍、スコットランドでは八四年から九四年に男子が二・三倍、女子が一・八倍に、それぞれ増えている。

子どもの栄養バランスは、砂糖が添加された一二〇キロカロリーのソフトドリンク一本を毎日摂取するだけで、完全に崩れてしまう。これを一〇年間続けると、五〇キロも体重が増える。こうした研究によれば、消費と肥満の急激な変化の背後に、広告が子どもたちの食生活に与える大きな影響がある。

肥満の蔓延という現実を前に、健康教育は効果がないようにみえる。たとえばモーリシャス島では、五年にわたって成人を調査した結果、健康的な食生活と運動量の増加を奨励する国家プログラムがあるにもかかわらず、肥満の割合は劇的に増えた。五年間でＢＭＩ二五以上の成人の割合は、男性で二六・一％から三五・七％に、女性で三七・九％から四七・七％に増大したのである。

ファストフードの故郷であるアメリカでも、ジョージ・Ｗ・ブッシュ大統領（当時）は肥満の危機に不安を募らせ、二〇〇二年に全国的な議論を開始した。現在、アメリカ国内の肥満と太りすぎにかかるコストは一一七〇億ドルと推定されている。

する子どもの肥満

| | | | | | |
|---|---|---|---|---|---|
| ハイチ5) | 身長に対する体重の割合が標準偏差(SD)スコアで+2 以上 | 0～5 | 1978(0.8%) | 1994 ～ 95(2.8%) | 3.5 倍 |
| オーストラリア6) | 体重 30 kg のおとなの BMIとして調整した値 | 7～15 | 1985(男子 1.4%、女子 1.2%) | 1995(男子 4.7%、女子 5.5%) | 男子 3.4 倍 女子 4.6 倍 |
| チリ7) | 身長に対する体重の割合が標準偏差(SD)スコアで+2 以上 | 0～6 | 1985(4.6%) | 1995(7.2%) | 1.6 倍 |

(注) パーセンタイルは、計測値の分布を小さいほうから順番に並べてパーセントで見た数字。50 パーセンタイルは中央値を意味する。

(出典) 1)アメリカ国立保健統計センター「アメリカで増える子どもと青年の肥満 1999–2000」1999 年。2)Chinn, S. and Rona, R. J.「イギリスの子どもの太りすぎと肥満の増大と傾向についての三重の断面調査 1974–94」BMJ、2001 年。3)Wang, Y., Monteiro, C. and Popkin B. M.「アメリカ、ブラジル、中国、ロシアの学齢期および思春期の子どもたちの肥満と太りすぎの傾向」Am. J. Clin. Nutr. Vol.75, pp.971–977, 2002. 4)Murata, M.「日本の子どもの食事の長期的な成長と変化」Am. J. Clin. Nutr. Vol.72, pp.1379 s–1383 s, 2000. 5) de-Onis, M and Blossner, M.「途上国で増加する就学前の子どもの太りすぎと肥満」Am. J. Clin. Nutr. Vol.72, pp.1032–1039, 2000. 6)Magarey, Am, Deniels, L. A and Boulton, T.J.C.「オーストラリアで増加する子どもと青年の太りすぎと肥満－国際的な定義の新基準に基づく 1985 年と 1995 年のデータの再評価」Med. J. Aust. No.174, pp.561–564, 2001. 7)Filozof, C, Gonzalez, C, Sereday, M, Mazza, C and Braguinsky, J,「肥満の増加とラテンアメリカ諸国における傾向」Oves. Rev., No.2, pp.99–106.

アメリカにおける肥満人口の増加は劇的だった。一九九一年から二〇〇一年の間に、成人の肥満の割合は七四%も増加した。太りすぎと定義された未成年者の割合は、七〇年以降に二倍以上になり、現在、深刻な太りすぎとされる未成年者は一三%にもなっている。しかも、この一般的な数値は、人種や所得階層によって著しく異なる肥満の現実を覆い隠していることを忘れてはならない。疾病対策予防センターによれば、黒人の二七%、ヒスパニック系の約二一%が太りすぎなのに対し、白人の太りすぎの割合は一七%にとどまる。

**表 2-5　世界全体で増加**

| 国 | 測定指数 | 子どもの年齢 | 第1回調査年（肥満の割合） | 第2回調査年（肥満の割合） | 肥満人口の増加割合 |
|---|---|---|---|---|---|
| アメリカ1) | 体格指数(BMI) =95 パーセンタイル | 6〜11<br>12〜19 | 1971〜74(4%)<br>1971〜74(6%) | 1999(13%)<br>1999(14%) | 3.3 倍<br>2.3 倍 |
| イングランド2) | 体重 30 kg のおとなのBMIとして調整した値 | 4〜11 | 1984(男子 0.6%、女子 1.3%) | 1994(男子 1.7%、女子 2.6%) | 男子 2.8 倍<br>女子 2.0 倍 |
| スコットランド2) | 体重 30 kg のおとなのBMIとして調整した値 | 4〜11 | 1984(男子 0.9%、女子 1.8%) | 1994(男子 2.1%、女子 3.2%) | 男子 2.3 倍<br>女子 1.8 倍 |
| 中国3) | 体重 25 kg のおとなのBMIとして調整した値 | 6〜9<br>10〜18 | 1991(10.5%)<br>1991(4.5%) | 1997(11.3%)<br>1997(6.2%) | 1.1 倍<br>1.4 倍 |
| ブラジル3) | 体重 25 kg のおとなのBMIとして調整した値 | 6〜9<br>10〜18 | 1974(4.9%)<br>1974(3.7%) | 1997(17.4%)<br>1997(12.6%) | 3.6 倍<br>3.4 倍 |
| 日本4) | 標準体重の 120% 以上 | 10 | 1970(男子 4% 以下、女子 4%) | 1996(男子 10%、女子 9%) | 男子 2.5 倍<br>女子 2.3 倍 |
| エジプト5) | 身長に対する体重の割合が標準偏差(SD)スコアで+2 以上 | 0〜5 | 1978(2.2%) | 1996(8.6%) | 3.9 倍 |
| ガーナ5) | 身長に対する体重の割合が標準偏差(SD)スコアで+2 以上 | 0〜3 | 1988(0.5%) | 1993〜94(1.9%) | 3.8 倍 |
| モロッコ5) | 身長に対する体重の割合が標準偏差(SD)スコアで+2 以上 | 0〜5 | 1987(2.7%) | 1992(6.8%) | 2.5 倍 |
| コスタリカ5) | 身長に対する体重の割合が標準偏差(SD)スコアで+2 以上 | 0〜6 | 1982(2.3%) | 1996(6.2%) | 2.7 倍 |

アメリカでは、貧困層の肥満の割合が富裕層よりも高い。安い乳製品や肉類には飽和脂肪酸やトランス脂肪酸が多く含まれているからだ[4]。

太りすぎと健康リスクの関係については、太りすぎの人びと(BMI二五以上)は以下の病気のリスクにさらされている。

高血圧、血中高コレステロール・異常脂質血症、2型(インスリンに依存しない)糖尿病、インスリン抵抗症・耐糖能異常、高インスリン血症、冠状動脈性心臓病、狭心症、鬱血性心不全、脳梗塞、胆石、胆嚢炎、痛風、変形性関節症、閉塞型睡眠時無呼吸症候群・呼吸障害、ガンの一部（子宮ガン、乳ガン、前立腺ガン、大腸ガンなど）、妊娠中の合併症、女性の生殖機能の低下（生理不順、不妊、排卵不順など）、膀胱調節障害（緊張性尿失禁など）、尿酸腎石、精神的疾患（鬱病、摂食障害、〔やせているのにダイエットを続けるというような〕身体イメージの障害、低い自尊心など）。

個人の問題とされている肥満のコストは、社会全体が負っている。結果として生じる病気によって、直接のコスト負担だけでなく、機会の喪失や非効率などで社会全体が足を引っ張られる。だからこそ、政策立案者は、世界に広がる肥満と太りすぎの問題に真剣に取り組まねばならない。

## ◆食べ物による病気がもたらす負担の試算

一九九〇年代に、「病気の負担」と呼ばれるコストの試算に世界の関心が集まった。世界でもっとも経済的に発展しているアメリカにおいて、八〇年代には上位一〇の死亡原因のうちの五つが食と関連していた。冠状動脈性心臓病、ガンの一部、脳梗塞、糖尿病、動脈硬化の五つである。その他の三つは、肝硬変と事故および自殺であり、アルコール類の過剰摂取と関連する。アメリカでは、二一〇〇万人の年間死亡者のうち一五〇〇万人がこれら八つの原因によって死亡している。死因の上位一〇のうちのわずか二つ（慢性閉塞性肺疾患と肺炎・インフルエンザ）だけが、食とは関係がない。

一九九〇年代に世界銀行が発表した研究報告書『病気に対する世界の負担』のなかで、執筆者であるC・J・L・マーレーとA・D・ロペスは、世界の八地域について、死因の詳細な調査結果を報告している。

一九九〇年に死亡した約五〇五〇万人のうち、虚血性心臓疾患による死亡は六二六万人だった。そのうち二七〇万人弱が市場経済国と旧社会主義国で、三六〇万人弱が途上国である。脳梗塞による死亡はその次に多く（四三八万人、途上国だけで三〇〇万人近い）、急性呼吸器感染症による死亡がそれに続く（約四三〇万人、そのうち途上国は約三九〇万人）。この調査では、九〇年にガンが原因で約六〇〇万人が死亡したと推計している。そのうち市場経済国とヨーロッパの旧社会主義国における死亡例は約二四〇万人であるから、九〇年には、すでに途上国におけるガンによる死亡者が先進国より五〇％も多くなっていたことになる。

マーレーとロペスは、この調査を分析するためにDALY（障がい調整生存年数）という新たな指標を開発した。DALYは、早死にすることで失われた生存年数と、障がいを背負って生存した年数（障がいの程度で調整）の合計値である。途上国のすべてのDALYを合計すると、上位一〇には虚血性心臓疾患や脳梗塞が含まれている。表2-6は、主要な病気によって現在までに失われたDALYと今後失われると予測されるDALYの内訳である。

彼らは、途上国において、心臓血管疾患によって失われるDALYが一九九〇年の八・三％から二〇二〇年には一三・八％へと急増すると予測している。それに比べると、先進国においては、同期間に二〇・四％から二二％へと若干の上昇にとどまる見通しだ（先進国では、すでに食に起因する

表 2-6　DALY（障がい調整生存年数）の損失原因

| 原　　因 | 先進国 | | 途上国 | |
|---|---|---|---|---|
| | 1990 年（%） | 2020 年（%） | 1990 年（%） | 2020 年（%） |
| 感染症 | 7.8 | 4.3 | 48.7 | 22.2 |
| 心臓血管疾患 | 20.4 | 22.0 | 8.3 | 13.8 |
| 冠状動脈性心臓病 | 9.9 | 11.2 | 2.5 | 5.2 |
| 脳梗塞 | 5.9 | 6.2 | 2.4 | 4.2 |
| 糖尿病 | 1.9 | 1.5 | 0.7 | 0.7 |
| ガン | 13.7 | 16.8 | 4.0 | 9.0 |
| 神経疾患 | 22.0 | 21.8 | 9.0 | 13.7 |
| 負傷 | 14.5 | 13.0 | 15.2 | 21.1 |

（出典）Murray, C. J. L and Lopez, A. D, The Global Burden of Disease : A Comprehensive Assessment of Mortality and Disability from Diseases, Injuries and Risk Factors in 1990 and Projected to 2020, Cambridge, MA : Harvard University Press on behalf of the World Bank and WHO, 1996.

DALYの値が大きい）。

DALYがつくられた目的の一つは、政策立案者がおもな健康リスクの程度を推し量るのを可能とすることだった。表2-7は、EU諸国とオーストラリアに関してスウェーデン国立公衆衛生研究所が試算した喫煙、アルコール摂取、食習慣、運動などがDALYに与える影響についての概要である。この試算においても、食に起因する病気による死亡率は非常に高い[5]。

### ◆財政コストの増大

WHOが創設した「マクロ経済と健康に関する委員会」は二〇〇一年、健康状態の改善と経済発展には正の相関関係があり、とくに低所得国においてその傾向が顕著であるという見解を発表した。表2-8を見ると、多くの先進国で医療費全般が一九九〇年

表2-7　EUとオーストラリアにおける1995年前後のDALY（障がい調整生存年数）の損失原因

| 原　　因 | EU（%） | オーストラリア（%） |
|---|---|---|
| 喫煙 | 9.0 | 9.5 |
| アルコール摂取 | 8.4 | 2.1 |
| 食習慣と身体活動 | 8.3 | 16.4 |
| 太りすぎ | 3.7 | 2.4 |
| 野菜・果物の摂取不足 | 3.5 | 2.7 |
| 身体活動の不足 | 1.4 | 6.8 |
| 飽和脂肪の過剰摂取 | 1.1 | 2.6 |

（出典）国立公衆衛生研究所、ストックホルム、1997年。

代に増加していることがわかる。途上国では変性疾患に関する医療費が増え、深刻な問題となっている。医療費の伸びが国内総生産（GDP）の伸びを上回っている場合もある。

喫煙、食習慣、運動、遺伝、環境的・社会経済的な背景などのすべてが、健康に直接の影響を与えている。ナットウェスト銀行の元頭取であるディレク・ワンレスのチームは、心臓血管疾患のおよそ半分を占めている冠状動脈性心臓病を発症させる原因として、喫煙が二〇%なのに対して、「食習慣を主因とする」高コレステロールが四三%を占めているというアメリカの研究を支持した。

しかしながら、二〇世紀最後の四半世紀に優先された政策課題は、食料供給プロセスの変革ではなく、サービスの外部委託あるいは民営化によるコスト削減である。イギリスでは、食に関する健康教育には年間で五〇〇万ポンド（約一〇億円）足らずしか支出されていない。製薬会社や外科医は、患者が病気にかかってから高価な治療法を提供するにすぎない。

実際、投薬治療はとてつもなく高くつく。心臓病にかかるリスクが高いとされる二万人以上のイギリス人に対して行われた治療薬の臨床試験では、スタチンという薬を服用した被験者が心臓発作

表 2–8　健康に対する財政支出の拡大（1990～2000 年）

| | 一人あたりの実質増加率（1990～2000）（%） | | 健康に対する財政支出が GDP に占める割合 | | |
|---|---|---|---|---|---|
| | 財政支出 | GDP | 1990 | 1998 | 2000 |
| アイスランド | 2.9 | 1.6 | 7.9 | 8.3 | 8.9 |
| アイルランド | 6.6 | 6.4 | 6.6 | 6.8 | 6.7 |
| アメリカ | 3.2 | 2.3 | 11.9 | 12.9 | 13.0 |
| イギリス | 3.8 | 1.9 | 6.0 | 6.8 | 7.3 |
| イタリア | 1.4 | 1.4 | 8.0 | 7.7 | 8.1 |
| オーストラリア | 3.1 | 2.4 | 7.8 | 8.5 | 8.3 |
| オーストリア | 3.1 | 1.8 | 7.1 | 8.0 | 8.0 |
| オランダ | 2.4 | 2.3 | 8.0 | 8.1 | 8.1 |
| カナダ | 1.8 | 1.7 | 9.0 | 9.1 | 9.1 |
| 韓国 | 7.4 | 5.1 | 4.8 | 5.1 | 5.9 |
| ギリシャ | 2.8 | 1.9 | 7.5 | 8.7 | 8.3 |
| スイス | 2.5 | 0.2 | 8.5 | 10.6 | 10.7 |
| スペイン | 3.9 | 2.4 | 6.6 | 7.6 | 7.7 |
| スロバキア共和国 | — | 4.0 | — | 5.9 | 5.9 |
| チェコ共和国 | 3.9 | 0.1 | 5.0 | 7.1 | 7.2 |
| デンマーク | 1.7 | 1.9 | 8.5 | 8.4 | 8.3 |
| ドイツ | 2.2 | 0.2 | 8.7 | 10.6 | 10.6 |
| 日本 | 3.9 | 1.1 | 5.9 | 7.1 | 7.8 |
| ニュージーランド | 2.9 | 1.5 | 6.9 | 7.9 | 8.0 |
| ノルウェー | 3.5 | 2.8 | 7.8 | 8.5 | 7.5 |
| ハンガリー | 2.0 | 2.7 | 7.1 | 6.9 | 6.8 |
| フィンランド | 0.1 | 1.8 | 7.9 | 6.9 | 6.6 |
| フランス | 2.3 | 1.4 | 8.6 | 9.3 | 9.5 |
| ベルギー | 3.5 | 1.8 | 7.4 | 8.5 | 8.7 |
| ポーランド | 4.8 | 3.5 | 5.3 | 6.4 | 6.2 |
| ポルトガル | 5.3 | 2.4 | 6.2 | 8.3 | 8.2 |
| メキシコ | 3.7 | 1.6 | 4.4 | 5.3 | 5.4 |
| ルクセンブルグ | 3.7 | 4.5 | 6.1 | 5.8 | 6.0 |
| OECD 平均 | 3.3 | 2.2 | 7.2 | 8.0 | 8.0 |
| EU 平均 | 3.1 | 2.3 | 7.4 | 8.0 | 8.0 |

（注 1）ハンガリーは 1991～2000 年、ルクセンブルグとポーランドは 1990～1999 年。

（注 2）OECD 平均は単純平均値であり、1990 年の値がないスロバキア共和国は含まれていない。

（出典）経済協力開発機構（OECD）「ヘルスデータ 2002」2002 年。http : //www.oecd.org /pdf/M 00031000/M 00031130.pdf（p 1）

を起こす確率は二五％減った。だが、そのためにかかったコストは一人あたり一日一ポンド（約二〇〇円）である。現在、一八〇万人がスタチンを服用しており、年間で七億五〇〇〇万ポンド（約一五五〇億円）もかかっている。にもかかわらず、三年間スタチンを服用しても、心臓発作は四分の一しか抑制できない。

## ◆冠状動脈性心臓病の増加

WHOによると一九九九年以降、世界の年間死亡数の三〇％に相当する一五〇〇万人が心臓血管疾患による。その大半は、低所得国と中所得国が占めている。九八年には、世界全体でDALY（障がい調整生存年数）の八六％が心臓血管疾患によって失われた。

心臓病のおもな要因は、高血圧、喫煙、高コレステロールなどだ。WHOは、心臓血管疾患を減らすために、定期的な運動に加えて、リノール酸、魚と魚油、野菜と果物、カリウム、少量あるいは適度のアルコールの摂取を勧告している。また、ミリスチン酸（飽和脂肪酸の一つ。摂取すると、血液中の中性脂肪とコレステロールが増加する）とパルミチン酸（動物性の食品に含まれる飽和脂肪酸の一つ。摂取すると、血液中の中性脂肪とコレステロールが増加する）、トランス脂肪酸（おもに食用油の生成過程でつくられる有害物質。クローン病やアレルギー、さまざまな変性疾患の危険要因とされる）、ナトリウムの大量摂取、太りすぎ、過度のアルコールの摂取は、心臓血管疾患にかかるリスクを明らかに増大させるという。

心臓病に関する公衆衛生（保健）政策は、予防策としての健康教育と、薬品、病院、外科手術による治療法の改善という、二つの対策に集中する傾向があった。脂肪とくに（肉類や乳製品からおもに摂取される）飽和脂肪酸の摂取量を減らすなど、食生活を変えることも要求してきた。この健康促進政策は効果があり、もっとも裕福な欧米諸国では、第二次世界大戦直後から一貫して増え続けてきた心臓病の罹患率が減っている。だが、世界全体の状況は、それほど単純ではない。たとえばベラルーシ、アゼルバイジャン、ハンガリーなどの東欧諸国では、急増している。

ギリシャや日本など健康的な食生活を送っているといわれる国々においてさえ、社会の変化に伴って食に起因する病気が増加しつつある。ギリシャでは、動物性脂肪の多い北欧型の食習慣が広まるとともに、心臓病の発症率と肥満が増えている。アメリカとフィンランドでは心臓病による死亡率こそ下がっているが、前述した「病気に対する世界の負担」が示しているとおり、罹患率とコストはいまだに高いということを認識すべきだろう。

H・トローウェル教授は一九八一年に、一九三〇年には東アフリカでの検視で心臓病が死因とされた例は皆無だったが、心臓病の患者が増えていると報告した。また、一九三一年から四六年にエチオピアのマケレ大学医学部が実施した一九九四件の検視では、心臓病による死亡は一件だったが、六〇年代にはこの地域の主要な健康問題となっている。

中国では、一九九一年から九五年の間に、心臓病が死亡原因の一五％を占めた。欧米人に比べると中国人のコレステロール値は低かったが、豊かなライフスタイルが広まった都市部の人びとでは、その値が急速に上昇したのだ。肉類や卵、料理油などの摂取量が増え、豆類や穀物の摂取量は減っていった。そこで、欧米風のファストフードの消費の減少や、運動量の増加が推奨された。このような勧告は、都市化が進む他の多くの途上国でも必要とされているだろう。

## ◆食習慣を変えればガンは防げる

一九八〇年代以降、欧米では食習慣がガンの原因の三〇％、途上国では二〇％を占める。

ＷＨＯが毎年発行している『世界健康報告』によると、ガンは世界全体で増加しているが、その二〇〇三年版は、ガンの罹患率の上昇は肥満と同様に防止可能と指摘する。二〇〇〇年には、世界全体で六二〇万人がガンによって死亡し（全死亡数の一二・五％）、さらに二二四〇万人のガン患者がいた。南半球では食道ガンや肝臓ガン、子宮頸ガンなどが多く見られ、北半球では肺ガンや大腸ガン、膵臓ガン、乳ガンなどが一般的だ。

死因の第一位は男性が肺ガン、女性は乳ガンだ。食事や喫煙の習慣を改めれば、この傾向は変わるだろう。運動不足の人が、火をよく通した赤身肉や動物性タンパク質、飽和脂肪酸などを大量に摂取することで発生しやすくなるガンもある〔大腸ガンなど〕。

実際、果物や野菜、繊維質の多い穀類、魚、植物性脂肪などの摂取を増やし、肉や牛乳、乳製品などによる動物性脂肪の摂取を減らすように食習慣を変えれば、多くのガンが予防可能である。ベータカロチンやビタミンC・E、亜鉛、セレンなどの抗酸化栄養素の摂取を増やせば、特定のガンにかかるリスクを減らせるという研究報告も多い。また、生の果物と野菜を多く摂り続ければ胃ガンにかかりにくくなることは間違いないようだ。にもかかわらず、おもな食品産業は生産主義パラダイムに埋没し、加工食品や動物性脂肪の多い食習慣を広げる方向に進んでいる。

## ◆世界的な糖尿病の増加

2型糖尿病の発症率は増加傾向にある。以前はインスリン非依存型糖尿病と呼ばれた2型糖尿病は、身体が膵臓でつくられたインスリンに対応できなくなる病気で、糖尿病の九〇％を占めている（以前にインスリン依存型と呼ばれていた1型糖尿病は、生存に不可欠なインスリンを膵臓がつくれなくなる病気である。子どもと思春期の青年に多かったが、いまでは成人になってからの発症が増えた）。2型糖尿病は今後も増加する見込みだ。WHOは、一九九七年に一億五〇〇〇万人であった患者数が、中国とインドの患者の急増によって、二〇二五年には三億人に倍増すると予測している。

糖尿病は先進国で死因の第四位を占めている。過度な体重と腹部の脂肪の増加が、2型糖尿病の発症と密接に関係しているという研究報告もある。糖尿病患者は、そうでない人と比べて、心臓血管疾患を発症するリスクが二～四倍も高い。また、糖尿病と高血圧の両方をかかえる人が脳梗塞に見舞われるリスクは、高血圧だけの人の二倍だ。

二〇〇〇年に、インドには三二七〇万人、中国には二二六〇万人、アメリカには一五三〇万人の糖尿病患者がいた。成人の糖尿病の罹患率が高かったのは、パプアニューギニア(一五・五%)、モーリシャス(一五%)、バーレーン(一四・八%)、メキシコ(一四・二%)、トリニダード・トバゴ(一四・一%)の五カ国だった。共通点の少ない五カ国で同時期にこうした傾向が現れた背景には、伝統的な食生活からの変化と、活動的なライフスタイルからデスクワーク中心の生活への変化がある。

二〇二五年の糖尿病の罹患率は、アフリカと地中海東部、中東、南アジアで三倍に、中南米と北米、西太平洋州で二倍に、ヨーロッパで二倍近くになると予測されている。インドでは、都市部の罹患率が農村部よりも圧倒的に高い。たとえばチェンナイ(マドラス)の都市部では、一九八八~九四年に四〇%も増加した。都市部では、わずか一〇年間で2型糖尿病が劇的に増えている。タイでも都市部の女性に増え、農村部では男性の罹患率が高い。

## ◆見のがせない感染症の影響

非伝染性の病気への注目は非常に重要だが、食の安全や食が引き起こす感染症、およびその他の伝染性の病気は、いまも食べ物と公衆衛生に関する政策の最重要課題である。食品加工の基準が不十分であることに対する消費者キャンペーンやメディアの意識の高まりが、この課題が重視され続ける一因となっている。食べ物に関するリスクには以下のものがあげられる。

①家畜用医薬品と残留農薬
②食品添加物
③病原体（病気の原因となるバクテリア、ウィルス、寄生虫、菌類とその毒など）
④重金属などの環境有害物質（鉛、水銀など）
⑤ダイオキシンなどの残留性有機汚染物質
⑥ＢＳＥの原因物質であるプリオンなどの特殊な媒介物

とくに企業は、食の安全に対する人びとの意識の高まりに対応を迫られている。トレーサビリティを確立する新たな制度が整えられたことで、企業は法的責任や賠償責任を問われないように、問題の食材の出処を特定できるようになった。食品会社は健康の番人であるかのように振る舞うことに熱心である。食品の安全に対する関心は裕福な国々において高い一方で、感染症に対する負担は途上国で圧倒的に大きい。途上国では、下水、住宅、水道、食品管理システムなどのインフラへの投資が圧倒的に少ないためである。『世界健康報告』の二〇〇二年版によれば、途上国では上下水道の未整備が、低体重、安全でないセックス、高血圧に次いで、四番目の健康リスクとなっている。

食料輸出を増やしている途上国では、裕福な国々に輸出する食品に国内市場向けの食品よりも厳しい基準が適用されるという、二重構造が存在する場合も多い。こうした厳しい基準は、外国向けだけでなく国内市場にも浸透していくことが望ましい。

環境がもたらす健康へのリスクは、世界全体で深刻な問題となっている。欧米では毎年三〇％の人びとが食中毒を起こし、一九九〇年代には、死者を出したO-157大腸菌など新種のバクテリアへの対応が新たな政策課題となった。アメリカでは、毎年七六〇〇万人が食中毒にかかっている。そのうち三二万五〇〇〇人が入院し、五〇〇〇人が死亡した。WHOの推計によると、世界では毎年二一〇万人の子どもが汚染された水や食べ物による下痢で死亡しており、食が引き起こす感染症は毎年何十億件も発生している。

## ◆食の不安の拡大

先進工業国では、工学的技術の大きな進歩によって公衆衛生の分野で劇的な改善がもたらされた（第3章で詳述）。地方自治体による試験所や訓練所の設置、食品の梱包や殺菌など、効果的な監視システムと衛生的な事業運営に投資が行われている。食品の取り扱いと管理については、衛生面で問題ある場所を予測して予防する「危害分析及び重要管理点（HACCP）」が導入された。HACCPは、生産プロセスを逐一追跡して、文書による記録の作成を奨励している。これは、ミスを未然に防ぐために重要だとされる。

にもかかわらず、食品の供給プロセスが複雑化し、生産と流通や外食産業の規模が拡大したことから、食品汚染による問題が生じやすくなっている。大量生産システムにおいて食品の安全が損なわれると、汚染と病原体は広範囲に拡散するからである。たとえば、一九九四年にアメリカで発生したサルモネラ菌中毒では二二万四〇〇〇人が被害を受けたとされる。イギリスでは八〇年代末に致死率が三〇％とされるリステリア菌による中毒で、「クックチル方式」（オーブンで温めるだけの加熱調理済み冷凍食品）に対する信用が失墜した。

そして、農産物や食品の国際貿易と国際協定によって、食の安全の問題はますます注目されるようになる。ＷＨＯの事務局長は、食品の国際規格を設定するコーデックス委員会で行なった食の安全に関する講演で、「世界の食料供給のグローバル化は、公衆衛生上の問題をもグローバル化する結果をもたらした」と述べている。

また、多くの国々で、肉類と肉加工品を汚染するサルモネラ菌中毒やカンピロバクター感染症（カンピロバクター菌はおもに家畜・家禽に存在し、人間に感染すると発熱・嘔吐・腹痛・下痢などが起きる。一九八二年に食中毒原因菌に指定され、日本では九七年以降に感染例が増えている）の発生が八〇年代以降に急増した。デンマークやスウェーデンなど、サルモネラ菌を保菌している家畜群に対する検査方針が厳格である国々でさえ、飼料の汚染などによる中毒の発生が続いている。デンマークでカンピロバクター菌を保菌している家畜群の割合は、九八年当時で四七・一％と半分近い。

旧西ドイツでは、サルモネラの血清型（S.Enteridis）の感染例は、一九六三年に一〇万人に一一名の割合だったが、九〇年には一〇万人に一九三名にまで増加した。イギリスのイングランド地方とウェールズ地方では、同じ型のサルモネラ菌の中毒例は、公式に報告された数で八二年に一万四二五三件だったが、二〇〇〇年には八万六五二八件にまで増えている。幸い死亡者は比較的少なくてすんだが、合計で何百万日にも相当する労働が失われた。

このような食の安全にかかわる事件は大きな政治問題を引き起こし、企業に存続の危機をもたらしている。政府は攻撃され、多くの国で食の安全に責任をもつ機関が新設された。

しかし、自然が残した隙間を埋めるように、バクテリアは新種に進化する。実際、科学が現存の種と戦う手段を開発している傍らで、次々と新種のバクテリアが生まれている。二〇世紀後半に起きた食品技術の革新がもたらした新たな加工法や流通システムは、バクテリアを進化させるとともに、新たに生じた隙間にバクテリアが進出するチャンスをもたらしているのだ。

先進国では食中毒の健康への影響は小さいが、経済コストは膨大な額になる場合もある。アメリカでの試算によれば、おもな病原体が引き起こす病気によって、医療費と失われた生産性の合計は毎年最大で三五〇億ドル（約三兆八五〇〇億円）に達するという。[6]



## ◆所得の不平等と栄養不良の拡大

一九九〇年代には、グローバル化がすべての人に富をもたらすという誇大宣伝が、企業によって行われた。しかし、その後、国連などによる一連の報告書によって、富がどれだけ増大したとしても、分配が公正に行われるとは限らないという認識が世界に広まっていく。グローバル化に関しては、「半世紀にわたってグローバル化が加速されてきたが、地球上から貧困はなくならなかった。絶望的な貧困が人口に占める割合こそ一九六〇年以降に減ったが、貧困に苦しむ人びとの絶対数は増えている」という見解も示されている(7)。

健康の危機という面でも、新たなグローバルな階級構造が生まれた。食に関連する病気は、社会・経済的に貧しい人びとの間でもっとも多く発生している。彼らは、飢えるか早死にするか、栄養不良か肥満および変性疾患になるかの悪循環から抜け出せない。この悪循環は、平等に食料を供給できれば断ち切ることが可能となる。社会・経済・環境・気候の諸条件が極端に厳しいインドであっても、健康を支える適切な量の食べ物が国民に行き渡っていない原因は、カースト制度や政治・経済政策など社会的なものである。

現在、二〇年前よりも多くの人口が貧困状態にある。一日一ドル以下の所得で暮らしている人びとは、世界人口の五分の一に相当する一三億人にも及ぶ。二〇一五年には、国際的な貧困線を下回る人口は一九億人に達すると予測されている。貧しい人びとのほとんどが南アジアと東アジアに暮らしているが、貧困人口がもっとも速いペースで拡大しているのはサハラ以南のアフリカだ。

ただし、貧困が存在するのは途上国に限った現象ではない。女性や子ども、高齢者が貧困に陥るリスクは非常に高い。貧困者の健康は、安全でない食品、大気と水の汚染や事故などのリスクにもさらされている。今日、巨大な都心部に居住する人口は二五億人と、世界人口の四五%を占めており、その数は二〇二五年までに六一%も増加するという。

国連開発計画（ＵＮＤＰ）が毎年発行している『人間開発報告書』の一九九九年版によれば、世界でもっとも裕福な二〇％で世界の国内総生産（ＧＤＰ）の八六％を占めており、もっとも貧しい二〇％の分け前は一％にすぎない。世界のもっとも裕福な二〇〇人の資産は、二〇世紀最後の四年間で倍増した。世界でもっとも裕福な三人の資産は、六億人が住む世界のすべての後発開発途上国の国民総生産（ＧＮＰ）の総額よりも大きい。世界の三五八人の大金持ちの資産の合計は、世界の貧しい四五％（約二三億人）の所得合計と等しい。

所得の格差も拡大している。一九六〇年には、豊かな国に住む世界の所得上位二〇％の所得額は貧しい国に住む所得下位二〇％の三〇倍だったが、九七年には七四倍になった。その結果、九九年版の『人間開発報告書』は、グローバルなガバナンスのルールを強化する必要を説いている。たとえば、多国籍企業に労働基準の遵守、公正な貿易、環境保全などを実施させる原則の確立などである。

さらに、『人間開発報告書』の二〇〇三年版によると、一九九〇年代には五〇カ国で生活水準が低下した。世界のもっとも裕福な一％である約六〇〇〇万人が、もっとも貧しい五七％の所得合計と同額を得ており、アメリカの二五〇〇万人のお金持ちは、世界のもっとも貧しい二〇億人と同じ所得を得ているという。

こうした不平等に正面から取り組むために、ＵＮＤＰの調査結果をふまえて、国連のミレニアム開発目標が、二〇一五年を達成期限として策定された。それは、①極度の貧困と飢餓の根絶、②世界のすべての子どもが初等教育を受けられるようにする、③ジェンダーの平等の推進と女性の地位向上、④幼児死亡率の低減、⑤妊産婦の健康の増進、⑥HIV／エイズ、マラリア、その他の病気の蔓延防止、⑦環境の持続可能性の確保、⑧開発のためのグローバル・パートナーシップの推進である。このうち①、③～⑦が食に関係している。

こうした目標は重視されなければならない。主流の政策を支持する層にとっては受け入れがたいだろうが、富裕層から貧困層に富を再分配する確実な政策が実施されないかぎり、不平等はまったく解消されないという批判は根強い。また、貧しい社会における格差も拡大している。都市の豊かな者は、脂肪と砂糖、塩を多く含む輸入加工食品の誘惑に惑わされる可能性が高い。他方で都市の貧困者は、彼らの所得で買えるものしか食べられないため、ビタミンやミネラルの不足に苦しむ場合が多い。

ユニセフ（国連児童基金）は一九九〇年代の終わりに、毎年、栄養不良によって五歳以下の子どもが六〇〇万人以上も死亡していることを明らかにした。しかも、世界の五歳以下の子どもの二五％以上が低体重である。南米とサハラ以南アフリカでは、栄養不良の子どもの割合が増えている。子どもの場合、軽度の栄養不良であっても死亡のリスクは一気に高くなる。毎年二二〇万人の子どもたちが下痢による脱水症状で死亡している。栄養不良の子どもたちは、生涯治らない障がいをかかえたり、免疫力が低下して感染症にかかったりしやすい。加えて、栄養素とカロリーの不足によって、認知機能の障がいに苦しめられている。

ユニセフの推計によると、発育不良の子どもの数がもっとも多いのは南アジアであり、サハラ以南アフリカが続く。南アジアの国々では、五歳以下の子どもの二五％以上が中度あるいは極度の発育不良であり、三・三％以上が中度あるいは極度の低体重である。

さらに、ユニセフによれば、予防可能な胎児の脳障害の最大の原因はヨウ素の不足である。一九九〇年代末には、世界全体で一一〇〇万人の成人がクレチン病（甲状腺機能低下症。身体の成長と精神の発達に影響が出る）に苦しみ、七億六〇〇〇万人が甲状腺腫（あごの下にある甲状腺にできるしこり。バセドウ病や悪性腫瘍（ガン）の場合もある）を患っているという。すべての食塩にヨウ素の添加を進めている世界規模のキャンペーンによって、こうした人数は減っていくだろう。実際、二〇〇二年には、ヨウ素が添加された食塩しか販売していない国の割合は二〇％から七二％に増加した。とはいえ、全世帯の半分以下しかヨウ素入り食塩を使用していない国が三二カ国もある（一方で、食塩の摂取自体が高血圧の危険要因であるとして、摂取の制限が勧告されている）。

なお、このようなヨウ素の摂取を増やすキャンペーンの成功は、稀なケースである。成功した理由は、おそらく食品産業の利益を脅かさなかったからだろう。

## ◆食料安全保障の意味

公共政策では、「食料安全保障」という言葉は、世界の栄養不足人口を減らすための新たな食料システムを想起させることが多い。一九九六年に開催された世界食料サミットでは、食料安全保障とは、個人、世帯、国家、広域圏、世界全体の各レベルにおいて、「すべての人がいつでも、活動的で健康な生活を送るうえでの必要を満たし、好みに応じた量的に十分かつ安全で栄養価が高い食料を得られる状態」と定義された。

ＷＨＯとＦＡＯが新たな国連のもとに創設された一九四〇年代には、すべての大陸と国家において食料供給の拡大が優先的な政策課題だった。七四年の世界食糧会議の時点でも、こうしたマクロ的な考え方が中心を占めていた。この会議の後、食料安全保障に関する調査が急増し、八〇年代には、個人と世帯のレベルにおける食料安全保障の改善に焦点があてられるようになる。そこで取り上げられたのは、次の四点である。

①活動的で健康な生活を送るために十分な食料

②食料へのアクセスと、食料を生産、購入、または交換する権利

③脆弱性、リスク、保険をバランスさせるという意味での安全保障

④長期的、一時的、あるいは周期的に食料不安の発生する時期とその変動

一九八〇年代の終わりにスーダンで食料安全保障問題にかかわった後、この研究を主導したＳ・マックスウェルは、こう主張している。

「食料安全保障は、貧困者と弱者、なかでも女性と子ども、および辺境の地に住む人びとが、必要な食料を得られる状態にあるときに確保される。公平な成長によってこうした人びとが持続可能な

生活を送れるようになったとき、達成される。さらに、食料安全保障の確保には、食料システムの効率的かつ公平な機能が必要不可欠である[8]」

ＮＧＯは、価値観をより前面に出す。たとえば、カナダ世界食料デー連合による食料安全保障の原則は以下のようなものである。

①食料の生産・分配の方法と手段が、自然のプロセスを尊重する持続可能なものである。
②食料の生産と消費が、公正かつ公平で、道徳的かつ倫理的な社会的価値に基づいている。
③食料を得る能力が確保されている。
④食料が栄養面で適切であり、個人的そして文化的に受け入れられるものである。
⑤食料の入手方法が人間の尊厳を守るものである。

一九九〇年代になると、北でも南でも、食料安全保障の意味に関して共通の認識が生まれる。いまでは、単に量的に十分であるだけではなく、適切な食料の供給がもっとも重要であるということが理解されるようになった。当初は適切な栄養摂取が強調されていたが、現在では生態学の視点が加わっている。

Ｇ８会合で焦点となった国際的な債務削減の試みは、緑の革命などの大規模な食料増産計画に対する懸念を出発点にしている。開発経済学者は、世帯支出を調査して、購入した食品のカロリー量を貧困のおもな指標とし、世界銀行は、各国の貧困の分布状態を知るために食料安全保障の分析を利用した。栄養学者や飢餓救援機関は、世界各地で発生する食料危機の予測方法を改良し、影響を最小化するための措置を講じた。そして、ますます活発化している開発協力NGOは、権力の偏りが食料不安を引き起こす要因となっていることを明らかにし、地域住民が自分たちで食料問題を解決できるように、住民の地位を向上させる戦略を開発してきた。こうした人びとにとって、食料安全保障は目的であり、単なる分析のための道具ではない。

## ◆欧米における食の貧困

食の貧困がもたらす公衆衛生上の懸念の多くは、途上国に対するものである。しかし、食の貧困の影響は、先進国においても深刻であると認識しなければならない。グローバル化時代のいま、各国間および各国内で社会の階層化が進んでいる。こうした階層化は、新自由主義の政策を実施してきたイギリスやアメリカでとくに顕著である。

事実、EUの食料と健康の政策に関するある調査によると、食の貧困に苦しむ人びとは、一九七九～九七年の保守政権のもとで所得と健康の格差が拡大したイギリスにおいては、他のEU諸国よりも突出して多い。平均所得の半分以下しか得られない人びとの数が増え、下位一〇％の人びとの所得は減少し、社会階層による健康の格差も開いてきている。これは、第二次世界大戦後に実施され、格差を縮小させたケインズ主義の社会民主主義政策とはまったく逆の結果である。

イギリスでは、社会経済的に低い階層の間で、早産や出生時低体重の割合が高くなり、成人の心臓病、脳梗塞、特定のガンの罹患率が増えている。哺乳瓶による授乳、喫煙、運動不足、肥満、高血圧、貧しい食生活といった危険要因が、こうした階層では非常に多い。彼らは伝統的に、肉製品、成分無調整乳、脂肪、砂糖、ジャム、ジャガイモ、穀類などから安価にエネルギーを摂取している。野菜、果物、全粒粉のパンなどはあまり食べていない。

カルシウムや鉄分、マグネシウム、葉酸〔ビタミンB群の一種で、プテロイルグルタミン酸とも呼ばれる水溶性ビタミン〕、ビタミンCなどの基礎栄養をよく摂取しているのは、社会経済的に高い階層である。スキムミルクや全粒粉のパン、果物、さまざまな低脂肪食品など、より健康的な食品の市場は、こうした人びとの大きな購入力によって、生み出されている。

アメリカでも、飢餓は何十年もの間、大きな問題であり続けたし、一九九〇年代になってから増加している。当時の国税調査局の推計によると、アメリカの世帯人口の一一〇〇万人が「食料不安」の状態にあり、さらに二三〇〇万人が「飢餓のリスクを有する」状態にあった。同時期に実施された他の調査でも、一二歳以下の子どものうち少なくとも四〇〇万人が飢えており、さらに九六〇万人が一年のうち一カ月以上の間、飢餓のリスクに直面していた。

## ◆健康を支える食料を得る権利

本章では、食に関連する健康問題について、その骨格を描写した。半世紀以上にわたって疫学の専門家は、食べ物と病気の発症傾向とを関連付け、病気の発生や抑制に果たしている食の役割について多くの事実と数値を示し、議論を喚起してきた。その多くは、非常に重要な問題提起である。政策立案者にとって、食に起因する病気が生産主義パラダイムと密接に関係しているということは、受け入れがたい事実である。このパラダイムは、人びとのために十分な食料の生産を目標としてきたが、逆に、もっぱら経済発展という名目のために病気の原因がばら撒かれてきた。

公衆衛生(保健)にとっての教訓は明らかである。食が不適切あるいは不十分であれば、人びとは病気になるのだ。人の健康にかかわる要素として、食はもっとも変更可能であり、政策的な介入の必要性は明らかである。にもかかわらず、公共政策が実施したのは食品表示や健康教育に限られてきた。食品供給業界は、心臓病やガン、肥満、その他の食に起因する変性疾患の原因物質を合法的に生産し続けている。

政策の課題は、過少消費と供給不足という生産主義パラダイム的なテーマから、特定の栄養素の過剰供給や過剰なマーケティングと誤った食習慣との関係に焦点をあてるように変更されるべきである。同時に、各国内および各国間の関係にも光をあてなければならない。歴史的には、健康を増進する方法として、市民教育に焦点がしぼられすぎてきた。

食と健康に関するメッセージが発せられるのは良いことだが、そのデータと波及効果が持続的に効果を発揮していない。裕福な国々で冠状動脈性疾患による死亡率は減少したが、世界的には減少していない。また、欧米の健康教育が世界全体に適用可能であるとは限らない。食品供給業界の構造自体が変革されねばならず、より広範かつ健康に配慮した目標設定がなされねばならない。

豊かな国々でさえ、食がもたらした諸問題に対して公正な解決策を導き出すのに苦労している。世界人口の大半が暮らす途上国において、資金も医療設備も乏しいなかで解決策を探すのはもっとむずかしい。食料政策におけるもっとも困難だが重要な課題は、食への権利という概念の強化である。一九四八年の世界人権宣言は、すべての人の健康を支える食料を得る権利を強く主張したが、二一世紀になったいまも、この権利は十分に満たされていない。人類全体のためにも、いまこそ、この権利の要求をもっと力強く押し出していかねばならない。

（1）WHO & FAo, 'Diet, Nutrition and the Prevention of Chronic Diseases', Technical Report Series 916, Geneva : World Health Organization and Rome : Food and Agriculture Organization, 2003.
（2）WHO, *Draft Global Strategy on Diet Physical Activity and Health*, Geneva : World Health Organization, 2003. http://www.who.int/hpr/gs.strategy. document WHO, *World Health Report 2002*, Geneva : World Health Organization, 2002..
（3）Schlosser, E., *Fast Food Nation : the Dark Side of the All-American Meal*, NewYork : HarperCollins, 2001. エリック・シュローサー著、楡井浩一訳『ファストフードが世界を食いつくす』草思社、二〇〇一年。
（4）Nestle, M., *Food Politics*, Berkeley CA : University of California Press, 2002. マリオン・ネスル著、三宅真季子・鈴木真理子訳『フード・ポリティクス』新曜社、二〇〇五年。
（5）WHO and FAO, *Diet, Nutrition and the Prevention of Chronic Diseases. Technical Report Series 916*, Geneva :

World Health Organization and Rome : Food and Agriculture Organization, 2003.

(6) WHO, *Food safety and Foodborne illness,* WHO Information Fact Sheet 237, Geneva : World Health Organization, January, 2002.

(7) Scholte, J.A., *Globalization : a critical introduction,* London : HarperCollins, 2000.

(8) Maxwell, S., 'National food security planning : first thoughts from Sudan', Peper presented to Workshop on Food Security in the Sudan, 3-5, October, Falmer : University of Sussex Institute of Development Studies, 1988.

# 第3章

# 食がもたらす病気へのこれまでの対応

## ◆健康増進と公共政策

国家の食料政策に栄養学の視点が取り入れられるまでに、多くの時間が費やされた。科学は進歩したが、二〇世紀になっても、公衆衛生（保健）に食が果たす役割についての理解は、戦争や社会の激変が続いたためになかなか広まらなかった（一般的には「公衆衛生」が定訳だが、本書では「保健」という広い概念で使われている。「公衆保健」という用語はないので「公衆衛生（保健）」とし、「公衆衛生」で通じるところは、そのままにした）。

現在、栄養学には二つの潮流がある。一つは貧困削減などの社会的目標の達成を重視し、もう一つは生化学的なメカニズムを重視している。栄養と健康について現在論争となっているのは、公共政策と企業戦略において個人と国民全体のどちらを重視すべきか、という問題である。

食に関連した病気の科学的根拠に、政府がまったく無知であったわけではない。実際、各国の厚生省は、統計調査による根拠探しに協力したり、学際的な調査に資金を拠出したりしてきている。しかし、多くの場合、政策面での動きは鈍く、提言書は棚の奥で埃をかぶって忘れ去られた。

生産主義パラダイムを支える政府組織は、生産にかかわる省庁、つまり厚生省ではなく農業省に支配されてきた。そのため、証拠は山積しているのに、健康増進のために国家が食料供給に介入することはほとんどなかった。形式上は病気と健康の問題に対処するための国際的な栄養政策の実施が公約されていたが、実現していない。

私たちは、健康は単なる個人の選択の結果ではなく、より広い社会的なプロセスを反映するものであると考えている。個人が健康を増進するための選択ができるような基盤をつくるには、包括的な公共政策が必要だ。しかし、今日まで、個人のみが政策の対象とされてきた。通常、個人が自己を抑制し、食の制限とバランスに注意すべきだと強調されてきたのである。

## ◆変化する健康の概念

今日の公衆衛生(保健)の概念は、一九世紀の工業化がもたらした健康問題への対応として欧米でつくられたものである。急速に豊かになり、機械化が進んだ欧米諸国では、その陰で、病気と貧困がそれまでにない規模に拡大していく。

社会改革を訴える新たな世代は、病気によって被害を受けるのは患者だけでなく社会全体であると主張した。ビクトリア時代のイギリスでは、このような認識が広まった結果として、新たな公衆衛生についての取り組みが徐々に受け入れられていく。一八四八年には、医療関係者によってではなく、エドウィン・チャドウィックなどの公務員が中心となって、公衆衛生法が法制化された。とはいえ、その実施までには、数多くの障害と格闘していかねばならなかった[1]。

鉄道が発達して、中産階級は働く場である薄汚れた都心から離れて暮らせるようになったが、病気からは逃れられない。いたるところに存在する病気や汚染を封じ込めるために、投資や予防措置がようやく取られるようになる。道路は舗装され、下水管が敷設され、住宅や水道、食料の供給に関する基準は数十年間に徐々に改善されたが、矛盾も生じた。汚染(工業化と人間によるもの)は居住地域からは一掃されたものの、代わりに海や遠方の土地を汚染し続けたのである。

このような公衆衛生に対する巨額な投資は、国家がそれによって多くの人びとの健康状態が改善されることを認識した結果として実現した面がある。この技術的な解決策は公衆衛生の古典的な考えに基づいており、富裕層にも貧困層にも実施された「道徳的」な政策の一環であった。

しかし、現在は、私たちが健康の「消費者」となることで、健康の選択肢を自ら選ぶ(または選ばない)という個人主義的な考え方が一般化している。このような考え方は、一九七〇年代から八〇年代にかけて欧米民主主義国で支配的となった新自由主義の経済学によって正当化されて広まった。この新たな主流派は、健康への政策介入を減らし、価格と市場メカニズムに委ねればサービスがより効率的になるとして、健康の問題を民間の保険会社に任せるべきだと提案してきた。

## ◆変化する公衆衛生(保健)の概念

かつてイギリスの主席医務官は、公衆衛生の実践を「社会の組織化された努力を通じて病気の予防、延命、健康増進を行う科学であり、技術である」と定義した。公衆衛生についての定義の多くが、健康は個人ではなく社会の問題であり、病気にかかったり予防したりする確率は社会環境と自然環境によって決まるという考えに基づいている。私たちは、健康に対して大きく異なるアプローチと問題解決方法をとる「新しい公衆衛生」について、従来の公衆衛生とは明確に区別する。[2]

実際には一九一一年から使われてきた「新しい公衆衛生」という概念は、ライフスタイルと生活条件が健康状態に与える影響についての近代的分析に基づいている。この考え方では、健康的なライフスタイルや健康を増進させる環境の整備によって、健康を維持・増進する政策、プログラム、サービスに予算をつける必要性が強調される。

健康に関する議論でも質的な変化が生じている。オゾン層破壊、大気・水質汚染、地球温暖化など、健康への影響が大きく、原因や解決策に単純なモデルが存在しない地球環境問題が顕在化するにしたがい、「エコロジー的な公衆衛生」という概念が生まれてきた。それは、健康と持続可能な開発の両立を強調し、経済的・環境的な健康の決定要因に注目して、最適レベルの公衆衛生と持続可能な資源利用を両立する方向に投資を振り向けさせようとしている。

ＷＨＯは一九九八年、「健康状態を決定づけるライフスタイルと生活条件」に注目する「新しい公衆衛生」のあり方を提案した。その実現のために、「健康的なライフスタイルを維持・増進する環境の整備によって、健康を強化する政策、プログラム、サービスに十分に予算をつけて投資する」必要があると主張している。最近出された定義には、以下の要求が盛り込まれた。

「とくに高齢者や障がい者に対しては、環境的な改善と適切な治療的介入による個人の予防策を組み合わせるアプローチが求められる。（中略）犠牲者に責任を負わせるという〝わな〟にはまってはならない。現代の健康問題の多くが、単なる個人の問題というよりは社会の問題であることを認識すべきである。根幹をなすのは、具体的な地方と国家の政策であり、問題解決に必要なのは健康を促進・支援するさまざまな分野における「健全な公共政策」なのである」(3)

それに対して、私たちが提唱するエコロジー的な公衆衛生の概念では、不健康なライフスタイルが社会的・環境的な要因に影響を受けていることを強調しており、健康と教育だけでなく、栄養学にも社会的な投資を行うことを重視している。公衆衛生では、病気の症状よりも、その原因と健康を増進する要因に注目しなければならない。新しいエコロジー的な公衆衛生の基本精神は、治療よりも予防、しかも社会的要因だけでなく環境的要因にも配慮した予防にある。これは、食料供給業界に対して大きな変化を迫るものだ。

## ◆栄養学の先駆者――一〇〇年にわたる戦争

栄養政策は、公衆衛生政策のなかでも政策上の優先順位が低かった。そうしたなかで、ジェームズ・リンド博士は、近代栄養学に科学的根拠を与えたことで高い評価を得ている。

かつて貿易は、船の乗組員の健康に依存していたため、乗組員すべてに広がる壊血病〔ビタミンC欠乏症。出血しやすくなったり、傷の治りが遅くなったり、感染症にかかりやすくなったりする。全身の倦怠感、体重の減少、鬱のような症状が起きることもある〕の存在はたいへんな脅威だった。リンド博士は一七五三年に最初の比較試験の結果を発表し、柑橘類を食事に取り入れることで壊血病は予防でき、治癒も可能だと結論付けた。この調査は、栄養科学が経済発展や軍隊の存亡にいかに貢献できるかを示した初期の事例である。

以来二世紀半が過ぎ、栄養学は幅広い領域にまたがる学問分野となった。その範囲は、社会栄養学（たとえばリスク群である社会層の研究）から、栄養疫学（食が病気に与える影響の研究）、生化学（栄養と身体の生化学的な相互反応の研究）、スポーツ栄養学や動物栄養学（生理的能力の最適化）、心理生理学（食の選択についての研究など）にまで及ぶ。

巨大な製薬産業や食品産業の研究資金が投入されているため、栄養学では生化学が支配的な地位を占め、研究者は食の分野で利益につながる健康増進効果を探求している。このような研究のさきがけは、必須アミノ酸の一つであるトリプトファンを人間は体内でつくることができず、食べ物から摂取しなければならないというフレデリック・ガウランド・ホプキンス卿による一九〇一年の発見である。この発見により、適切に食べ物を摂取しないかぎり、身体機能が損なわれる可能性があることがわかった。ホプキンス卿は、彼が「食のホルモン」と呼んだビタミン類の存在も証明した。ビタミン類のほとんどは一九三〇年代の終わりまでに発見されている。

二〇世紀をとおして、ある勢力が社会支配の道具として栄養学を活用しようとする一方で、他の勢力はこの学問で人間の潜在能力を開放しようとしてきた。栄養学の目的を、社会支配の道具とするのか民主主義とするのかという論争をめぐる緊張関係は、「上意下達」の科学か、人びとに向き合った科学かという対立でもあり、こうした対立の構造はいまなお食の世界に内在する。

一九世紀のアメリカの高名な栄養学者W・O・アトウォーターは、アメリカの食習慣を早くから批判していた。だが、彼の理論もまた、食料を肉体労働の燃料に見立てる機械的な考え方を追求したものである。彼は肉体労働者を重労働から軽作業まで段階付けし、タンパク質、脂質、でんぷん質のそれぞれについて、段階ごとに必要とされる栄養摂取量を計算した。

食が最低必要レベルで計算されるべきか、適切な必要レベルで計算されるべきかという議論は、政治色を帯びざるを得ない。一九三〇年代の恐慌時代、イギリスで賃金が下がり、社会福祉が崩壊したとき、イギリス医学会の委員会は、果敢にも国家の福祉政策はアトウォーターが考案したような食の必要最低量ではなく、「健康かつ作業能力」を維持する基準、つまり最低栄養量ではなく最適栄養量に基づくべきだと主張した。このような画期的な主張は、栄養学における社会ビジョン論争に光を当てたが、同時にこの主張は、食が燃料で労働が出力であるとする身体機械説に依拠した。このような機械的なモデルは、二〇世紀後半に生化学が登場して個人の選択を重視する議論が優勢となると、しだいに重視されなくなっていく。

### ◈食と栄養に関する、より洗練されたアプローチ

インドで陸軍軍医部の部長を務めていたロバート・マッカリソン卿は、イギリス軍の新兵たちの

悲惨な健康状態を見て栄養不足の影響に気づき、食料を単なる燃料とみなす考え方を疑問視した。この問題は、政府がボーア戦争〔南アフリカの植民地化をめぐるイギリスとオランダ系ボーア人との二度にわたる戦争（第一次＝一八八〇～八一年。第二次＝一八九九～一九〇二年）〕後に身体機能の低下に関する省庁間委員会を設置した際に大きく取り上げられる。

この委員会は、社会の「より健康な」構成員が確実により多くの子どもを産み、彼らを健康に育てないかぎり、人類は徹底的に虚弱化するだろうという優生学の主張に対応して設立された。その一九〇四年の報告書は、国益を前面に押し出し、とくに危機的な状況にある子どもたちの栄養状態を改善すべく、最適な食の普及を促している。

マッカリソン卿は、人びとの栄養状態は何段階にも分かれており、ビタミンは身体機能を改善するだけで特定の病気を予防するものではないと主張した。彼は、最適な栄養はより良い社会をつくるために不可欠な要素であり、農業と健康の間で潤滑油の働きをすると考えていたのだ。そして、教育が重要であり、科学は市民に情報を提供するものであって、市民を支配する道具ではないと主張した。

ＦＡＯの初代事務局長を務めたジョン・ボイド・オア卿など他の科学者は、構造的な要因をより重視した。彼は、当初は市場的な解決に傾斜していたが、しだいに国家が介入する必要性を確信するようになる。一九三〇年代には貧困に関する非常に重要な研究を実施し、所得の適正な分配が効果的な解決策であると結論づけた。それによると、一定の閾値を下回る所得では、人びとは栄養学的に適切な食生活を送れない。そして、当時のイギリスでは人口の半分が適切な食生活を送ることができていなかった。

この主張は、女性と家族の権利を擁護する活動家によって精力的に取り上げられる。彼らは、家庭で何を食べるかを決めているのは母親たちなのだから、食に関連した援助や教育は母親たちに施されるべきであると主張した。第二次世界大戦後は、女性が労働市場に進出し、可処分所得を得るようになったが、家庭で何を食べるかを決めていたのは依然として母親たちであったため、この主張はますます強力に支持される。

第二次世界大戦が終わるころには、欧米の公共政策では、所得が健康を左右するという考えは常識となる。だが、一九四五年に設立されたFAOは生産を重視し、翌年に設立されたWHOは健康を医療面からつくり出すという発想に閉じ込もっていた。

ボイド・オア卿が長い間、健康と農業を統合するための研究をリードし、一九四五年には世界中の科学者がこの二つを関連付けて考えるようになる。このような食料政策は、四三年にアメリカで開催された食料農業会議においても支持された。第二次世界大戦の間に深刻化した世界の栄養問題と農業問題(たとえば三〇年代にアメリカ中西部を襲った大砂塵やアメリカの大恐慌など)に対応するため、当時、農業部門と健康部門が協働する必要性が高まっていたからである。

ボイド・オア卿は、とくにアメリカ農家の生産能力を活用して食料の不足地域を養うというグローバルな解決策を提唱した。ただし、それは、住民参加と住民の主体性を基調とする現代では受け入れがたい古典的な「上意下達」の考え方である。その目標は平等主義であるとはいえ、基本的に上からの統制主義であり、北（先進国）からの視点によるものだった。

第二次世界大戦後は、このような量の過不足に基づく食料政策ヴィジョンは根拠を失った。その理由は三つあげられる。第一に、生産の質が変化したためである。第二に、すべての社会で裕福で肉体労働に従事しない人口が増加するのに伴い、ライフスタイルが急激に変化したためである。第三に、人びとが豊かになったことで、「毎日がご馳走」という状況が生まれたためである。

## ◈第二次世界大戦後の社会栄養学の進歩

近代疫学の食と健康に関する研究では、一九五〇年代のアンセル・キーズ教授により、食習慣が変性疾患の発症に大きく関係していることが明らかにされた。同教授の有名な七カ国の研究報告によると、循環器系統の病気にもっともかかりにくかったのは、〔ギリシャの〕クレタ島の住民である。地中海地域の食習慣は、北欧のたとえばフィンランドなどの飽和脂肪酸を大量に摂取する食習慣に比べて非常に健康的なことを裏付けるデータも示された。実際、地中海地域では食習慣だけでなく、社会条件も健全だった。

また、ヒュー・シンクレア博士は（基礎脂肪酸についての研究は公衆衛生栄養学の分野でほとんど注目されなかったが）一九九〇年に亡くなるまで、本書で展開されている考え方、つまり食と健康の関係を探るには食料供給プロセスを総合的に分析する必要があるという主張を続けていた。彼は、次のように主張している。

「私たちはいま、世界に立ちはだかる栄養問題が、他のどんな問題よりも緊急かつ深刻であると知っている。この問題は二つに大別できる。急増する世界人口に十分な食料を提供するという難題と、食品の加工と高度化によって豊かな国で起きている困難な問題である(4)」

こうした懸念の表明から数十年が経ったが、問題に対する戦略と政策は、いまだに違う方向を向いている。栄養学と科学的知見は一〇〇年前と比べて驚くほど高度化し、キーズ、シンクレア、トローウェル、バーキット、マッカリソンらが、食料供給プロセスと人口という両面で食と健康の政策についての実践的な思考を発展させてきた。彼らが設定した目標を達成するには、食料供給の大改革が必要であり、それは多くの非常に強大な産業の利害を脅かす。なぜなら、彼らの主張の根底には、命を育む栄養は国内および国際的に公正な食料分配と、良質な食料生産、そして優れた技術と教育を必要とする「社会的な薬」(社会政策ないし規制)であるという考え方があるからだ。

今日、社会栄養学はその長い歴史にもかかわらず、先端的科学とも良い職業の選択肢ともみなされていない。栄養学という学問分野は、いまや公共との接点を失い、製薬会社の利益追求に資する機械的(生化学的)な思考で健康の問題を扱う傾向が強い。栄養学はまさに、ライフサイエンス・パラダイムに取り込まれようとしている。

その結果、フード・ウォーズにおける社会的な役割を担っているのは、多くの場合、科学者や食物学者ではなくNGOや食料問題の活動家である。栄養学者は、個人的には「社会的な薬」の考え方を支持していても、多くの場合はそれを政策に反映させる人的ネットワークや政策立案能力をもたない。

## ◆公衆衛生戦略——対象は国民全体か「高リスク群」か？

ＷＨＯの一九四六年の設立憲章の定義によると、健康とは「肉体的・精神的・社会的に完全に健康な状態であり、単に病気でないことや衰弱していない状態ではない」。自分の体調が悪いときにそれがわからない人はいないが、自分が体調を崩すか身内の病気や死亡によって命の危機に気づかされないかぎりは、健康について考えたりしない。私たちは、自分が通常していることを継続できるときは、健康であると言う。しかし、公衆衛生政策にとっては、最適かつ永続的に国民が健康な状態をいかにつくりだすか、というのが課題なのである。

近年の健康戦略は、「高リスク群」の問題を強調するきらいがある。高リスク群とは、すでに健康な状態でないか、今後健康を損なう可能性が高い人びとを指す。他方で、高リスクをかかえる個人だけを対象とする政策は社会を分断する可能性がある。フィンランドやタイ、コスタリカなどの国々における心臓病の研究によって、国民全体の食習慣を改善すれば、一人ひとりの健康が増進されることが示された。国民全体を対象とする政策には、日常行動の多様性を維持したまま、すべての人

図3-1　健康な食習慣への移行モデル――世界人口の脂肪摂取を減少させるとしたら

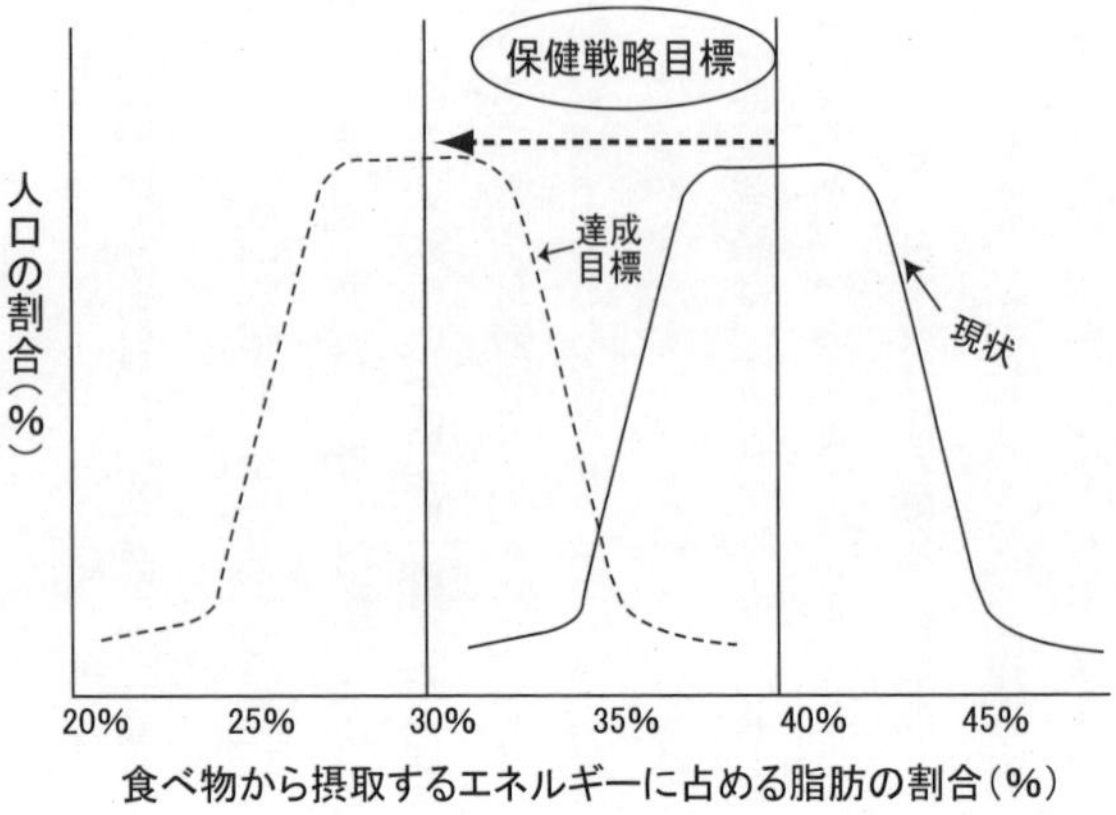


びとをより健康にする力があり、この政策によって国の健康の平均を良い方向に押し上げる効果がある（図3-1参照）。

国民全体を対象とする政策は、治療よりも予防が良いという医学的見解を病人にだけでなくすべての国民に採用している。したがって、疫学の専門家による健康と病気の傾向に関する洞察が重要となる。ジェフリー・ローズ教授は、高血圧の患者の症状が良くなるには、患者を他の人びとと区別せずに普通の人びとの延長線上に位置付け、健康と病気の両方を決定づける社会的要因に注目したほうがいいと主張した。公共政策は、個人が良好な状態を維持できるような社会構造の創出を目的にすべきなのである[5]。

## ◆食事指針と栄養目標

国際的な公衆衛生と栄養に関する政策対応は、いまのところ食事指針と栄養目標の設定にとどまっている。これらは、具体的には製品表示の指針づくりとともに、健康な食とは何かを人びとに勧告し、個人に変化を求める政策である。

食事指針は、一九八〇年代以降の各国の栄養政策の根拠とされている。それはメディアの報道を通じて国民の意識を向上するのに非常に有効であったかもしれないが、それ自体が何かをもたらすものではない。

近代の指針は、ノルウェーやスウェーデン、フィンランドが一九六八年に史上初の政府による食事指針を作成したのに端を発している。アメリカが七〇年、ニュージーランドが七一年にこれに続いた。北欧諸国を除くと、初期の指針は政府による作成ではなく、専門家団体が作成し、政府が承認したものである。

その後、ほとんどの先進国において、こうした食事指針はしだいに政府内で作成されるようになった。指針が一度つくられても、人口と食生活および科学的知識が常に変化し続けるため、その内容は再検討され続けねばならない。さらに、食事指針は、一部の企業にとって非常に大きな脅威となりうるものだった。たとえば、指針ではすべての人びとに砂糖の消費を減らすように求めており、砂糖産業や砂糖を大量に使用しているソフトドリンク業界、製菓産業にとっては受け入れがたい。だから指針は、たとえば、砂糖や乳製品、脂肪の商取引にかかわっている産業を怒らせた場合などは、激しいロビイングの対象になりやすい[6]。

今日では、各国の食事指針のあり方について一般的な合意が存在しており、各国ごとの違いはさほど大きくない。一般的に、このような指針が推奨しているのは、多種類の食べ物を摂取する、体重を一定範囲内に保つ、十分なでんぷん質と繊維質を摂る、砂糖・塩・脂肪（とくに飽和脂肪酸）・コレステロール・アルコールを摂りすぎない、などだ。ほかにも、禁煙や定期的な運動が強く推奨されるほか、通常、母乳による授乳と妊娠前の健康管理も推奨されている。

初期の食事指針は十分に周知されたが、当時の栄養学者は栄養欠乏症の改善を主眼としていた。他方で、先進国でつくられるようになった最近の指針は、栄養過多によって健康が害される可能性を指摘し、一定の抵抗を受けている。たとえば一九七〇年代に高脂肪食を問題視したことにより、食品加工業界の一部、なかでも脂肪と塩、砂糖の調達に携わる業界が、経済に悪影響が及ぶという懸念を表明した。

国民全体に対する食事指針は、カリフォルニア州で実施され他の国々にも広がった「一日五品目」キャンペーンなどの消費者向けキャンペーンに転用される場合も多い。これは、一日に五種類以上の野菜か果物を食べれば健康維持のためにバランスよく栄養を摂取できると推奨するキャンペーンである（デンマークでは「一日六品目」、地中海の食文化を生んだギリシャでは「一日九品目」だ）。

## ◈アメリカにおける食事指針をめぐる戦い

一九七七年に発行された『アメリカの栄養目標量』の初版は、食事指針がどれほどの論争を巻き起こしうるのかを示す格好の事例であり、「革命的な文書」であるとされてきた。アメリカの食生活から脂肪と塩、コレステロールを減らす目標値を設定したこの文書は、抗議の嵐に見舞われ、専門家の意見を二分する(動脈硬化の主要な専門家は同意していた)。この文書は、未熟、調査不十分、政治的すぎる、予断が多すぎる、信用できない、禁欲的、温情主義的、「栄養学の崩壊」を招くなど、さまざまに批判された。その結果、同年末に発表された第二版には、前文に以下のただし書きが加えられた。

「食生活の変化がもたらす影響の程度については論争が続いており、現時点では食生活の変化で心臓病やガンなどの命にかかわる特定の病気にかかりにくくなるという科学的な保証はない」

それは政府の公式文書ではなかったが、配布が続けられ、食料と健康に関する国レベル(および国際レベル)の指針の必要性を国民と専門家に訴え続けた。アメリカの消費者は初めて、量の面(どれだけ食べるか)と質の面(何を食べるか)から食の選択を求められたのである。一九八〇年代の初頭には、農務省と保健教育福祉省(当時)によって『栄養とあなたの健康――アメリカ人のための食事指針』が発行され、アメリカの栄養勧告は公式に信頼性を付与される。この食事指針は現在、五年に一度改訂されている。

アメリカの食料供給業界の大部分は、食事指針の受け入れに消極的だった。たとえば農務省は「動物由来の食品の消費を中心とした」食生活を推奨し続けたし、食肉と乳製品の生産者もロビイングを続けた。一九九二年に改訂された指針『アメリカの食事指針ピラミッド』は、肉類の摂取を減らすることを奨励したが、民間企業は公衆衛生局のこの指針を葬るためにかなりの労力を割いた。

イギリスでも、ほとんど同じような戦いがあったことが記録されている。一九八〇年代～九〇年代は、食品産業界が食事指針を通じた健康教育を止めさせようと試みた期間である。

北欧諸国においてでさえ、より進歩的で統合的な栄養政策があるにもかかわらず、食事勧告に対する産業界の抵抗は激しく、たとえばノルウェーでは七六年に採択された食生活と栄養に関する政策(以下「栄養政策」)が実施段階で減速を余儀なくされた。この栄養政策は、農業、漁業、消費者、貿易のバランスと、教育と研究のバランスを考慮した、統合的なものである。当初は、乳製品と食肉の業界がこの栄養政策を採択させないために、牛乳やバター、その他の乳製品は心臓病の危険要因ではないとする「専門家による証拠」を突きつけて抵抗したが、栄養政策は続けられた。

すべての食品産業が食事指針によって脅かされているわけではなく、実際には何十億ドルもの規模の「健康な食品」の市場がつくられたことを歓迎している企業もある。しかし、これら企業のビジネスは、個人主義化された健康概念を前提とし、それに焦点をしぼっていることもまた事実である。製品の選択肢が増えすぎて消費者が適切な選択ができなくなっているために健康教育はほとんど役に立たない、と考えている新しい世代の健康活動家にとって、食事指針は大切な運動の集結点である。

## ◈欧米の食は健康によくないという証拠

一九八〇年代の終わりには、ネヴィン・スクリムショー教授など著名な栄養学の論客が、「何年もの論争を経て、健康を促進すると思われる栄養目標量に関する見解は驚くほどの一致をみた」と結論付けた。栄養と公衆衛生に関する一般的な「合意」は、以下の文章に要約されている[7]。

①過去半世紀の間に、欧米の食生活はバランスを欠くものとなった。現在、欧米の食は概して脂肪、とくに固体脂肪や飽和脂肪酸が過多である。砂糖と塩も多すぎ、繊維質が不足している。

②健康的な食生活とは、野菜、果物、パン、穀物（全粒粉が望ましい）その他のでんぷん質が豊富なものであり、魚と適度な量の赤身肉、低脂肪乳製品を含んでもよい。

③心筋梗塞のリスクを減らすのに最適な食習慣は、肥満や糖尿病、一般的なガン、その他の欧米に多い病気の予防にも最適である。そうした食習慣は、すべての人びとの健康を増進する。

しかし、公共政策のレベルで合意が生まれているとしても、科学の論争は終わっていない。たとえば、食事指針では脂肪の多量摂取は欧米の食生活の悪習であるという理由で改善の対象だが、一部の科学者は、食事から摂取する脂肪と脂肪過多症やその他の一切の健康問題とが関係しているという証拠はないと主張している。適切な低脂肪食として推奨されている穀類も、血糖値を上昇させるため、エネルギー過多の体内環境でかなりのマイナス要因となる可能性があるという主張もある。

マリオン・ネスレ教授は、アメリカの農業が生産する脂肪量は多すぎるが、生産されたからには何らかの形で消費者の喉を通過することになると述べている。つまり、消費者が脂肪の摂取を減らそうと決意しても、加工食品や外食で、あるいは普通に生活しているだけで、隠れたルートから体内に脂肪が供給されてしまうのである。食品加工産業は「低脂肪」製品を発明するかもしれないが、隠れた脂肪を多量に含んだ他の食品が減るわけではない[8]。

## ◆食料、食習慣、健康の相互関係に関する新たなアプローチ

政策立案者の一部は、食事指針づくりの経験と困難を伴った実施の経験をもとに、指針をより効果的な形で食品供給プロセスに適用する方策を模索するようになった。そのためには、各種委員会の透明性を高め、企業による資金提供を抑制し、既得権益の問題に取り組む必要がある。国が公衆衛生を優先するには、政治家の承認を得なければならない。

国際的にも、積極的な食料政策に対する合意を形成するために大変な努力が行われてきた。ＥＵ加盟国をはじめ、合わせて五一カ国を代表するＷＨＯヨーロッパ事務所は、図3-2に示したように、食料供給プロセス全体で食料と食習慣と健康を統合するアプローチを採用したさきがけだ。ＷＨＯヨーロッパ事務所の栄養部門は、食料政策では栄養と食の安全だけでなく、持続可能な食料供給も課題とされねばならないと主張する。彼らは、健康の維持・促進にはパートナーシップが不可欠だと考えている。この類稀で画期的な政策アプローチでは、ＷＨＯとＦＡＯという二つの組織の協働

が必要だった。

ＷＨＯは二〇〇〇年に、一九九〇年に作成した食事指針の大幅改訂に着手した。九〇年に発行された報告書『食生活、栄養、および慢性疾患』は、各国の研究結果から得られた疫学統計を組み込んだ初めての食事指針である。ＦＡＯと共同で発行された同タイトルの〇三年版の報告書は、心臓病から骨粗鬆症や骨折まで、主要な病気ごとに新たな指針が示されており、画期的な内容となっている。この報告書の策定プロセスでは、消費者、食品産業、健康に関する専門家の組織など、幅広い層が参加した協議が実施されたことも(〇二年～〇四年)評価できる。この指針が世界各国で採用され、〇五年以降の実施段階で政治的支援を得られることを期待したい。

図 3–2　食料・栄養・健康に対する統合的なアプローチ

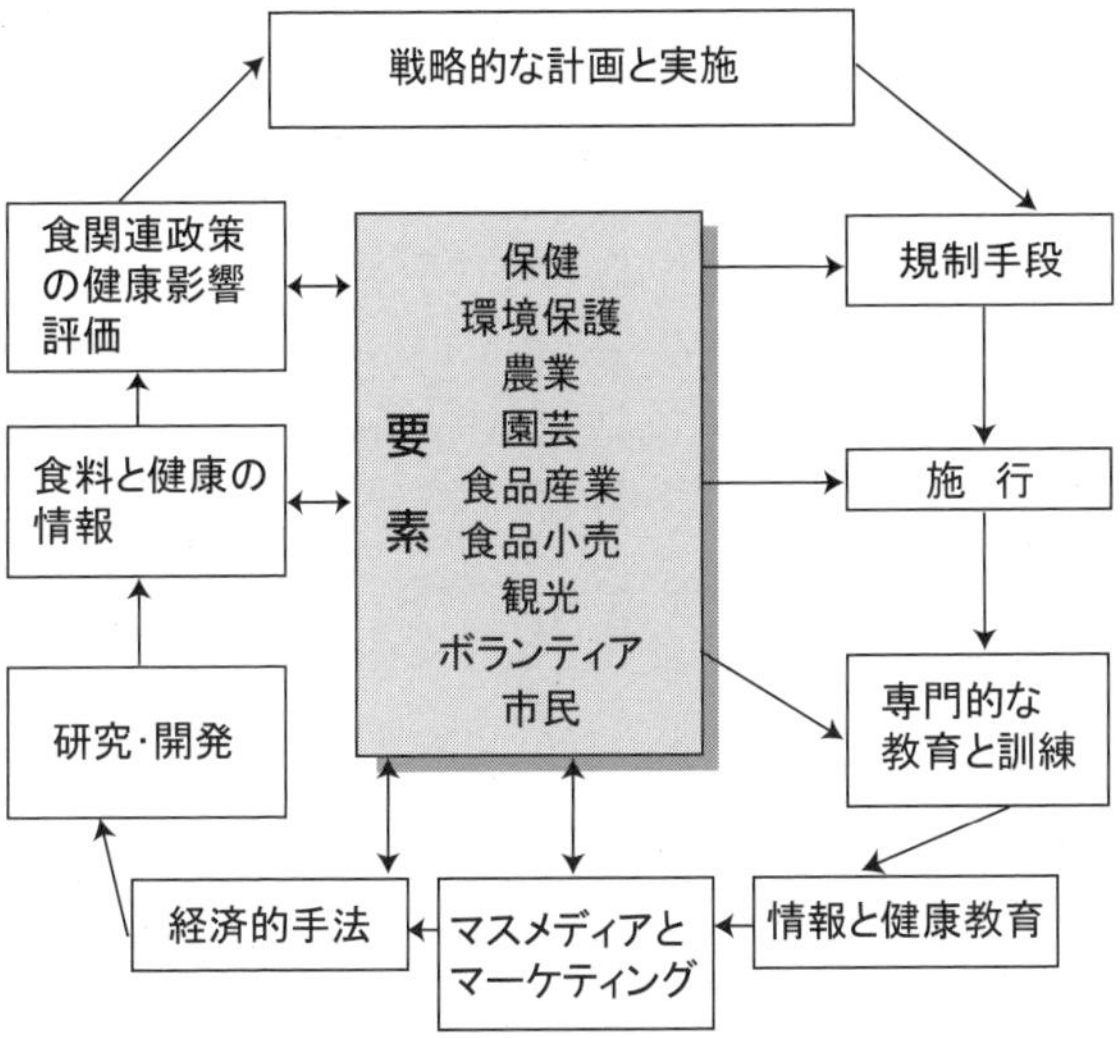


（出典）WHO「食料・栄養政策のための第一アクションプラン 2000-2005」WHO ヨーロッパ事務所。

公衆衛生と栄養に関する政策は、激しい論争の時代を経て新たな時代を迎えようとしているのかもしれない。新たなより統合的な政策アプローチが、政府間および各国で生まれてくる可能性がある。しかし、WHOの画期的な仕事が世界レベルや広域レベルで実施されたとしても、各国内で実施されなければ意味がない。WHOもFAOも国際機関であり、道徳的な権威はあっても経済的・政治的な影響力はほとんどない。

健康をめぐる戦いの核心は、政策の対象を個人と国民全体のどちらにしぼるのかという点にある。前述した三つのパラダイムのすべてが、個人を対象とした視点と国民全体を対象とした視点の両者をもっているが、栄養に関する社会政策ではどちらかに偏っている。ライフサイエンス・パラダイムは企業利益の擁護に傾斜しており、個人主義的な健康へのアプローチを提案している。対照的にエコロジー・パラダイムは、社会と国民全体への取り組みをより重視するが、同時に個人主義の傾向も散見される。

## ◆肥満への政策対応

肥満が蔓延する現実は、栄養政策において国民全体を対象とするのか、「高リスク群」の個人を対象とするのか、という論争にとって象徴的である。それはまた、政府と企業と消費者の責任の微妙なバランスと、「医療による」取り組みと「社会的な」取り組みの政策上のバランスの結果なのだ。

社会栄養学の提唱者らは、公共政策が多くの選択肢のなかから（食品価格を変動させる）税制や、（日常生活に身体活動を組み込むための）交通政策、（若年時から好ましいメッセージを与える）学校教育政策、（バランスを欠いた情報から人びとを守るための）マーケティング・広告・資金提供に対する規制などを検討すべきだと主張している。両者に共通するのは、産業界と国家、消費者、および両親や学校などのおもな影響主体のそれぞれの権利と責任を再考する必要があり、とくに太りすぎや肥満の子どもたちの問題に対処しなければならないという点である。

一方で、世界中の国々で肥満を問題視する人びとの声が大きくなってきた。テレビの番組でも取り上げられ、公衆衛生（保健）に関する報告書にも書かれ、「脅威のダイエット」など体重を減らす製品も売られており、閣僚や健康の専門家も肥満の問題が深刻であると認めている。

たとえばイギリスでは、通常は控え目な主席医務官でさえ、肥満について「今後三〇年間で爆発する可能性のある健康の時限爆弾である……この時限爆弾を何とかしなければ、国民の健康とＮＨＳ（国民医療制度）と経済は壊滅的な影響を受けるだろう」と発言し、食品基準庁に、「高カロリー食、あるいは脂肪、砂糖を多く含む食品を日常的に消費することのリスクを消費者に警告する」ように求めた。議会の健康委員会も肥満の調査を開始した。

ノルウェーでは、古くから存在する栄養評議会が食と運動（投入と産出）に注目し、スウェーデンでも新たな国家政策と行動計画を作成するために国家レベルの作業部会が設置された。

一つの問題に対して一つの解決策を用意するという従来型の政策は、多面的な政策が必要とされる肥満に対する解決手段とはなり得ない。肥満をめぐる議論におけるおもな政策上の対立点は、以下のとおりである。

①環境的要因か、遺伝的要因か

②「高リスク群」を対象とすべきか、国民全体を対象とすべきか

③企業と公共セクターの関係および役割分担はどうあるべきか

④食と運動のどちらがより重要か

⑤本質的な変化を起こすのか、広報活動など健康教育にとどめるのか

⑥政府は「介入」すべきか、「非干渉」であるべきか

⑦人びとは単なる消費者なのか、「食の(自覚的)市民」なのか?

⑧不適切な食品や飲料を製造・販売している農業と食品産業をどうすべきか?

通常なら、これらの争点をめぐる対立と、政治的地位や政治的影響力をめぐるセクター間の抗争の結果として、政策の選択肢と介入手段は不明瞭かつ無難なものとなりやすい。ところが、次に示すとおり、二つのまったく異なる政策の選択肢が浮上してきた。政府は、各アプローチから都合の良いところだけを採用しようとしている。

(1)「個人主義に基づく」肥満政策

①個人の責任としての「健康」あるいは「不健康」という選択肢からの選択、②製品のブランド表示による市場を通じた解決、③健康な食品の選択肢の提供(だが、コストはどうするのか?)、④技術的な解決としての健康食品、サプリメント、医薬品、⑤遺伝子検査、⑥(払える人のための)有料ス

ポークラブ。

（2）「国民全体を対象とした」肥満対策

①教育、②食品表示や広告規制、③食料に対する支援プログラム、④健康管理とトレーニング、⑤交通・都市開発、⑥税制、⑦国家政策の立案、⑧食料供給プロセスの変革。

## ◈産業界の対応

食品業界と飲料業界は、長いあいだ肥満の増加に果たしてきた自らの責任に目をつぶり、否認を繰り返してきたが、この問題に対する激しい抗議が世界中に一気に広まったことで責任が問われるようになった。この業界は、何十年も前から肥満の原因に気づいていたものの、ダイエット産業と個人の選択という市場的手段によって対処されるだろうと考えてきたのだ。

だが、肥満の問題は、いまや食品業界の栄養に対する認識を変えつつある。食品や飲料は以前にも増して精査されるようになり、広告や表示、マーケティングなどが規制を受ける可能性がとくにヨーロッパで高まっている。タバコに対する法廷闘争と似たアメリカでの肥満をめぐる訴訟の脅威は、政策レベルの議論を白熱させた。

アメリカの産業界の利益に対する法的な脅威は、下院が二〇〇四年三月一〇日、食べすぎは個人の問題であるという法案を採択したことで決着したようだ。「食品消費における個人責任法」という正式名称の新法は、レストランの食事による体重増加や肥満について損害賠償を求めることを一切禁じ、連邦および州レベルで係争中の訴訟もすべて棄却した。ただし、法案の起草者らは、この法案によってもレストラン側の過失や虚偽の広告、表示ミス、汚染食品についての提訴は妨げられないと述べている。大統領府は同法案を支持して、「食品の製造業者と販売業者は合法的であり、品質に問題のない食品を消費したことによる被害や個人の体重増加または肥満について責任を負わされるべきではない」との声明を発表した。

産業界はいまも、既存の事業と製品を守ろうとする立場と、肥満を巨大ビジネスの新たな機会と考え、体重管理のための製品を製造しようとする立場とに分裂している。たとえば、世界最大の食品会社であるネスレ社は二〇〇三年九月、ロンドンで金融アナリストらを前に肥満についてプレゼンテーションを行い、「体重管理」という面から「健康」とどう付き合うかについての戦略を概説した。このプレゼンテーションは、ダイエット食品の市場に対応した商品構成を検討している同社の微細な方向転換を示唆している。

ネスレ社の新戦略は、「二人分の野菜を含有」するなど「安心を与える」製品から、「低飽和脂肪酸含有」のような「より健康的な」製品や、体重やコレステロールの管理に「積極的に」貢献する製品にまで、幅広く見出せる。同社の肥満に対する見解は、健康を維持するには適切な栄養と十分な運動が不可欠であり、どんな食品もバランスの取れた食生活のために何らかの役割を果たしている、というものだ。

ネスレ社は、すべての製品とくに子どもたちが消費する製品に対して責任ある情報提供を行い、明確でわかりやすい栄養表示に最大の努力を払っていると述べる。また、一般市民向けの栄養教育プログラムを奨励し、世界から肥満を減らすために国レベルでも国際レベルでも公衆衛生に関する機関に協力していくことを計画している。同社の新しい宣伝文句は「美味しいは身体に良い」であり、「簡単に選べる＝健康を選べる」だ。

このような姿勢に転換したのは、ネスレ社だけではない。クラフト社やバーガーキング社、マクドナルド社などの有名グローバル企業も、分量や成分、表示、マーケティングや宣伝の方法などの変更を通じて製品の見直しを行なっている。多くの企業が、迅速に「肥満のリスク」に対応するために、脂肪と砂糖を多く含む製品を見直し、より利益率の大きい栄養食品の事業開発と技術開拓に力を入れるようになった。

食品業界の一部は、こうした肥満の問題に取り組む公共政策に積極的に同調しているようにみえる。だが、業界が一丸となっているわけではない。食習慣と慢性疾患の問題に取り組もうとする公共政策の戦略に攻撃を始めた企業もある。もっとも有名な例は、世界に広がる肥満問題への取り組みを促進するＷＨＯの戦略を攻撃しているアメリカの砂糖業界である。

状況は急速に変化しており、肥満をめぐる戦いが、食と健康に関する政策の全体状況を根本から転換させる可能性もある。この戦いによって新たな認識が生まれ、栄養摂取に関する人びとの関心がますます高まるかもしれない。それは、社会栄養学に基づく政策が復活する前兆かもしれないが、本章で概説した栄養政策の歴史が示すとおり、戦いは簡単には収束しないだろう。

（1）Hamlyn, C., *Public Health and Social Justice in the Age of Chadwick : Britain 1800/1854,* Cambridge : Cambridge University Press, 1998. Finer, S. E., *The life and times of Sir Edwin Chadwick,* London : Methuen, 1952.
（2）Baum, F., *The New Public Heath : An Australian Perspective,* Melbourne : Oxford University Press, 1998. Ashton, J. and Seymour, J. eds., *The New Public Health, Milton* Keynes : Open University Press, 1988.
（3）Ashton J. and Seymour, H., *The New Public Health,* Buckingham : Open University Press, 1988.
（4）Sinclair, H., Preface to McCarrison R., 1963. Sinclair H., *Nutrition and Health,* London : Faber & Faber, 3 rd edition, 1953.
（5）Rose, G., *The Strategy of Preventive Medicine,* Oxford : Oxford University Press, 1992.
（6）Nestle, M., *Food Politics : How the Food Industry Influences Nutrition and Health,* Berkeley CA : University of California Press, 2002. マリオン・ネスル著、三宅真季子・鈴木真理子訳『フード・ポリティクス』新曜社、二〇〇五年。
（7）Scrimshaw, N., 'Nutrition : Prospects for the 1990 s', *Annual Review of Public Heath,* Vol.11, 1990, pp.53-68.
（8）op. cit. (6)

# 第4章

# フード・ウォーズ・ビジネス

## ◈食料システムにおける市場支配権の争奪

本章は、今日のフード・ビジネスの発展がもたらした五つの重要な問題について検討する。それは、企業の支配力と市場の動向、食品会社のマーケティングと製品開発、健康をめぐって激化する企業間競争、フード・システムの急速な変化、企業の政府の政策への関与と説明責任である。

食料経済の根幹をなす食品・飲料の製造・加工メーカー、すなわちネスレ社、コカコーラ社、キャドベリー社などのトップ・メーカーの多くが、一九世紀から二〇世紀初めに創業している。その意味では、食品産業の特徴は他の産業と比べて保守的である。全体として食品産業は、影響力と規模において絶大な力をもつようになった。本章では、食品供給市場をめぐる戦い、とくにフード・チェーンの主要な関連とその変化の実態を明らかにする。

生産主義パラダイムの支配力は弱まりつつある。それと同時に、食料供給を支配している世界企業「グループ」は、食料危機への対応や抜本的なリスク・マネジメントの実施を迫られている。そこでは、二つの重要な戦略として、科学技術のさらなる応用と、消費者の意向に合わせた自らの利害調整が行われている。二つの戦略は、ときに矛盾なしにはすまない状況に陥る。たとえば、（遺伝子組み換えなど）科学技術の追求は多くの場合、消費者と対立する。そして、最新の食料ビジネスモデルは、さらなる技術発展、ブランド化（感情操作）、食品小売業と食品サービス業の強大化を柱としている。主要な戦場には、以下のものがある。

①生産方法の集約的展開か粗放的展開か
②市場占有率の競争
③フード・ビジネスの成長と発展に際して、社内利益と企業成長、合併統合とコスト削減・生産性向上を、どう選択するか
④流通産業の地域ないし国内展開にとどまるか、それとも世界的に拡大するか
⑤開発すべき新製品や市場
⑥合併・統合、中核技術、業績達成能力、投資収益、地域性をふまえたビジネス戦略
⑦生産主導型メンタリティから消費者市場先導型ビジネス風土への転換

## ◈工業的食料供給の始まり

人類の全歴史を通じて、食料の発見と生産は中心的課題であった。ホモ・サピエンスが一〇万年以上も食料を狩猟・採集に依存してきたのに対して、農耕の歴史は一万年にすぎない。人間が産業として農業を営み、食生活のほとんど全領域にわたる食品を大規模市場向けに大量に製造・加工するようになったのは、たかだか二〇〇年前である。いまや人間社会は、将来の食料供給の確保に対して、家畜と農作物が太古から引き継いできた遺伝子組成を大きく変えようとしている。

第二次世界大戦後の数十年間で、人口と食料生産は指数関数的に増加し、世界の平均余命も倍に

延びた。先進国の急速な高齢化から豊かな食品消費者の国際的な比率の上昇まで、人口構成の変化もまた食料経済に影響を及ぼしている。一九五〇年代以降、都市人口は約一〇%から五〇%と五倍に増えた。人類史上初めて、都市人口が農村人口を上回る時代を迎えている。そして、この五〇年間に、水使用量と世界食料生産高は六倍となった。

同じ期間に、穀物(でんぷん質)の消費量は、食物摂取総エネルギー量において約二五%減少し、油脂消費量は四〇%増加した。種類別摂取エネルギーの割合は、経済発展の段階によって大陸ごとに大きく異なる。一方の極に、アメリカが位置する。アメリカでは、摂取エネルギー量のうち穀物が二三%、砂糖が一八%、肉類が一六%だ。もう一方の極に北アフリカが位置する。ここでは穀物が六二%、砂糖が九%、肉類はわずか四%である。

二〇〇年間の工業化の過程で、欧米での油脂と精製糖の一人あたり平均消費量は、五倍と一五倍に増えている。人口の増加、とくに先進国富裕層の増加に伴い、一国内を支配していた食品・飲料企業は右肩上がりの経済成長を享受し、利益と収入は着実に増加した。ただし、一九八〇~九〇年代に、この傾向はしだいに頭打ちになる。多くのフード・ビジネスは、合併・統合、産業再編、スーパーの台頭という新しい時代を迎え、これまでと同じレベルで成長するのに苦闘した(1)。

今日、伝統的な食品分野は、古い生産主義者陣営の企業グループとして残るもの、ライフサイエンス・パラダイムへ向かうもの、さらに地球環境と人間の健康を尊重するエコロジー・パラダイムへ向かう動きに分裂している。たとえば、ドイツ連邦のレナーテ・クナースト農業・消費者問題大臣は、食料生産における「集約化」（高投入・高負荷）モデルから「粗放化」（低投入・低負荷）モデルへの変化を呼びかけ、イギリス政府は二〇〇二年に「将来の農業と食料を考えるカリー委員会」を設置して、農業の粗放化政策を提案した。このような動きは、農業の将来像についての世論を二分させている。より一層のハイテク農業へ向かう政策を支持する人びとに対して、生産圧力を弱める（いわゆる農地を減らす減反政策）方策を支持する人びともいる。

イギリスの大蔵大臣はカリー委員会の提言実施のため、五億ポンドの追加予算を組んだ。ＥＵ農業委員会のフランツ・フィッシャーは、農業補助・助成策を生産物中心から環境と農村開発支援へと大胆に変更する政策を発表した。こうしたフード・システムの大変化期を促進しているのは、以下にあげるより広範な経済的諸要因である。

①農作物の種類や生産方法の変化に現れる農業生産現場の変化
②フード・チェーンに対する産業（工業）支配の急速な強化
③労働力の削減と再編成
④食品製造業の規模と技術の変化
⑤製品開発、ブランド化、マーケティングのいっそうの重視
⑥食料経済全体に対する食品小売業とフード・サービス業の支配の新展開

これらの構造的変化が公的な政策に及ぼす影響は大きい。公的政策は、進行するフード・システムの再編成に遅れをとり、ほとんどは受け身の対応に終わってきた。多くのケースで、企業のほう

が政策立案者より個々人の健康という問題に関して積極的かつ計画性をもって対応しており、産業界のトップのほうが政策課題についてよく認識している。だが、現在の農業の変化は、多くの場合、自国の生産者を犠牲にして世界中から食料を積極的に調達する有力な食品製造・小売部門によって引き起こされているのである。

## ◆食品産業にとって、なぜ「健康」が重要か

この二〇年間で、栄養を強化し、健康効果を宣伝する、いわゆる「栄養補助食品」(機能性食品)が登場してきた。これらの多くは、その成分効果について行われた臨床試験と同じ結果を得るためには長期間毎日、大量に摂取しなければならない。こうした食品の長期的な健康効果に関しては、実際のところ立証されてはいない。たいていは、単に新規市場と巨利をもたらす近道の一つであるにすぎない。実際、消費者グループは、すでにこれら製品がインチキである可能性について、以下のように指摘し、警告している。

「従来の食品に生理的作用のある物質を補充するのは、場合によっては適切であるが、アメリカにおける年間約一二〇億ドルという栄養補助食品の野放しの市場を考えると、消費者がだまされ、病気にされている可能性がある。このような被害がより大規模な食品産業に広がるならば、甚大になるだろう。機能性食品の組成と宣伝文句は、政府の法制度によってしかるべく規制されるべきであ

る。企業のマーケティング戦略に委ねられてはならない」[2]

健康効果を宣伝して市場を牽引している「機能性」食品の成功例は多数ある。たとえば、アメリカとイギリスで人気のある豆乳、「栄養」強化バー〔棒状ビスケット〕、「生きた」菌を含む乳製品などで、遺伝子組み換え品種によるビタミンなど健康増進物質が添加されたワクチン（「ゴールデン」クロップ）の話題まで飛びかっている。にもかかわらず、このかつてない「健康革命」の背後にある倫理的意味や実際の影響については、ほとんど検討されていない。

ここでの重要課題は、フード・ビジネスだけが長期的な健康効果を個人や集団に提供できるのか、あるいは提供すべきなのかである。とくに、その方法や過程が、場当たり的で評価自体も定まらず、かつ立証されていない現状だからこそ、この問題に目を向けなければならない。

## ◆変わりゆく世界の食料経済

食料経済の分析は、経済学的立場の違いから、さまざまに説明される。伝統的な農業経済学は、需要・供給曲線のもとで食の安全や栄養含有に対して、価格メカニズムと消費者の支払い意志に依拠する。しかし、この分析とアプローチは、グローバルな食料危機や消費者不安に直面しており、環境負荷や健康面でのコストの内部化が求められる。そして、これら内在する問題は、いまやビジネスの変革に対するインセンティブとなっている。

推移の一例をあげよう。一九八〇年代と九〇年代のイギリスにおけるBSEの広がりは、九九年のBSE調査レポートが出た後、農業大臣によってイギリス特有の問題として扱われたが、日本で二〇〇二年に、そしてドイツ、フランス、イタリアなどでも発見されるなかで、すぐに世界各国の関心事となった。さらなる一般大衆の関心事として、遺伝子組み換え品種や化学合成品の使用などがあり、食料の生産方法に特有の大きな問題への関心が高まった。

また、エコロジー的な視点からの問題提起もある。いくつかの将来予想において、食料供給や健康問題の近未来について危険な事態を迎えることが指摘されている。ワールドウォッチ研究所の設立者で、現在は地球政策研究所《アースポリシー》の所長であるレスター・ブラウンによれば、食料生産の危機は持続不可能なインプット(資源・資材の投入)によって引き起こされているという。

プラス面では、世界の食料生産は一九五〇年代から三倍に拡大した。マイナス面では、投入の世界的増大がある。たとえば、肥料は一四〇〇万トンから一億四一〇〇万トン(一九五〇〜二〇〇〇年)にまで増えた。従来のようなやり方では、今後の世界人口の増大に対応する食料増産は、もはや持続不可能になりつつある。

ブラウンによれば、食料生産の土台が大きな危機に瀕しているという。すなわち、農業生産地域における水位の低下、広大な面積を占める放牧地帯の劣化、土壌浸食、表土の喪失、農耕地の継続的な破壊、そして漁業の崩壊が急速に進行していると警告する。極端な例として、産業規模に拡大したニューファンドランド島〔カナダ〕のタラの漁業が、生態系の健全性の限界を超え、急激な再編に

図 4-1　一人あたり穀物生産量の推移（水稲、大豆を含む）

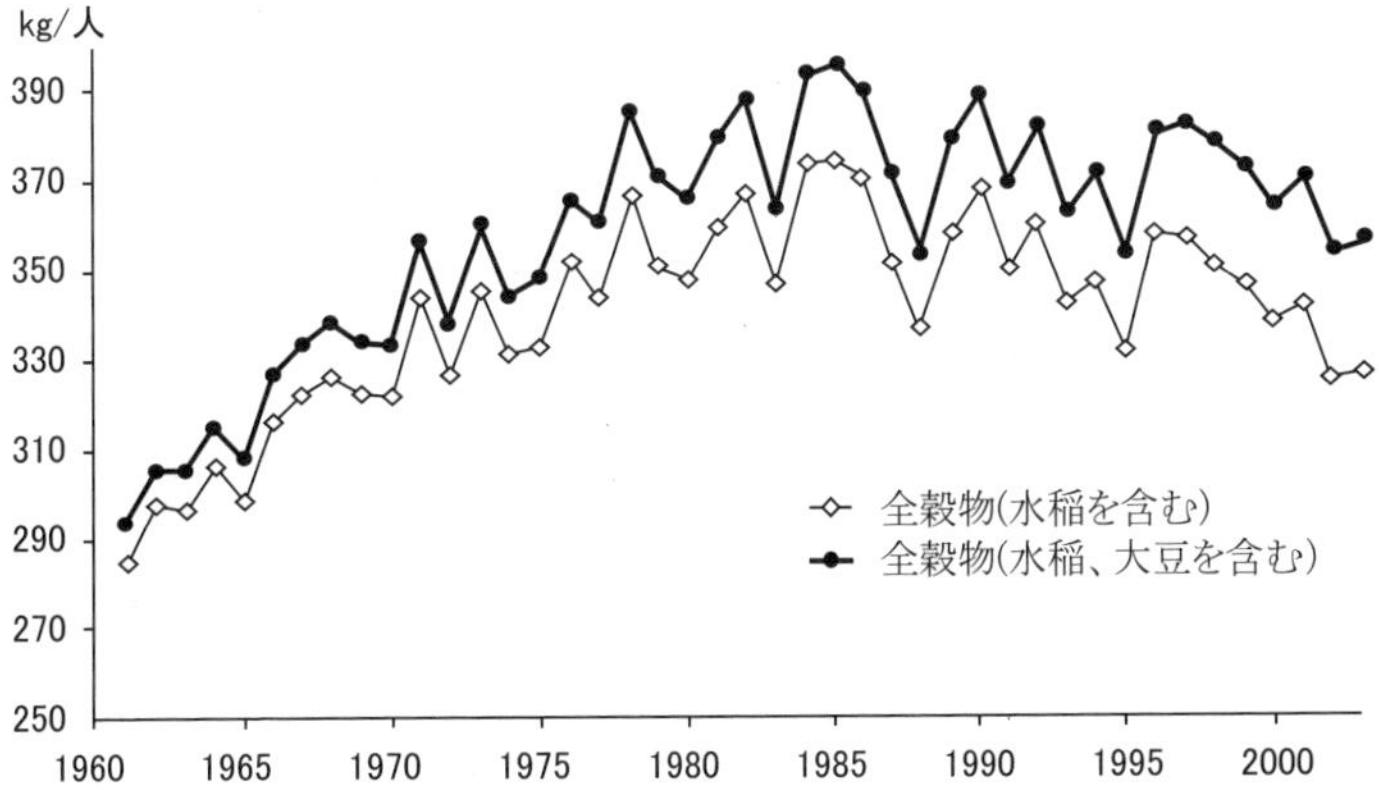


（出典）FAO statistics； Colin Butler, personal communication, based on FAO data, March, 2004.

みまわれて崩壊した事例がある。食品加工場が閉鎖されて、何万人もの労働者が解雇されたのだ。一〇年以上経った後でもタラは戻らず、漁業は復活しなかった。環境と農業の専門家は、自然資源に対する似たような集約的な食料生産がもたらす問題について警告し続けている。

こうした世界の食料と環境の健全性に関する悲観的な見方の一方で、楽観的な見方もある。ロンドン大学経済学部のティム・ダイソン教授は、多大な挑戦によって穀物生産は需要を満たすことができると予想する。楽観主義者は、アメリカでは大豆生産が一九六〇年から二〇〇三年にかけて四〇％増え、その大半は家畜に向けられていると指摘する。ほかにも、バイオテクノロジーの重要な成果として、環境破壊を防ぎながら食肉生産を増大させられると主張する人びともいる。だが、一人あたりの穀物生産はピークをすぎ、減少に転じているのである（図4-1）。

## ◆農業と食料生産のめざましい変化

将来の食料供給における課題は、地球上の海洋、放牧地、農耕地の健全性を保ちつつ、どのように持続可能な生産を発展させられるかである。アメリカのパデュー大学のマーシャル・マーチン農業経済学部長は、環境の質が変化の重要な引き金になり、続いて農業の産業化が農村のライフスタイルを変化させ、精神的な面でもアグリビジネスの部門に組み込まれて、経済的な利益のためにフード・チェーンは付加価値を生むものとして形成されていくという(3)。

重要なのは、近年の世界規模の農業貿易が進展するなかで起きた、グローバルな変化である。わずか三五年前にはアメリカは農産物の純輸入国だったが、現在の農家は収入の約三分の一を輸出から得ている。ブラジルの場合は、三〇年前に大豆の栽培面積は二〇万ヘクタールだったが、今日では二六〇〇万ヘクタールだ。

世界の食料需要の最大の変化の一つは、食肉需要による。ワシントンDCにある世界食料政策研究所(IFPRI)は、それを家畜革命と呼んだ。食肉需要は、これから途上国によって増えていく。一人あたりでみると、二〇二〇年には途上国の食肉消費量は先進工業国の三分の一強になり(穀物消費は半分以下)、途上国の人びとは全体として世界の食肉の三分の二を消費する、一人あたりの消費量がほぼ五〇%増加するのである。家畜革命は、現行の生産と流通システムをさらに拡大させ、その結果として環境と健康への悪影響がさらに加速されるだろうと、IFPRIは警告する。

この家畜革命の将来予測は、途上国の都市化と人口増加と所得拡大によって増幅される。二〇二〇年までに、途上国は一九九三年よりも一億トンの食肉と二億二三〇〇万トンの牛乳を消費し、先進国も一八〇〇万トンの牛乳と食肉をさらに消費するだろう。途上国は、世界の食肉の六〇%、牛乳の五二%を生産し、食肉は中国が、牛乳はインドがおもな担い手となる。そして、この革命は家畜の餌となる穀物の生産需要を引き起こす。世界の穀物需要は、九五年から二〇二〇年にかけて三九%増大して二四億六六〇〇万トンとなり、食肉需要は五八%増大して三億一三〇〇万トンとなるだろう。(4)

## ◈現代のフードシステムの理解

食料革命の源は一八世紀と一九世紀にあるが、化学、運輸、育種、エネルギー技術が実社会とりわけ食料分野に適用されたのは二〇世紀である。最初はイギリスとアメリカの農業の中心地域において、食料の生産、加工、流通、消費に変革が引き起こされ、しだいに市場全体に広がっていく。二〇世紀に入ってすぐに巨大なローラー製粉機が普及し、ビスケットのような製品が大量生産された。また、いわゆるフォード主義の考え方が作物栽培や畜産にも適用され、大規模化の動きは予測しがたい自然の制御にも及び、農業化学薬剤が鍬に、フィードロット(大量給餌肥育)が放牧に、モノカルチャーが小農民に置き換わる。これらは化石燃料の大量使用をもたらした。

二〇世紀の前半は農業と食品加工の産業化が著しく進展し、後半には小売業の産業化が進んだ。それは新しい包装技術、流通・販売方法、調理食品の発展であり、すべて消費者の購買力を誘発させた。これらのパワーシフトは、今日のアグリビジネスと消費者ビジネス、生産者と販売業者、食品加工業者と食品小売業者、そして生産者の利害と一般大衆の健康維持目標との対立にまでつながっている。そのほか、四季を問わない野菜や果物が出回り、あらゆる農産物や食べ物が世界の隅々まで行き来するという大規模な変化が引き起こされた。世界経済における取引のなかで主要必需品は限られており、基本的な食品は約一〇〇品目だが、それらは食品摂取量の七五%を占める[5]。

巨大に膨れ上がった食料経済のうえに、経済的な力がつくり出されているのである。マリオン・ネスル教授によれば、アメリカの一九九六年の食品・飲料販売額八九〇〇億ドル(二〇〇二年は一兆ドル以上と推定される)のうち、ほぼ半分が家庭消費外で支出されている。そのうち、生産者に支払われるのは二割にすぎない。八割はいわゆる付加価値部分となり、労働賃金、包装費、運送費、広告費、そして利潤となっている。

アメリカ市場では一九九六年に二四万品目の包装商品が生産され、新たな食品が一万三六〇〇も産み出された。その四分の三がキャンディ、香辛料、朝食用シリアル、飲料、パン類、乳製品だ。こうした食品の宣伝費は一一〇億ドルに及び、さらに二二〇億ドルがクーポン、ゲーム、奨励金、見本市、値引きなどに費やされた。

二一世紀に入り、毎年二万以上の食品・飲料が世界的に生みだされている。こうした経済活動の結果、アメリカ人の老若男女一人あたりの供給エネルギー量は毎日三八〇〇キロカロリーとなり、一九七〇年と比べて一日あたり五〇〇キロカロリーも増加した。これは子どもや赤ん坊の必要量をはるかに上回り、女性の必要量の約二倍、男性の必要量を三分の一以上も超えるものである。この数字は、食品市場の拡大下で、激しい競争によってより多く売り、利益を上げようとする食品企業によってもたらされたと、ネスル教授は結論づけている[6]。

こうして二〇世紀には、フード・チェーンが、労働と資本において、インテグレーションと管理システムと驚くべき生産性の拡大のもとで革命的に変革されたのである。そして近年、さらなる主要な変革が以下の点で進んできた。

①食料生産における、大量の農業化学薬剤の使用とハイブリット種の普及
②家畜の飼育における、大規模工場化、集約的飼育・肥育を促進するための医薬品の予防的使用
③バイオテクノロジーの作物、家畜、食品加工への適用
④食の外注化における広域化とモノカルチャーによるグローバル化
⑤加工方法における、食品加工技術、発酵、見た目を良くする添加剤の利用
⑥品質を改良し、規格化したものが一定量、継続的に流通するための技術利用
⑦先進国での労働の流動化、安価な労働力の確保、二四時間労働の強要
⑧市場における、新製品の開発とブランド化による販売
⑨消費者に直結する小売業の役割の拡充

⑩流通機構における、飛行機輸送、広域流通システム、大型トラック輸送のネットワーク化とサテライト化
⑪供給チェーンにおける、注文の集中管理とコンピュータ利用
⑫消費者の好みや市場形成における、ブランド品の大衆化、商品配置法、宣伝と販売への投資、消費者タイプに即したターゲットのしぼりこみ
⑬市場への介入レベルにおける、急速な広域化、グローバリゼーション化、多国籍企業化
⑭厳しい法規制に裏打ちされた知的財産権の重要性の増大

## ◆食品企業クラスターの出現

図4-2は、イギリスの食料品と日用品の供給チェーンにおいて、各部門でどれくらいの付加価値が加わっているかを示したものである。[7]

二〇世紀末には、農業分野の政治経済学のフードシステム・アプローチや、農村社会学における農業と農村の危機と搾取の問題に関する研究が行われるようになった。そこでは、フード・チェーンないし価値(価格)形成段階のチェーンにおいて、各種部門が、なぜ、どのようにして影響力を相互に行使しているのかを、農村経済のなかで明らかにしようとしている。一九九〇年代に、社会科学者は以下の四つの分野に関心をもった。

図 4-2 食品の付加価値の連鎖（イギリス、2001 年）

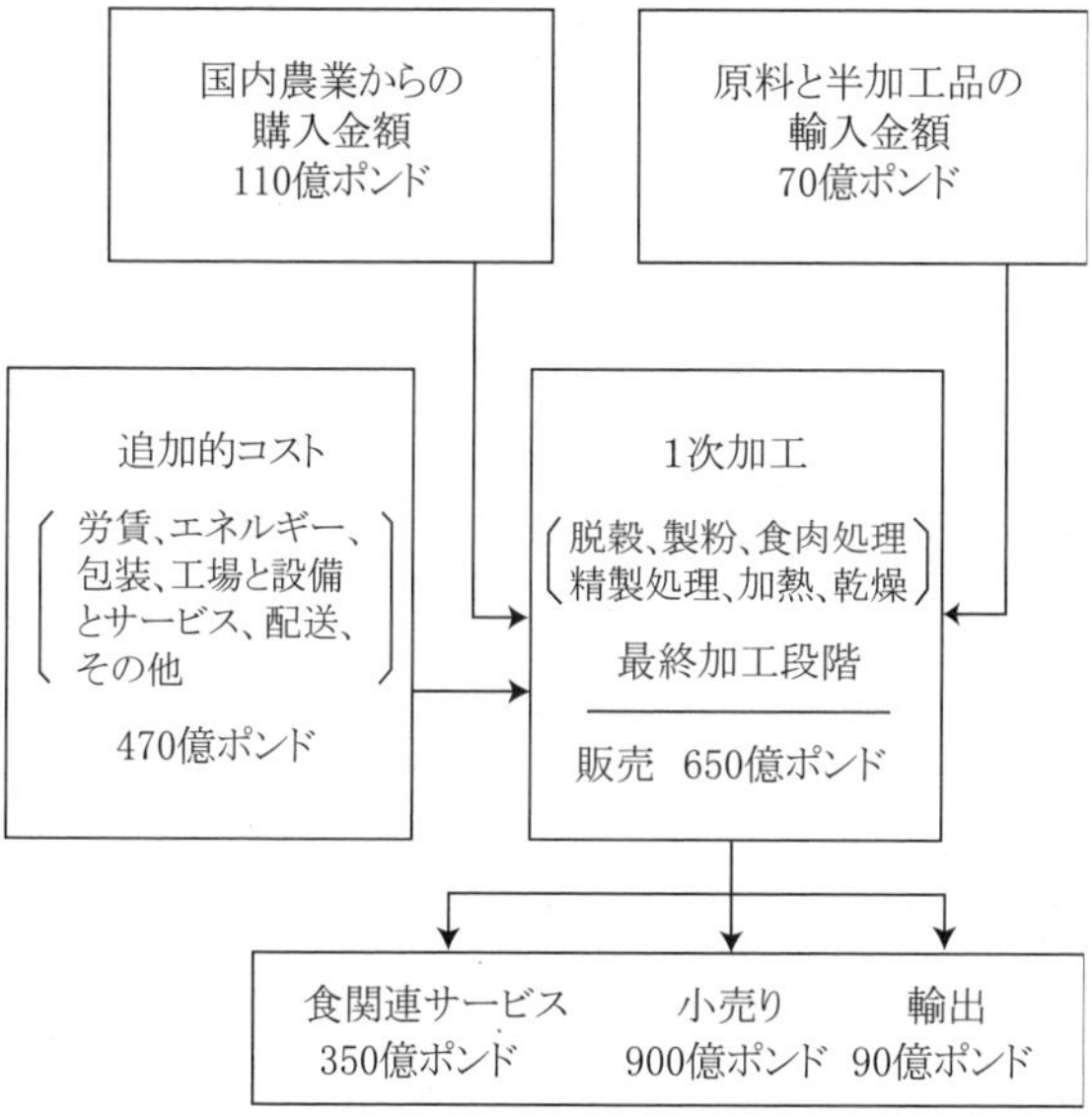


（注）数字は、農場から販売までの供給チェーンにおける各段階での貨幣価値である。
（出典）IGD data in UK Food and Drink Federation, Submission to the Curry Commission, 2001.

①グローバル化する食料レジーム（制度的枠組み）において、農業構造と農業政策が途上国と先進国でどのように展開したのか。

②多国籍企業の経営戦略や仕組みが発展するなかで、農産物商品に関する実証的な事例分析。

③規制の役割について、国の食料システムの関与の仕方やそれがもたらす農業・食料システムへの影響。

④フード・チェーンへの関与において、重要なプレーヤーやネットワークがどのように政策に影響力を及ぼしているか。

これらの分野において理論的・実証的な研究は顕著に進んでおり、かつ重なり合っている。しかし、こうした研究の弱点は、フード・チェーンが健康にもたらす影響に関しての知見がごくわずかであり、個別・分断的にトピックが扱われているにすぎないことである。

アメリカの農村社会学者のビル・ヘファーナン教授のグループは、一九九〇年代にかけて食料システムが一握りの食品産業に集中化し、遺伝子レベルからスーパーの食品の棚に至るまで支配が及ぶようになったことを分析している。食料システムにおいて、食品企業の相互関係が複雑かつ密接につながるようになり、従来からの企業買収とともに、合併・吸収、合弁、パートナーシップ、契約関係、そして協定や副次的協定などが行われてきた。

ヘファーナン教授らは、この新しく形成されてきた経済活動を企業クラスター（集合体）という概念で捉える。そして、アメリカにおいてはカーギル社とモンサント社ないしコナグラ社や付随する企業とのつながりをふまえて、五ないし六の巨大食品企業クラスターになっていくと予測している。この分析は、一握りの企業によって食料システムが支配されている実態を明らかにしたものである(8)（表4-1）。

アメリカでは、牛の半数が二〇の大量給餌飼育場で飼われており、それらは四つの食肉加工企業と直接連携していることから、牛肉処理の八一％がそうした支配関係の下におかれている。このような食料システムにおいては、農家は単なる請負業者にすぎず、労働やときには資本を提供するだけの存在である。決して生産物の所有者でも管理運営の決定者でもない。価格メカニズムと市場は、伝統的な農業経済学者にとって最重要だが、それは隠されている。生産段階がより巨大な食料シス

## 表 4-1 アメリカにおける食品加工業の集中度

| セクター | 集中度 | 関 連 会 社 |
|---|---|---|
| 牛肉 | 81% | タイソン(IBP)、コナグラ(ビーフ)、カーギル(Excel)、Farmland National Beef Pkg.Co |
| 豚肉 | 59% | Smithfield、タイソン(IBP)、コナグラ(Swift)、カーギル(Excel) |
| 豚肉生産 | 46% | Smithfield Foods、Premium Standard Farms(Conti Group)、Seaboard Corp、Triumph Pork Group(Farmland Managed) |
| ブロイラー | 50% | タイソン・フーズ、Gold Kist、 Pilgrim's Pride、コナグラ |
| 七面鳥 | 45% | Hormel(Jennie-O Turkeys)、Butterball(コナグラ)、カーギル・ターキー、Pilgrim's Pride |
| 家畜飼料工場 | 25% | Land O'Lakes Farmland Feed、LLC/Purina Mills、カーギル Animal Nutrition(Nutrena)、ADM (Moorman's)、JD Heiskell&Co |
| 穀物 | 60% | カーギル、Cenex Harvest States、ADM、ジェネラル・ミルズ |
| トウモロコシ輸出 | 81% | カーギル-コンチネンタル・グレイン、ADM、全農 |
| 大豆輸出 | 65% | カーギル-コンチネンタル・グレイン、ADM、全農 |
| 製粉など | 61% | ADM Milling、コナグラ、カーギル、ジェネラル・ミルズ |
| 大豆粕 | 80% | ADM、カーギル、ブンゲ、AGP |
| エタノール | 49% | ADM、Minnesota Corn Growers Association(ADMが株式を 50% 保有)、Williams Energy Services、カーギル |
| 牛乳 | 不明 | ディーン・フーズ(Suiza Foods Corp.)、クラフト・フーズ(フィリップ・モリス)、Dairy Farmers of America、 Land O'Lakes |
| 食料品小売 | 38% | Kroger Co.、アルバートソン、セイフウェー、ウォルマート、アホールド |

(注)集中度は、上位４社が占めている割合。

テムに統合されるにつれ、その契約関係において価値の多くはフード・チェーンの上部に移行し、農家レベルにはわずかしかいかない。

また、アメリカのブロイラーの九五%が四〇以下の企業によって生産されている。この場合、鶏の餌やヒヨコやブロイラーの価格決定に生産者の出る幕はなく、価格は最終消費者に販売されて初めてわかる。経済学的意味では、ブロイラーにおいて自由な市場は存在せず、生産から販売までつなぎ目のない供給チェーンがあるのみだというのが、ヘファーナン教授の結論である。

「今日、多くの農村開発専門家は農業による農村発展の寄与度は低下していると言う。その大きな理由は、近年生みだされてきた食料システムの構造からきているのである」(9)

食品企業クラスターでは、少数の企業が絶大な権力をもつ。アメリカにおけるコナグラ社の販売シェアは、飼料と肥料の二五%、全食品の二一%、冷凍食品の五三%を占めている(一九九六年)。とはいえ、先進国で多くの食料生産が、まだ地方や地域レベルで小さな企業によって担われており、とくに農村地域ではローカルに生産され、消費されている。今日、近代農業の「恩恵」を受けていない人びとは世界に一九〜二二億人はいるだろう。一方で、世界人口の二割が食料資本主義の繁栄下で、現金やクレジットの経済に組み込まれて生活している。(10)

## ◈農業の大規模化と収益の低下

こうした結末として、アメリカや西欧諸国において、農家とりわけ家族農場の劇的な減少が起きている。だが、それは多国籍企業にとっては関係ない出来事である。彼らの関心事は、いかに生産コストを下げるかであり、いかに高価格で売れる販売先を見つけるかである。

多くの貧しい国では、農村の労働者の賃金は一日五ドル以下にすぎず、コスト的にも環境規制や健康への配慮はなされない。フード・チェーンにおける効率化は、低賃金によって著しい成果をあげており、より安い食品とは、より安い労賃を意味している。多国籍企業は、グローバリゼーションによる経済的な利益を享受する一方で、社会経済的ないし環境的な外部コストを他に押しつけている。言い換えれば、先進諸国の農業は高いコストがかかる生産者ということだ。新古典派の経済学者のなかには、先進国には農業は不必要であり、貧しい国から安い食料を輸入すればよいと公然と主張する人びとがいる。

産業化した農業やアグリビジネスにおいては、農場はより大きなトラクターとよりわずかな農民で運営され、モノカルチャー的に食料生産が行われている。それは〝緑のコンクリート〟と呼ばれ、毎年同じ作物が連作されるか、トウモロコシと大豆を交代に作るというようなきわめて単純なローテーションの作付けである。これらは、機械化、品種改良、農薬による害虫防除と除草という技術体系によって、モノカルチャーと均一性の方向に導かれてきた。それは、家畜における抗生物質や成長促進剤の利用とも重なった動きである。この延長線上で、食料の大量生産や巨大な食品加工企業が出現し、この一〇年ほどで健康に良いとされる食品や飲料が開発されてきた。

食料のモノカルチャー的生産は、農業を単調にし、農業者に価格低下を強いるとともに、生産における高投入をもたらしている。農民は新技術を導入して規模拡大を迫られ、できなければ廃業するしかない。農業はますます地理的に集中化し、担い手も限られていく。一九九四年の数字では、アメリカにおける農産物の五〇%が全農家の二%によって供給されており、農家の七三%が供給する農産物はわずか九%にすぎない。多くの技術は、生産過程の質を維持しながら食品の小売価格を引き下げる働きをしている。

この変化は、肥料や農薬から食品加工や小売りに至るフード・チェーンにおいて、食品価格のうち農家の占める割合を減らしていく。アメリカでは、消費者が食品に一ドルを支出する際、農家の取り分は一九一〇年では四〇セントを占めていたが、九七年には七セントにすぎない。そして、二〇〇〇年三月の農民デモの際、アメリカの農民の収入がいかに低下しているかが、上・下院の議員たちに提供されたバーベキューランチにおいて示された。このランチは、牛肉に、豆料理、ポテトサラダ、コールスロー、牛乳、クッキーが添えられて八ドルだが、実際に作物を育て、牛を肥育する農家が手にする金額はわずか三九セントにすぎない[11]。

この傾向はイギリスにおいても同じである。たとえば二〇〇二年七月、イギリス農民組合はスーパーに対して、牛乳の小売価格を高くしておきながら酪農家への支払いを切り下げていると提訴した。すなわち、過去一年間で農家支払い価格は一リットルあたり二〇ペンスから一四ペンスへと下がったにもかかわらず、小売価格は四五ペンスを維持していたからである。

経済的な圧力が、小規模な家族農家を急速に消滅させている。アメリカでは一九三〇年代に七〇〇万戸近い農家があったが、九〇年代なかばには一八〇万戸に減少した。フランスでは、六〇年代の三〇〇万戸から九〇年代の七〇万戸へと四分の一以下になり、イギリスでは五〇年代の四五万戸から九〇年代には半減した。過去五〇年間の農家減少率は、ドイツで八六％、フランスと日本が八五％、アメリカが六五％、韓国とイギリスが五九％である。

エコノミストにとって、この傾向は規模拡大と効率化がもたらす当然の帰結であり、他産業に比べて農家数の減少はまだまだ不十分とみている。また、世界の多くの一次産品市場の集中化は、いっそう進行した。小麦・トウモロコシ・米に関しては、五大穀物メジャーが六〇～九〇％を支配し、バナナでは三社が八〇％、ココアでは三社が八三％、紅茶では三社が八五％を支配している。同様の現象が、一九八〇年代後半以降に農業化学資材で起きた。トップ二〇社が販売額の八〇％を占めていたが、九〇年代後半には一〇社に集中し、二〇〇三年には七社にしぼりこまれている[12]。

カナダではより詳細な数字がある。農家戸数は、一九六六年の四三万五二二戸から二〇〇〇年には二七万六五四八戸となった。そして、食料運搬の貨物鉄道は二社、ガソリン、ディーゼル燃料、窒素肥料、農業機械は三社、種子と牛肉の処理加工は四社、農薬と穀物は九社に集中している。また、小麦の八割を四社が製粉し、食品小売りは五社が支配するようになった。

一九八九年に米加自由貿易協定が調印されたが(北米自由貿易協定が九四年、WTO協定が九五年)、二〇〇三年のカナダ農民組合の研究によれば、自由貿易はその意味どおりには機能していないという。カナダの農産物輸出は八八年の一〇九億カナダドルから、〇二年には二八三億カナダドルに増加したものの、農家は収入が低下して、三〇年代の農業危機に匹敵する窮地に落ち込んだ。自由貿易協定はたしかに貿易を促進したが、農産物生産チェーンにおける生産規模や市場影響力に大きな変化をもたらし、農家とアグリビジネスの力関係に格段の差をつけたのである(13)。

勝ち残った農業も、最大の経営規模をめざさなければならない。アメリカでは農家数の六%にすぎない一二万二〇〇〇の大農場が、農業収入の六〇%を得る状況にある。そうした少数の大農場が、政府の農業補助金の三〇%を受け取っている。ブッシュ大統領(当時)は二〇〇二年に一八〇〇億ドルの農業支援プログラムを打ち出した(EUは財政引き締めによる共通農業政策の大改革のもとで、四〇〇億ドルの支援にとどまった)。こうした農業補助金は削減を求められているにもかかわらず、OECD諸国全体で一九九八年に三六二〇億ドルにのぼっている。それは、世界の最貧国のGDP総計の二・五倍に相当する。

## ◆新しい健康の植民地主義?

最近の農業貿易の特徴は、途上国で生産された新鮮な農産物を豊かな先進国で消費するという展開である。この傾向は、バナナや異国情緒あるフルーツなどのみならず、すべての食料において起きはじめている。具体例として、カリブ海諸国からイギリスのスーパーに運ばれる流れを見てみよう。

バナナは健康志向にあった果物として二〇〇三年に消費が増え、スーパーの利益に大きく貢献した。しかし、悲しいことに、バナナを生産するエクアドルの農民は家族を養える賃金の半分も稼げない。エクアドル産バナナ一ポンドの小売価格に対して、プランテーションの労働者には一・五ペンスしか支払われず、プランテーションの所有者が一〇ペンス、商社が三一ペンス（関税五ペンスを含む）、熟成・流通業者が一七ペンス、最終小売業者が四〇ペンスを手にしていた。重さ四〇ポンド〔約一八キロ〕のコスタリカ産バナナがスーパーで一四・六九ポンドで販売された場合、生産者側は最大でも一五％にあたる二・二一ポンドしか受け取ることができない(14)。

これは、コーヒー・ココア・ゴム・砂糖などの熱帯産品の生産にかかわる小農民の悲惨さを示す一例であり、いずれの産品も一九八〇年代前半の価格より今日のほうが下がっている。こうした分析は、従来のリベラルな議論において、世界貿易のルールとしてはフェア（公正）な価格の必要性を提起するものである。また、新たな分析によれば、途上国へのそうした産品の推奨は過剰生産を招き、経済発展のための万能薬とはなりがたい。

途上国からの園芸作物の輸出は大きく増えたが、それは消費者に一年中とぎれなく新鮮な産品を世界中から供給するというスーパー業界の政策によって促進されてきた。ハゼル・バレット博士とブライアン・イルベリー教授らの研究チームがケニアの園芸作物貿易を調べた結果では、八五%がイギリス、オランダ、フランス、ドイツ向けであった。一九九〇年代なかばには、輸出の一〇%を園芸作物が占めるようになり、三分の一を占める紅茶とコーヒーに次ぐ産品である。たとえば緑豆、砂糖エンドウ、サヤインゲン、オクラ、唐辛子、ナス、アボガド、マンゴー、切り花などで、その九三%が空輸されている。バレット博士らによれば、それらはEU諸国のスーパーによる委託生産で、高度に資本化された一握りの大農場によって輸出されているという[15]。

そして今日、中国が輸出に参入するようになってきた。中国政府が、安い労働力によって労働集約的な農産物輸出に政策的に取り組みはじめたのである。たとえば、タマネギの生産コストは、アメリカで一ヘクタールあたり五一一〇ドル、日本では二万九〇一ドルであるのに対して、中国では三六〇五ドルにすぎない。

生産主義者のパラダイムの中身は、徐々に変わりはじめている。グローバルな農産物自由化の動きに対応して利益を確保するために、化学薬剤による生産増大からフード・チェーン全体を視野に入れた戦略として、種子から食料品に至るまで一貫して均一化を図る取り組みである。ライフサイエンス・パラダイムは、この難問に取り組みだした。他方エコロジー・パラダイムも投入を減らして効率化し、とくに小規模で多様性と地域性を重視した取り組みを行いはじめている。

## ◆産業の巨大化と差別化

農業と同様に食品加工・製造業でも、巨大化の動きが広がっている。世界の三大トップ企業の売り上げは、ネスレ社が四四六億四〇〇〇万ドル、フィリップモリス（クラフト）社が二六五億三二〇〇万ドル、コナグラ社が二五五億三五〇〇万ドルで、合計は九七〇億ドルにおよぶ（トップ五〇社は表4-2参照）[16]。

それでも、航空機や自動車などと比較すると、まだ分散的な展開もみられる。世界の食品企業トップ五〇社のなかで、世界的トップ企業の「フォーチュン一〇〇」に入っているのは四社しかない。また、トップ五〇社による食品・飲料・タバコのシェアは二五％弱で、そのうち二〇社で六九％を占めている。五〇社のなかでも、かなりの集中化がみられるのである。

食品産業はEUのなかで主要な産業セクターであり、生産額は五七二〇億ユーロ、EU（旧一五カ国）の産業全体の一三％を占める。雇用者数も一一％の二五〇万人を占め、三番目である。少数の優位な巨大企業が存在しているものの、相対的には集中度は低い。二〇〇〇年の調査では、九九・三％の食品・飲料企業は雇用者数が二五〇人以下の中小企業だ。EUの二五万七八〇七社の企業のうち、中小企業は生産額の半分、雇用者の六二％を占める。

食品産業は、生産に一番近い分野から二次、三次の加工など多種多様な業種から形成され、比較的安定的に二％程度の成長を続け、さまざまな食品と飲料を生産してきた。主要な部門は、菓子類

トップ50社の売り上げ

| 順位 | 企業名 | 食品売り上げ（100万ドル） | 総売り上げ（100万ドル） |
|---|---|---|---|
| 27 | Interbrew | 6,898 | 7,038 |
| 28 | キャドバリー・シュウェップス | 6,515 | 6,515 |
| 29 | パルマラット | 6,466 | 6,466 |
| 30 | マルハ | 6,292 | 7,232 |
| 31 | キャンベルスープ | 6,267 | 6,267 |
| 32 | Eridania Beghin-Say | 6,038 | 8,625 |
| 33 | Smithfield Foods Inc. | 5,900 | 5,900 |
| 34 | ハイネケン | 5,891 | 6,175 |
| 35 | Associated British Foods | 5,660 | 6,289 |
| 36 | McCain Foods Ltd. | 5,603 | 5,603 |
| 37 | 山崎製パン | 5,504 | 5,919 |
| 38 | Suiza Foods Corporation | 5,410 | 5,756 |
| 39 | 味の素 | 5,308 | 7,372 |
| 40 | The Quaker Oats Company | 5,041 | 5,041 |
| 41 | 明治乳業 | 4,943 | 5,748 |
| 42 | ドール・フード | 4,763 | 4,763 |
| 43 | Cenex Harvest States Cooperatives | 4,714 | 8,571 |
| 44 | プロクター・アンド・ギャンブル | 4,634 | 39,951 |
| 45 | ラクタリス | 4,609 | 4,609 |
| 46 | ノバルティス | 4,593 | 20,879 |
| 47 | Tchibo | 4,410 | 8,819 |
| 48 | Danish Crown | 4,318 | 4,318 |
| 49 | Uniq | 4,249 | 4,249 |
| 50 | Hershey Foods Corporation | 4,221 | 4,221 |

（注）雪印乳業は2004年に市乳事業を日本ミルクコミュニティに継承した。またマルハは、2007年よりマルハニチロホールディングス。

（パン、チョコレートを含む）、肉製品、飲料、酪農製品で、それぞれの生産シェアは二七％、二〇％、一六％、一五％、付加価値としてはそれぞれ三七％、一七％、一九％、一〇％である。フランス、ドイツ、イタリア、イギリス、スペインで生産全体の八割を占めている。[17]

一九八一年にOECDは食品産業の将来に関する調査を行い、直面する課題を示した。すなわち、効率の改善、生産の多様化、食料経済の非効率部分とリターンの低さの改善、食料経済

表 4-2 世界の食品企業

| 順位 | 企業名 | 食品売り上げ（100万ドル） | 総売り上げ（100万ドル） |
|---|---|---|---|
| 1 | ネスレ | 44,640 | 47,489 |
| 2 | フィリップモリス | 26,532 | 80,356 |
| 3 | コナグラ | 25,535 | 25,535 |
| 4 | カーギル | 22,500 | 47,602 |
| 5 | ユニリーバ | 20,712 | 41,403 |
| 6 | コカコーラ | 20,458 | 20,458 |
| 7 | ペプシ | 20,438 | 20,438 |
| 8 | Archer Daniels Midland Company（ADM） | 20,051 | 20,051 |
| 9 | IBP Inc | 16,950 | 16,950 |
| 10 | Arla Foods | 15,824 | 15,824 |
| 11 | ディアジオ | 15,584 | 16,938 |
| 12 | Mars | 15,300 | 15,300 |
| 13 | アンハイザー・ブッシュ | 12,262 | 12,262 |
| 14 | ダノン | 12,123 | 12,576 |
| 15 | キリン | 11,928 | 12,826 |
| 16 | ハインツ | 9,430 | 9,430 |
| 17 | アサヒ | 9,194 | 11,351 |
| 18 | サントリー | 8,823 | 10,485 |
| 19 | 雪印乳業 | 8,516 | 9,256 |
| 20 | サラ・リー | 7,705 | 17,511 |
| 21 | Dairy Farmers of America（DFA） | 7,600 | 7,600 |
| 22 | 日本ハム | 7,389 | 7,389 |
| 23 | Tate & Lyle | 7,252 | 8,058 |
| 24 | タイソン・フーズ | 7,158 | 7,158 |
| 25 | ジェネラル・ミルズ | 7,078 | 7,078 |
| 26 | ケロッグ | 6,955 | 6,955 |

の各部門への政府補助の促進である。その予測は驚くほど的を射ていた。今日、ビジネス戦略の主要な柱は、企業閉鎖によるリストラと集中、雇用削減によるコスト低下、生産の規模拡大、企業の吸収・合併やその他の連携化、ブランドのしぼりこみ、主要産品への集中である。

食品産業は絶え間ない新製品開発を進めていかなければならない。一九九四年から二〇〇〇年の七年間、北米における食品と飲料の新製品は、平均して年間一万四三五八、合計で一〇万五〇六に及んだ。近年は健康を売り物に差別化を図る動きが活発化している。だが、多くは日の目を見ることがない。多くの企業がブランド化に取り組んでいるが、生産主義の影響下でスケールメリットを追求して商品の大量販売に向かうため、消費者主導ではなく生産者主導に傾きがちとなる。ブランドづくりこそが、食品企業の将来を左右する中心軸の一つではあるのだが(18)……。

## ◆グローバリゼーションからローカリゼーションへ

世界二〇〇カ国に広がったコカコーラ社は、リコール事件を契機にリストラを行うなど、それなりの荒波をくぐり抜けてきた。最近の戦略展開として、CEOのダグラス・ラフトが「地域的に考え、地域的に行動し、市民社会のモデルとしてふるまうブランドの確立」を掲げ、ローカリゼーションの方向性を打ち出している。多くの食品産業もまた、同様の考え方を表明しはじめた(19)。

石けんから食品までを扱い、年商四七五億ポンド(二〇〇〇年度)を売り上げる世界企業ユニリーバ社は、成長戦略として製品のしぼりこみとブランド確立を打ち出すとともに、情報化を積極的に進めている。そして、二〇〇〇年には、二万五〇〇〇の事業を整理し、二九万五〇〇〇人の人員削減(三三億ポンド相当)を行う五カ年計画を打ち出した。その結果、年率五%成長し、純営業利益率を一五%として、毎年一〇億ドルの利益を確保する計画である。

両社とも、健康志向や社会的な需要へ対応し、とりわけ知的資本としてのブランドや信用といった無形資産の再構築をめざしている。彼らの見通しは、ダグラス・ラフトの〝ローカリゼーション〟にみるように、知識・情報管理を強化し、製品イメージを強くアピールして消費者の信頼を獲得していく複合的な戦略に依拠する。バイオテクノロジーも視野に入れつつ、とりわけ健康を軸にした複合戦略がとられていくだろう。

主要企業の動向をみるかぎり、未来への戦略的な焦点は、価値やビジョンや使命をどのように再構築するかである。今後五年、一〇年のなかで、食品産業自体が大きな変化の波をうけ、小売りやサービス部門を巻き込みつつ、再構築の歩みを続けていくだろう。

## ◈食品小売企業の急速な合併と集中化

こうした動きを受けて、世界的にほんの一握りの食料品小売企業に、ここ数年で統合・支配されると思われる。とりわけ、アメリカを拠点とするウォルマート社は、年商二五〇〇億ドル、世界九カ国に四三〇〇店を展開する代表的小売企業である。ここ一〇年ほどの食料貿易の進展によって、小売価格は一三％下落したが、同社の急成長ぶりは著しい。クラフト社の製品の一〇％を取り扱うなど流通を大きく支配し、ケロッグ社によるキーブリー社の買収(二〇〇一年)やクラフト社とナビスコ社の合併(二〇〇〇年)など業界の再編に大きな影響力を発揮した。

図4-3　ヨーロッパの食品小売企業の上位集中度と売り上げ推移(予測)

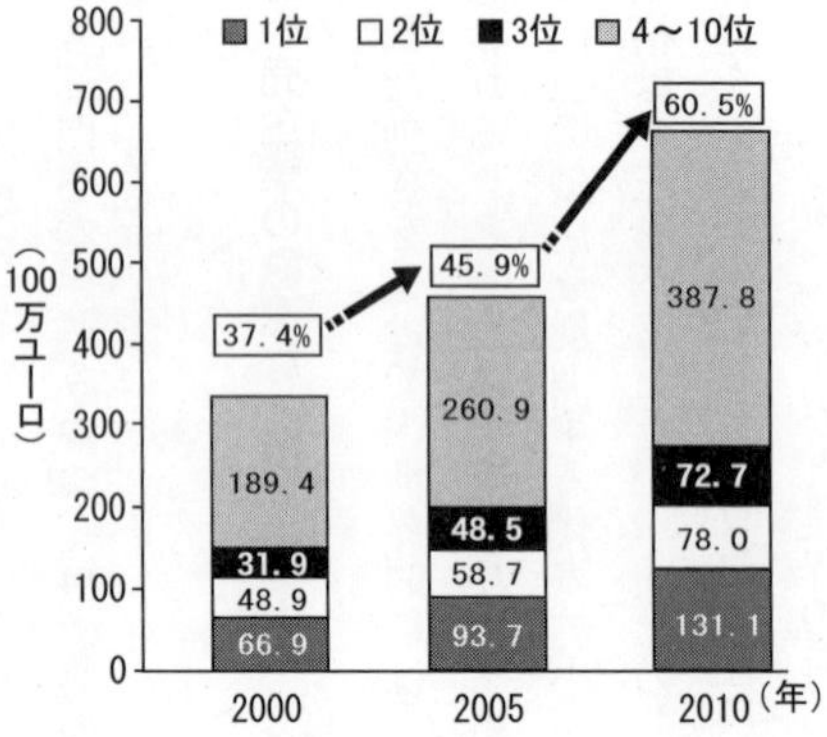


(出典)IDG Research, 2001.

二〇一〇年には、アメリカの小売企業トップ七社が食品小売りの七割を支配し、とくにウォルマート社は雑貨販売の二二%を支配すると予測されている。こうした集中化は、ヨーロッパでも変わらない。トップ一〇社の雑貨小売りの市場占有率は、二〇〇〇年から一〇年にかけて三七・四%から六〇・五%に上昇し、その合計売上高は、二〇〇〇年が三三七〇億ユーロ、〇五年に四六二〇億ユーロ、一〇年に六七〇〇億ユーロになるだろうと予測されている[20](図4-3)。

EUの二〇〇二年の市場に関するキャプジェミニ社の調査では、消費者・顧客数二億四九〇〇万人に対して、系列販売店一七万店、スーパー系列六〇〇社、製造工場八六〇〇社、中小工場八万社、仕入業一六万社、農家・生産者三二〇〇万人である。消費者は巨大な小売りチェーンの間の競争に巻き込まれ、小規模な小売企業は巨大グループ間の競争に組み込まれていく。アメリカにおいて、買収合戦をとおしていち早く水平的統合が一般化していったように。

トム・リアドン教授らの最近の研究によれば、スーパーのシェアはアフリカ、ラテンアメリカ、アジアなどの途上国においても広がっているという。一〇人中四人が貧困にあえぐラテンアメリカにおいて、食品小売りに占めるスーパーのシェアは、一九九〇年の五〇％から二〇〇〇年の六〇％へと増えている。中国においても、国の政策が転換した九二年以来、スーパーの躍進と民営化が大きく進んだ。九四年には一五〇チェーン・二五〇〇店だったが、二〇〇〇年には二一〇〇チェーン・三万二〇〇〇店に急増している。とくに都市部のシェアは九九年の三〇％から二〇〇〇年には四八％へと拡大した。

こうしたスーパーの展開は、中国の資本とともに一九九〇年代以降の外国企業との合弁によって促進されたものである。ウォルマート社に続く世界二位のフランス系小売企業カルフール社は、九九年の年商のうち三七％が海外だ。同年、ウォルマート社は一三％、オランダ系のアホールド社は七六％、イギリス系のテスコ社は一〇％であった（二〇〇二年の数字は、表4-3参照）。外国系のチェーン店との合弁もしくは吸収される過程で、中国に巨額の資本や経営の手法が取り入れられている。

中国の場合、三大外資のアメリカ、ＥＵ、日本の展開が圧倒的で、その他の地域でも同様の動きがある。南アフリカでは、三五〇〇万人の国民に対する食品販売の五五％が一七〇〇店によって占められており、スーパーのチェーンは隣国にまで広がっている。ナイジェリアのスーパーのシェアはまだ五％ほどで、ボリビアやインドも低いが、ブラジルや韓国では大きく広がった。こうした違いは、食材への趣向、市場、露店や専門店など伝統的な販売形態との関係性などが影響していると考えられる。

巨大食品小売企業の展開は、生産・加工・流通・販売の流れを支配し、一括契約、商品展示、支

## 表4-3　食品小売企業トップ30社(2002年)

| 順位 | 企業名 | 国 | 売り上げ(100万ドル) | 進出国数 | 海外売上割合(%) | 所有形態 |
|---|---|---|---|---|---|---|
| 1 | ウォルマート | アメリカ | 180,787 | 10 | 17 | 株式(公開)会社 |
| 2 | カルフール | フランス | 59,690 | 26 | 48 | 株式(公開)会社 |
| 3 | ケロッグ | アメリカ | 49,000 | 1 | 0 | 株式(公開)会社 |
| 4 | メトロ | ドイツ | 42,733 | 22 | 42 | 株式(公開)会社/同族 |
| 5 | アホールド | オランダ | 41,251 | 23 | 83 | 株式(公開)会社 |
| 6 | アルバートソン | アメリカ | 36,762 | 1 | 0 | 株式(公開)会社 |
| 7 | Rewe | ドイツ | 34,685 | 10 | 19 | 協同組合 |
| 8 | イトーヨーカ堂(セブン&アイ・ホールディングス) | 日本 | 32,713 | 19 | 33 | 株式(公開)会社 |
| 9 | セイフウェイ | アメリカ | 31,977 | 3 | 11 | 株式(公開)会社 |
| 10 | テスコ | イギリス | 31,812 | 9 | 13 | 株式(公開)会社 |
| 11 | コストコ | アメリカ | 31,621 | 7 | 19 | 株式(公開)会社 |
| 12 | ITM(incl Spar) | フランス | 30,685 | 9 | 36 | 協同組合 |
| 13 | アルディ(Aldi) | ドイツ | 28,796 | 11 | 37 | 有限会社 |
| 14 | Edeka(incl AVA) | ドイツ | 28,775 | 7 | 2 | 協同組合 |
| 15 | セインズベリー | イギリス | 25,683 | 2 | 16 | 株式(公開)会社/同族 |
| 16 | Tengelmann(incl A&P) | ドイツ | 25,148 | 12 | 49 | 有限会社/同族 |
| 17 | オーシャン(Auchan) | フランス | 21,642 | 14 | 39 | 有限会社/同族 |
| 18 | ルクレル(Leclerc) | フランス | 21,468 | 5 | 3 | 協同組合 |
| 19 | ダイエー | 日本 | 18,373 | 1 | 0 | 株式(公開)会社 |
| 20 | カジノ | フランス | 17,238 | 11 | 24 | 株式(公開)会社 |
| 21 | Delhaize | ベルギー | 16,784 | 11 | 84 | 株式(公開)会社 |
| 22 | Lidl & Schwartz | ドイツ | 16,092 | 13 | 25 | 有限会社 |
| 23 | イオン(ジャスコ) | 日本 | 15,060 | 8 | 11 | 株式(公開)会社 |
| 24 | Publix | アメリカ | 14,575 | 1 | 0 | 有限会社 |
| 25 | Coles Myer | オーストラリア | 14,061 | 2 | 1 | 株式(公開)会社 |
| 26 | Winn Dixie | アメリカ | 13,698 | 1 | 0 | 株式(公開)会社 |
| 27 | Loblaws | カナダ | 13,548 | 1 | 0 | 株式(公開)会社 |
| 28 | セイフウェイplc | イギリス | 12,357 | 2 | 3 | 株式(公開)会社 |
| 29 | ローソン | 日本 | 11,831 | 2 | 1 | 株式(公開)会社 |
| 30 | マークス&スペンサー | イギリス | 11,692 | 22 | 18 | 株式(公開)会社 |
| | 合計 | | 930,537 | | | |

払いまでも含めた管理・統制のゆきわたりを意味する。こうした手法によって、アメリカの小売企業は九〇億ドルの利益を生みだした。だが、都市の旧市街地や農村部は、グローバルな食品産業クラスターにとっては利益の出ない地域とされ、消費者も目を向けなくなり、発展から取り残されていく。

カルフール社の場合、買収を繰り返したあげく、フランス、スペイン、ベルギー、ポルトガル、ギリシャ、ブラジル、アルゼンチン、台湾、インドネシアなど二六カ国で最大の小売企業になった。食品小売企業の世界的ビジネス展開は、これからも進んでいくだろう。そこでは、三つのステップが展開される。第一に消費者の手なづけ、第二に資本の集中的投資と利益回収、第三に最良価格の設定である。そして、世界化しながらローカル性をアピールしつつ、競争力を維持し、発展をとげていくのである。(21)

## ◈優位に立つ食品小売企業

ＥＵ一五カ国（二〇〇四年から二五カ国）のうち、イギリスとドイツだけで人口の四割を占め、スーパーは三割の二〇万八〇〇〇店があり、その売り上げは四四％を占める。ウォルマート社がＥＵで最初に開店したのがこの二カ国であった。イギリスの四大食品小売企業はテスコ社、セインズベリー社、ＡＳＤＡ社、セイフウェイ社で、食品販売シェアの四七・三％を占める。ウォルマート社はイギリスに進出する際にＡＳＤＡ社を買収し、それ以来、価格競争が小売業界の中軸となった。

二〇〇〇年にイギリス政府の競争政策委員会報告は、二四のスーパーにおいて価格調整があると指摘した。二四社のうち五社が市場の八％以上を占めており、テスコ社が二四・六％、セインズベリー社が二〇・七％、ＡＳＤＡ／ウォルマート社が一三・四％、セイフウェイ社が一二・五％、サマーフィールド社が八・五％である。[22]

この委員会報告は、畜産製品の卸売価格などでの内外価格差を指摘し、スーパーが果たすべき公的責任、なかでも供給業者と小売業者の関係について二七の実践課題を示した。五社の主要スーパーが、結果的に他の中小小売業者を脇に追いやっている点で市場を歪ませており、売れ筋商品において、コストを下回る価格設定が行われたり、地域によって価格に差をつける販売方法などが多く行われていると指摘したのである。だが、改善策としては、自主的な行動指針を示すよう求めるだけにとどめている。

そのほかにも、セインズベリー社などでは、二万品目の主要商品のうち一万品目に年間を通じて景品などによる宣伝がなされるなど、過度な販売促進が行われている。消費者にとっては、コストや価格の不透明さから商品比較の範囲が狭められ、適正な価格判断ができにくい。さらに、以下のような歪んだビジネス活動がある。

①安い価格で過剰に注文し、その後に価格を上げて販売利益を得ても、供給業者への見返りはない。

②製品からの利益に対する見返りが、生産者・供給業者の期待よりかなり低い。
③販売時に合意した価格を安くするよう、さかのぼって仕入先に要求する。
④スーパーが手数料をとって、指定業者として運送業者やラベル会社などを利用するように、供給業者に要求する。

食品小売企業は、近未来において、ライフサイエンス・パラダイムとエコロジー・パラダイムのどちらを頼りにするかの岐路にある。彼らの力は、健康や供給業者への影響においても強大である。たとえば遺伝子組み換え食品について、消費者の懸念を背景にイギリスの大手小売企業が扱わないと決定した結果、ヨーロッパの市場はブロックされた。同時に、オーガニック食品への関心の高まりを受けて、その生産拡大を促すことにもなったのである。

競争政策委員会は二〇〇三年、小さいが高収益を誇るモリソンズ社が出した業界四位のセイフウェイ社の買収申請に対して、承認の裁定を下した。それは、さらなる合併・集中への引き金が引かれたことを意味する。

## ◆食品サービス産業の規模

過去三〇年間、食品の製造・加工や小売りは全体として、著しい発展をとげた食品サービスやケータリングと密接なかかわりをもってきた。先進国の消費者の飲食費のおよそ半分が外食に費やされるようになり、世界の食品サービス市場は二〇〇四年に一・六兆ドルにのぼると推定される。アメリカの八九の株式公開されているレストラン企業(一二万一〇〇〇店)の売上高は、〇二年に一〇〇〇億ドルにおよび、レストラン産業の三六%を占めている[23]。

普通のフルサービスのレストランの売上高が、簡便性を重視したカフェやバーやスタンド店などよりも高く、二〇〇〇年時点で八割を占めている。最初の世界的展開は、マクドナルド社やケンタッキー社、バーガーキング社などのアメリカ系資本であった。それらは、ファッション性や健康的イメージとともに、強力なマーケティング力によっている。迅速性、便利さ、手頃な値段が、顧客の心をつかんだのである。家庭料理の代替という点では、食品小売業界との競争も当然ながら起きた。

一九七〇年のアメリカでのファストフード消費は六〇億ドルだったが、二〇〇〇年には一一〇〇億ドルを上回った。いまや教育、コンピュータ、新車に費やす費用を超えるとともに、映画、書籍、雑誌、新聞、ビデオと音楽の総合計費用をも上回る規模だ。バーガーキング社を例にとると、その店舗数は、アメリカとカナダに八二四八店、ヨーロッパ二七カ国に一六五七店、ラテンアメリカ二一カ国に五六一店、アジア太平洋一〇カ国に五九八店ある(二〇〇二年)。同様の展開は、ヤム・ブランド社(ケンタッキー、タコ・ベル、ピザハット)についても起きている。

グローバル化の象徴の筆頭はマクドナルド社であり、まさに生産主義パラダイムを体現している企業である。世界最大のチェーン展開をとげ、一〇〇カ国以上に三万店以上、一日に四六〇〇万人の顧客が訪れ、四一五億三〇〇〇万ドルの売り上げを誇っている(二〇〇二年)。だが、この生産主義パラダイムの体現者は安定を失いだしている。株価は一九九九年に四八ドルを超えたものの、二〇〇三年二月にその四七年の歴史始まって以来の四半期の損失が発表されると、七二％も急落して一三・五ドルとなったのである。二〇〇二年には、子どもたちの肥満と太りすぎの責任を問うニューヨークでの集団訴訟の矢面に立たされた。

この訴訟では、ファストフード・チェーンが、肥満、糖尿病、心臓病（血栓症）、高血圧症、心筋梗塞、ガンなどの原因となる高脂肪で高塩分かつ糖分とコレステロールの高い食品を、子どもたちに対して不注意ないしは意図的かつ無謀に売りつけたと訴えられたのである。この初めての訴えは二〇〇三年二月に棄却されたにもかかわらず、ファストフードへの規制を求める運動は継続している。製品の健康への影響については、ハンバーガーのみならずスナックやドリンク類についても同じ問題をかかえており、食品部門の今日的な主要テーマに浮上した。その結果、以前にはなかった、健康によい選択や量やサイズの削減などをアピールする動きが活発化している。

家庭の食事に比べて外食は、一般的に高脂肪で、繊維分やカルシウムが少なく、栄養過剰になりやすい。にもかかわらず、食品サービス産業は全体として、きわめて活発な動きをみせている。争点となるのは、人びとが家で食べるのか外食するのか、食料の供給先、誰が料理したものか、である。こうした事柄に対して、どういう選択をしていくのだろうか。このような文化的な側面に関する議論は、第5章にゆずろう。

## ◆オーガニック食品の拡大

一九九〇年代なかば以降、食品市場でもっとも成長が著しいのは自然食品やオーガニック(有機)食品であり、世界的な健康志向の波に乗ってさらに広がるだろう。アメリカでは、スーパーの三分の一以上がこれらを品ぞろえしており、半数以上が無添加食品を置くようになった。二〇〇一年時点の売上高は、オーガニック食品が六九億五〇〇〇万ドル(前年比一九・九%増)、自然食品が五九億五〇〇〇万ドルである。二〇一〇年には二五八億ドルになると予測されている。

しかし、先進諸国では有機農業面積はわずか一五〇〇万ヘクタール、農耕地の〇・二五%を占めるにすぎない(二〇〇二年)。EUでは農地の二・九九%で、農場数は一四万三〇〇〇戸だ。オーストリアが八・六八%、イタリアが七・一四%と高く、スカンジナビア諸国がそれに続く。

オーガニック食品の市場規模は、アメリカ、EU、日本において食品全体の二%程度(二〇〇一年)の二一〇〇億ドルである。ただし、拡大は著しく、中期的には二〇%台になると予測されている。世界の有機農業面積は二三〇〇万ヘクタールで、市場規模はネスレ社の総販売額の半分程度(〇三年)だが、〇五年には二九〇〜三一〇億ドルと見込まれる。[24]

セールスポイントは、一般の農産物より合成化学物質の残留が少ない点である。生産方式によって、オーガニック(有機)と総合防除(減農薬、IPM)に分けられる。有機農産物を使うオーガニック食品は、慣行農産物を使う食品よりも残留が三分の一以下に抑えられている。オーガニック食品、

ＩＰＭ（減農薬）食品、一般食品の順で、合成化学物質の残留が少ない。

ただし、オーガニック食品の健康面での優位性は、きちんと比較検証されたわけではない。たとえばイギリスでは、食品基準協会（ＦＳＡ）と有機農業団体との間で論争が続いている。ＦＳＡは、ＢＳＥや他の食品スキャンダルを契機に二〇〇〇年にできた団体である。オーガニック食品は値段に見合うほどの優位性はないと公言し、有機農業団体から大きな反発を招いた。第三者的にみれば、確証できないものに対する価格付けはむずかしい。ＦＳＡはその後、安全性や栄養成分において慣行農業産品と有機農業産品との顕著な差異については十分な情報がまだないという主張に修正した(25)。

それに対してオーガニック食品の支持者たちは、有機農業は単に食料や繊維製品の素材を供給するだけの存在ではなく、景観を維持し、農村の豊かな発展を支える意義があると訴えている。この考え方は、ＥＵの二〇〇二年の共通農業政策（ＣＡＰ）改革でフランツ・フィシュラーＥＵ委員会委員が農業の多面的機能として提唱した。従来の農家への直接所得補償を順次、環境保全や農村地域の発展に対する直接支払いへと組み換えていく、政策の土台となっている。

ただし、現在のフード・チェーン全体のなかで、有機農業がどのくらい貢献しているかは依然として論点となっている。商業的な契約やその明細書において、オーガニック食品の特異性と重要性をどこまで価値づけられるのか、さまざまな課題が横たわっている。以下に、オーガニック産業としての重要課題を整理した。

①オーガニック食品を購入する比較的狭い消費者層によって支えられている従来のすき間（ニッチ）

市場から、世界的な市場をどのようにつくっていくか。
②オーガニック食品をどのように手頃で買いやすいものにしていくか。
③生鮮品から加工品に至るまで、品物の種類をどれだけ広げられるか。
④ローカル性を重視するのか、輸出商品としていくのか。
⑤オーガニック食品を広めるとき、フェアトレード製品のような管理や宣伝を行なっていくのか。
⑥オーガニック食品が人間の健康にどれほど効果的かについての、宣伝と広報のあり方。

## ◈遺伝子組み換え食品をめぐる対立

遺伝子組み換え技術による食料生産は、現代においてもっとも議論を呼んでいるテーマの一つである。この技術による自然界への介入と操作が何をもたらすか、根元的なレベルでの問いかけがなされている。おもに中小企業がかかわる有機農業とは異なり、この技術は当初からグローバル企業が大きくかかわっていた。二〇〇二年時点で、農業における遺伝子組み換えにかかわる代表的企業は、モンサント社、デュポン社、シンジェンタ社、バイヤー・ダウ社などで、急成長をとげている。

最初に商業化された遺伝子組み換え作物は、一九九四年に登場したトマトである。翌九五年に害虫抵抗性のジャガイモと綿が、九六年にはトウモロコシ、除草剤耐性の大豆と菜種などが続々と現れた。農業における遺伝子組み換え作物の普及は目を見張るものがあり、九六年には一七〇万ヘクタールだったが、二〇〇二年には五八六〇万ヘクタールへと急拡大し、世界一六カ国に広がっている。そのうち六八％がアメリカで栽培され、アルゼンチンが二二％、カナダが六％、中国が三％と続く〔国際アグリバイオ事業団によれば、二〇〇八年には世界二六カ国、一億二五〇〇万ヘクタールへ拡大した。国別では、アメリカ五〇％、アルゼンチン一七％、ブラジル一三％、インドとカナダが各六％、中国三％〕。

遺伝子組み換え種子の九一％はモンサント社から供給され（二〇〇一年）、除草剤耐性と害虫抵抗性の性質を組み込んだものである。まさに金の卵として巨万の利益を稼ぎだし、年商三六億七〇〇〇万ドル（〇一年）を売り上げ、五割増しの成長によって〇五年には五五億七〇〇〇万ドルが見込まれている。その推進者によれば、この技術は、作物や食料生産から消費者の健康に至るまで全般的に多大の利益を生み出す潜在的可能性をもつと宣伝されている。アメリカの食料技術研究所によれば、以下のようなメリットがあるという[26]。

①より多くの食料の、より経済的な供給
②栄養素欠乏に苦しむ人びとに対する栄養素を強化・改善した食料の提供
③長期間にわたって販売できる生鮮野菜や果物の提供
④アレルギーを起こさない食品の開発
⑤健康や薬効などワクチンのような働きをする機能性食品の開発
⑥農業生産における効率や生産性のさらなる改善

⑦有害な土壌など非生産的な途上国の土地の生産可能地への転換
⑧減農薬などより環境に優しい農業生産の実現

大きな争点は、長期的な環境へのリスクをどう見るかである。環境問題にとくに敏感なイギリスのNGOは、遺伝子組み換え技術によって自然界のバランスが壊され、植物相や動物相そして人間自身にも取り返しがつかない事態を引き起こす可能性について、もっと明らかにすべきだと主張している。今後の課題は、以下のような点である。

①バイオテクノロジーの農業、環境、生態系に対する影響
②科学と技術について専門家が果たす役割
③新技術や新たに生まれはじめている技術の管理・規制のあり方
④ラベル表示やその他の情報提供など、消費者の選択手段のあり方
⑤急速な拡大で、食料生産方式にどのような歪みが生じているか

環境に対する影響への警告は、環境保護団体のみならず生物科学者の本流からも提起されている。ロンドン王立協会が出した遺伝子組み換え作物の評価レビュー(一九九八年一〇月)は、規制・監督機関によって遺伝子組み換え技術のより広範な問題を監視すべきだと指摘した。また、イギリスの政府機関「イギリスの自然」諮問委員会は、九九年にトニー・ブレア首相(当時)に次のような書簡を送っている。

「われわれは除草剤耐性を組み込んだ作物の導入に対して、生物多様性の観点から、その影響に大

きな危惧を抱いている。それらの新品種は、農民にとって困難な除草作業に恩恵をもたらす反面、農業の集約化をさらに推し進め、田園地方の自然との共存関係に悪影響をもたらすだろう。われわれは、過去に農業の集約化が引き起こした生物多様性への壊滅的打撃の教訓を再度、学び直さねばならない[27]」

それに対して政府の遺伝子組み換え科学評価会議は、遺伝子組み換え食品に関して有害性や栄養的な劣化などは検証されなかったと申し立てた。消費者や環境保護主義者そして専門家の懸念にもかかわらず、バイオテクノロジーを推進する産業界は、世界の食料供給において遺伝子組み換え作物をほとんど既成事実としている。バイオ作物の蔓延によって、消費者は受け入れざるを得ないと産業界は見込んだのだ。

しかし、二〇〇四年五月、モンサント社は遺伝子組み換え小麦については、消費者の抵抗の前に撤退した。その一方で、消費者の関心が薄い綿や菜種の拡大に力を注いでいる。また、国連の『人間開発報告書』が〇一年、世界の食料問題と貧困削減の解決のために、ウイルス抵抗性や旱魃に強く、栄養が強化された品種開発などにおいて遺伝子組み換え技術が貢献すると指摘したのをうけて、その分野にも力を入れはじめた。

『人間開発報告書』は、これまで新技術がほとんど無視・軽視してきた多くの途上国の主食である雑穀、ソルガム、キャッサバなどの品種改良の必要性を強調し、西欧の消費者は食の安全性やアレルギー問題ばかりに関心を寄せるが、途上国の人びとは、収量増大、栄養価、農薬散布の削減への関心が高いと指摘した。だが、遺伝子組み換え技術に批判的な立場の途上国の人びとからは、本当に必要なのは農地の権利や地域市場の確保、貧困の撲滅であり、報告書の主張は恩着せがましく、かつ途上国にかこつけてバイオテクノロジーを推進しているという苛立ちも表明されている。[28]

多くのバイオ産業界の人びとは、最初の導入がもっぱら生産者のメリットだけを考えた技術開発だった点が問題であり、消費者の懸念を生んだと考えて、第二世代の組み換え作物を準備しだしている。すなわち、栄養価や健康、さらに人間と動物へのメリットを強調した果物、根菜類、果菜類、穀類の開発へ向けた動きを始めているのである。

## ◆要約と結論

本章では、食に関する生産、加工、流通などにおいて、企業がどう取り組んできたか、どんな目標をかかげて取り組もうとしているかをみてきた。フード・チェーンにおいて空前の力を発揮するビジネス活動は、フード・ウォーズのパラダイムをめぐるせめぎあいで、どういった方向に舵取りするか揺れている。多くの企業にとって、健康はマーケティングとともに、より積極的な意味をもつようになってきている。揺れ動くダイナミックな様相は、以下のように要約できる。

①食をめぐって企業の合併や連携が促進され、スーパーのチェーンにまで及んでいる。その競争はグローバルに展開しており、政治的・政策的な介入でしか対処できない。

②食品サービス産業の重要性は増大しており、消費者の支出の多くを占めるとともに、生産、小売り、ケータリングなどの垣根を曖昧にしつつある。
③持続可能性が重要性を増し、食料経済においても環境への配慮が大きな課題となっている。
④農業やアグリビジネスにおける統合・合併が進み、小規模農民は衰退し、遺伝子組み換え技術が隆盛しつつある。
⑤グローバル企業でもローカリゼーションが重視され、消費者の好みへの対応が迫られている。
⑥食料セクターにおける付加価値の重視とさらなる革新の圧力が高まるなかで、消費者への対応や投資にみあう資金運用が求められている。
⑦市場における揺らぎ、すき間的産品の大市場化、分散化が進行中である。
⑧健康と栄養価がフード・チェーン全体で重要視され、消費者の意向も多様化している。
⑨環境志向の動きをうけて有機農業が評価され、オーガニック食品や自然食品が注目されている。
⑩新技術とくに遺伝子組み換え技術が、生産主義パラダイムの取り組みとして広がっている。
⑪低賃金労働や倫理的側面の問題を含めて、企業による食の支配への消費者の抵抗が起きている。

食料供給において、科学や技術が果たす役割がますます重要性を帯びつつあるなかで、文化的な価値や社会的な価値の重要性もまた高まっている。二〇世紀最後の二〇年間に、消費者の権利や主張が大きな力をもつようになった。その力は今後どのように協同しあって、将来のフード・チェーンのあり方を左右していくのだろうか。

(1) Policy Commission on Farming and Food, *Farming and Food-A Sustainable Future,* London : Cabinet Office, 2002.

(2) Jacobson, M. and Silverglade, B., 'Functional foods : health boon or quackery?', *British Medical Journal*, Vol.319, 1999, pp.205-206.

(3) Martin, M.A., 'The future of the world food system', *Outlook on Agriculture*, Vol.30, No.1, 2001, pp.11-19.

(4) Delgado, C., Rosegrant, M., Steinfeld, H., Ehui, S. and Courbois, C., 'Livestock 2020 : the next food revolution', *Outlook on Agriculture,* Vol.30, No.1, 2001, pp.27-29.

(5) Sims, L., *The Politics of Fat : food and nutrition policy in America,* New York : M E Sharpe Inc., 1998.

(6) Nestle, M., 'Commentary', *Food Policy,* Vol.24, 1999, p.308.

(7) Pritchard, B. and Burch, D., *Agri-Food Globalization in Perspective : International Restructuring in the Processing Tomato Industry,* Aldershot : Ashgate, 2003.

(8) Heffernan, W., Hendrickson, M. and Gronski, R., *Consolidation in the Food and Agriculture System : Report to the National Farmers Union*, University of Missouri : Department of Rural Sociology, 1999. Hendrickson, M., Heffernan, W.D., Howard, P.H. and Heffernan, J.B., *Consolidation in Food Retailing and Dairy : Implications for Farmers and Consumers in a Global System : Report to National Farmers Union* (*USA*), Columbia, Missouri : Dept. Rural Sociology University of Missouri, 2001.

(9) op. cit.

(10) McMichael, P., 'The power of food', *Agriculture and Human Values,* Vol.17, 2000, pp.21-33.

(11) Lilliston, B. and Ritchie, N., 'Freedom to Fail', *Multinational Monitor,* July/August, 2000, pp.9-12.

(12) Friends of the Earth International, *The world trade system : winners and losers,* London : FOE-I, 1999. *Agrow World Crop Protection News,* 'Gap narrows between prospective agrochemical market leaders', 397, 1 ; and *Agrow*, passim, 2002.

(13) National Farmers' Union, 'Free Trade : Is it working for farmers?', Saskatoon, Sask. : National Farmers' Union of Canada, 2002. http : //www.nfu.ca

(14) Banana Link, *Race to the Bottom,* 2003. http : //www.bananalink.org.uk/ Wilson, N., 'Supply Chain Management : A Case Study of a Dedicated Supply Chain for Bananas in the UK Grocery Market', *Supply Chain Management,* Vol.1, No.1, 1996, pp.39-46.

(15) Robbins, P., *Stolen Fruit : the tropical commodities disaster,* London : Zed Press, 2003. Barrett, H., Ilbery, B. W., Browne, A.W. and Binns, T., Globalization and the changing networks of food supply : the importation of fresh horticultural produce from Kenya into the UK, *Trast Inst. Br. Geogr,* NS 24, 1999, pp.159-174.

(16) Leatherhead Food RA, *Food News,* Vol.35, No.11, November, 2001, p.2.

(17) Data from CIAA, Brussels. http : //www.ciaa.be

(18) Source : http : //www.productscan.com

(19) Speeches and other Coca-Cola facts accessed from company website : http : //www.coca-cola.com

(20) IGD, *Global Retailing,* Institute of Grocery Retailing, Letchmore Health, 2002, p.113. IGD, 'European Grocery Retailing', press relese, 26, February, Institute of Grocery Distribution, Letchmore Heath, 2001. http : //www.ukfg.org.uk http : //webdomino1.oecd.org/comnet/agr/foodeco.nsf

(21) See Gabriel, Y. and Lang, T., *The Unmanageable Consumer,* London : Sage, 1999.

(22) Competition Commission, *Report of the Competition Commission on the supply of Groceries from multiple stores*

*in the United Kingdom*, Londn : Competition Commission（Cm 4842）, 2000.

（23）Euromonitor International, *The world market for consumer foodservice 2001,* London : Euromonitor, 2001.

（24）Yussefi, M. and Willer, H., *The World of Organic Agriculture,* Imsbach : International Federation of Organic Agriculture Movements, 2003.

（25）Food Standards Agency, *Statement on organics,* London : FSA, 16, October, 2001.

（26）Institute of Food Technologists（USA）, IFT Expert Report on Biotechnology and Foods, Washington, DC., 2000, p.54. http : //www.ift.org/pdfs/biotech/report.pdf

（27）Letter form the English Nature Chairman, Baroness Young of Old Scone, to the Prime Minister, the Rt Hon Tony Blair MP, 4, February, 1999（English Natute ref. PO/04.13&08.02/5361）

（28）Shiva, V., *Monocultures of the Mind*, Penang : Third World Network, 1993. Shiva, V., *Biopiracy : the plunaer of nature and knowledge*, Boston MA : South End Press, 1997. ヴァンダナ・シヴァ著、戸田清・鶴田由紀訳『生物多様性の危機――精神のモノカルチャー』明石書店、二〇〇三年。バンダナ・シバ著、松本丈二訳『バイオパイラシー』緑風出版、二〇〇二年。

# 第5章 消費者の文化をめぐる戦い

## ◆好みと意識に向けた攻防戦

今日の食品業界は、自分たちは「消費者主導」のもとで行動していると表明している。フード・ウォーズの主戦場は、消費の領域とそれを支えるイメージやメディアである。実際、消費者の口(好み)だけではなく、心(意識)に向けた戦いが多くなってきた。前章のコカコーラ社やユニリーバ社の事例でみたように、そこで強調されるのは、消費者に製品や企業に対する感情的な一体感をどう形成させるかである。

戦いは、ブランド化した夢を売る食品加工業、食品というよりエンターテイメント産業として売り込む戦略をとる仕出し業(アメリカではイーターテイメントと呼ばれる)、そして両者の要素をもつスーパーの間でくり広げられている。遅ればせながら、イメージを強調して農産物を消費者に売り込む農家も、いくつか後に続く。

この章では、食べ物と健康に関する政策対応について、新しい消費者の展望を描き出す。従来のマーケティングや経営理論では、「食料の消費者」は狭いマーケット上の定義のもとで消費者主権を追求するとされてきた。しかし、われわれは、食文化をより広い概念のもとで考察し、健康の問題も組み込んでいくほうが重要だと考える。強力なフード・チェーンの力で食文化がどのように形成されているか、彼らが食べ物と健康についての消費者の認識にどう対応しているかを知れば、政策立案者たちは実際的な戦略をつくりだせるだろう。現在の政策は、食事によってもたらされる病気を防ぐための健康教育が重視され、食品ビジネスの現実や食文化についてはふれていない。

食文化という概念は、食べ物への信念や行動が、いかに社会的な枠組みによってつくりだされているかを示している。それは、食べ物に関する社会的に生みだされた価値、態度、関係性、味、料理や食物をとおした行動から成り立つ。食文化を究明するためには、個々人や集団にとっての食べ物の意味を認識しなければならない。食事をいっしょにしようとするとき、そのすべての行動――椅子に座り、皿や食器を使い、どんな食べ物を選ぶか、どこで、何を、どのくらい――が、食文化の指標になる。食文化は、社会的な「セメント」〔つなぐもの〕であり、意識を共有してグループを結合させる一方で、違いや区別を明らかにする機会ともなる。つまり、人びとは食べ物をとおしてアイデンティティや階層を表現し、その文化的な意味を得るのである。

食文化は均一ではない。消費者は、新たなものを好むこともあるし、拒んだりもする。消費者は健康に配慮しているとされるが、いつも健康によいものだけを食べるわけではない。質の側面とともに、価格によって、食べ物を判断している。消費者の食文化は非常に複雑であり、多面的であって、常に変化する。食パターン、味、信念は、部分的には自分たちの意思によるものの、他方では食料経済とその立役者たちによる再編によって、絶え間なく転換している（第4章参照）。

食文化は、ビジネスと国の政策との間で緊張関係にあり、伝統的な買い方や料理の仕方や食べ方においても競合している。食文化こそ、フード・チェーンと健康の間にあるダイナミックな関係を理解する鍵となるものである。

## ◆食べ物と健康の関係を消費者はどう考えているか？

マーケット・リサーチによれば、消費者はすでに食べ物と健康の関係についてよく知っており、多くの場合、食事と健康を意識して選択しているという。EUが一五カ国の一万四三三一人について一九九〇年代に行なった大規模な調査では、回答者は品質、価格、味を選択の際に最重視し、健康はそれに次ぐものである(1)。同じ調査で、多くのEU市民は自分たちの食事はよいし、変える必要はないと考え、三分の一が健康上の理由から食事を変えていると答えた。若い人たちには簡便さが食べ物の選択に大きく影響しているのに対して、高齢者層は健康を重視し、女性は男性よりも健康への関心が高い。北欧では、脂肪、野菜、果物に関心が高く、バラエティやバランスにも関心が払われていた。南欧では、新鮮さや加工していない食べ物を好む傾向が明らかになった。

こうした結果は、より商業的なマーケット・リサーチでも得られている。たとえば、アメリカのヘルスフォーカス社が、欧米の数カ国で行なった調査結果をみると、ヨーロッパの七四％の消費者は「積極的健康派」であり、食べ物の選択が自分と家族の健康状態に影響を及ぼすと考えている。同様に、九四％のアメリカの消費者が「積極的健康派」である。また、五人のうち四人が自分たちは健康によい食事をとっており、改善の必要はないと思っている。

彼らは健康的に食べたいと望んでおり、かつ自分たちはよい食べ方をしていると感じているのだ。

彼らは、食事の仕方や行動を、長期的であれ短期的であれ、健康のために変えようとは思っていない。そこでヘルスフォーカス社は、食品関連企業の経営者たちに「消費者が行動を変えることを期待してはいけない。彼らのいまの食べ方やライフスタイルに合わせて対応するべきだ」とアドバイスした。同社のリンダ・ギルバート社長は、次のように言う。

「消費者が健康によい選択をしていると思っているのは、外からの評価ではなく、内面的に納得しているということだ。アメリカでは、切実な動機とは情緒的かつライフスタイルに根ざしたものである。明らかに消費者は、栄養上の必要性は個人、性差、年齢、健康状態などによって異なることを認識している。だから、消費者が『ちょうど私にぴったり』と思って買えるように、カスタマイズした製品を開発し、販売業者もコミュニケーションを個人向けに工夫しなければならない(2)」

この調査では、ヨーロッパの消費者は、食品の残留農薬、放射線照射、遺伝子組み換えとともに、合成保存料やバイオ食品や高度に加工された食品に高い関心があることが示されている。こうした品質や不純物混和への関心は、政策(やビジネス)の文脈ではあまり認識されない。政策決定者は、消費者の関心は価格や簡便さなどだけだとみなしがちだからである。だが、実際には、調査が示すように複雑な要求があり、健康と食べ物の関係を重視しているのである。

一九九九年にフード・サイエンス・オーストラリアが依頼した報告書からは、健康と体質改善のための食品開発の可能性が読みとれる。そこでは、二〇一〇年までに以下のようなマーケットの機会があるだろうと予想されている(3)。

①社会が文化的に多元化するにつれて、アジア的なもの、ハーブや新たな健康と活力をもたらす食べ物に、消費者の関心がより高まる。
②消費者は、エネルギー源という考え方から、病気の予防薬として食べ物を捉えるようになる。
③個人の健康に関するアドバイザー(人でも電子情報でも)への要求が高まる。
④比較優位性の源として、オーガニック(有機)食品がより強調される。
⑤食品への健康的な観点からの規制が増大する。
⑥健康管理について民営化が進み、政治的課題が高まる。
⑦新たな栄養補助食品など、食品業界が勢いづく新テクノロジーが台頭してくる。

このように、世界中の食品市場の調査結果が、何を食べるかより、どうつくられたかに消費者の関心が移ってきたことを示している。政策が重点的に取り組むべき課題は、健康効果をもつ特別な製品の開発に取り組む食品産業の責任についてである。

健康に対する食品業界の対応の多くは短期的かつ単純で、ビタミン、ミネラル、繊維分、各種タンパク質を添加するといった、いわゆる栄養補助食品の生産にすぎない。健康は副次的なゴール、抽象的な実体にすぎず、食文化やフード・チェーン全体にかかわる本質的なものとは捉えていない。しかし、本当に消費者の健康ニーズに応え、効果的に健康に関する公共政策を実現するためには、食品産業は健康についての新たなビジネス文化を発展させなければならない。健康効果を発揮する新しい製品を生産するだけでは、人びとの公共に資する健康政策の形成にはつながらない。

## ◆スローフードの広がり

豊かな社会は、いまや肥満の進行という事態に関心を払わねばならなくなってきた。メディアは、一方で細身のファッションモデル美人を激賞しながら、他方では摂食障害の危険を説く。食べ物と健康の新たな時代精神は、「健康」と「食べ物」と「美」が結びついた永遠のトライアングルとして現れている。(4) グローバルな食品市場は、人びとに何ともすばらしいものを提供してくれる。労することなく何でも手軽に選び取れる、まさしく新しいグローバル食品供給機械である。それは、実際的な技術と同時に知的財産といってもよいが、それに対してレジスタンスが起きはじめた。

ファストフードの全盛期が数十年続いた後、いまスローフード運動が急速に広がっている。合法的に粗悪な食べ物が広まり、自然食品の市場が大きく伸びた。世界中の料理を賞味する時代から、地域内の食べ物や伝統的な料理へ向かう動きが起きているのだ。遺伝子組み換え食品への反対は、気まぐれな行為とみるべきではなく、新しい技術の導入に対する反対の高まりと捉えられる。たとえば、稲の特許を所有する企業の姿や科学の横暴に対して、消費者のなかに抵抗が育っている。食品会社のグローバルなブランドはあまりにも各地に出現するので、市民の反発をよぶ対象になったとしても驚くにはあたらない。

さらに、余計なものや包装も含めて、今日の消費は明日のごみになる。次章でみるように、食べ物の生産にも驚くべきエネルギーが使われている。化石燃料の乱用や大量使用を伴う消費は、温暖化にも影響を及ぼす。これほど大々的に地球の生命系を脅かしている文明はない。

## ◆ハンバーガー化する社会

食べ物は、きわめて個人的なものである。それ自身が独自性をもち、独自性を伝達し、われわれのアイデンティティを形づくる。その深い意味は最初にフロイドによって考察され、食品企業によって注意深く引き継がれた(それは、なぜ多くの心理学者が意識調査を重視し、マーケティング産業に雇用されているかにかかわっている)。多くの人びとが、食事を自分自身でコントロールしていると考えたがる。トマトはイタリア、ルバーブはイギリスのものと思いがちだが、それはグローバリゼーションがもたらしたものである。

食文化は交易に伴って広がり、発展してきた。たとえばジャガイモは、もともと〔南米の〕アンデス産である。ウォルター・ラレイ卿によって一七世紀にヨーロッパにもたらされたときは、抵抗と無関心にあったが、いまではアメリカと密接に結びつき、ポテトチップやフライドポテトはじめ、グローバルなファストフードとなった。多くの食品と同様、ジャガイモは貿易によって世界的な食文化となったのである。イギリスはジャガイモをインドにもたらし、米と並ぶ主食になった。

サトウキビはポリネシア起源だが、インドや中国そして世界に広がり、グローバルな商品作物となった。とくに、工業国の食事には切り離せない。それは、カリブ海諸国、アフリカ、ヨーロッパを結んだ悪名高いゴールデントライアングルの奴隷交易をとおして供給された。小麦はアフリカ起源だが、今日ではアメリカとヨーロッパで過剰生産され、貿易自由化を促進するガット（関税貿易一般協定）のもとでアジアに売り込まれて、米を主食としていた人びとを虜にしつつある。食べ物は、文化大使とともに裏切り者の顔をもつ存在だ。

今日、食べ物の役割とその「文化的普及」は、企業の影響力の規模と速度において新たに大きな変化をみせている。コーラやハンバーガーはアメリカの代名詞となり、「マクドナルド化」すなわち「ハンバーガー化」は、現代社会の官僚主義の簡便な表現として使われる。ハンバーガーは現代の象徴であり、アメリカ的食べ方の勝利を意味する。あらゆる製品を生産し、どんな必要も満たす理性的で官僚的な社会のメタファー（隠喩）である。ハンバーガーは、移動し、新しいマーケットを求め、大きな大陸を旅し、「日常の状態」で素早く食べることを強要する社会を象徴している。文化的な用語でいえば、甘くて、風味のない、豊かな味覚を奪いとられた姿、各自の好みが未発達におかれた状況を意味する。それは、「ここちよい」食品の販売、砂糖まみれの飲み物の勝利である。[5]

食料供給量は変化し、長年にわたって政府や企業や地主の影響下におかれてきた。消費者と食べ物の関係は安定していない。企業は消費者の忠誠心を夢見つつも、消費者が気まぐれなことは知っている。政府も、消費者の意見に対してリップサービス以上のものを提供すべきことを知っている。もし消費者がその意見を押し通せるのであれば、政治の出る幕はない。

フランス革命の遺産である選挙は、いまや市場の「投票」に置き換えられている。それは、いつも消費者が製品やサービスを購入し、支払う行為として行われているのだ。市民の権利とは、商業、ショッピングセンター、商店、製品などから成り立つ購買行為による投票として再定義される。購入とは投票と同じであり、マーケット調査は集団の意思の表現のようなものだ。消費者がより豊かになり購買力をもつことは、より多くの投票権をもつことを意味する。たしかに、労働市場で安く買いたたかれる労働者と同様に、消費者はちやほやされてきた。フランスの社会学者ジャン・ボードリヤールは一九七〇年に、それを次のように辛辣に述べている。

「要するに消費者は、消費者たるかぎりは一九世紀初頭の労働者がそうであったように、無自覚で未組織である。だからこそ、彼らは世論(神秘的で神がかってさえいる『至上の』世論)という欺瞞によって、いたるところでおだてられ、へつらわれ、ほめたたえられている。民衆が民主主義にとどまるかぎり(政治的・社会的場面に介入しないかぎり)、民主主義によっておだてられているのと同じように、消費者もやはり社会的場面で何らかの役割を演じないかぎりは主権者に祭り上げられている。民衆とは未組織状態におかれたかぎりでの労働者のことであり、公衆や世論とは消費だけに甘んじているかぎりでの消費者のことなのである(6)」

これが消費者の役割なのだろうか。消費は、妨げられてはいけないことなのか。消費者の役割は重大な展開をみせはじめている。とりわけ、食をめぐる世界では、その力を発揮しだしている。

## ◆二つのモデルのせめぎあい

現代の食べ物の消費の姿は、支配的な食文化に一方的に引っ張られている。他方で、異なる根拠や理由や警鐘のもとで、別の政策的目標が要請される場合がある。すなわち、一方は「選ぶ」という呪文に導かれた方向であり、他方は環境の持続性を優先する方向である。言葉では消費者主権と言われるが、現実は市場集中が進んでいる。

このように相反する類型を、現在の支配的なモデルとオルタナティブ(もう一つの)なモデルとして**表5-1**に示した。オルタナティブとは言っても、これは支配的モデルと同様に現実にあり、政策の結果として導かれたものである。どちらのモデルが支配的になるか、政策立案にあたっての課題は、相互に矛盾する要請の調整であり、明確な選択の行使だ。このリストは、食べ物や健康政策や考え方において、どのパラダイムを受け入れるかにかかわる重要な指標である。

基本的には、消費者主義《コンシューマリズム》はすべての選択という夢を与える。新自由主義経済モデルでは、消費者はたいていい金持ちで、旅行しなくても近くのスーパーで「世界中から物色した」ものを買うことができる。世界中の食べ物が文字どおり、買い物かごから食卓にのぼるのだ。第8章でみるように、巨大小売業者は食料品の新植民地主義を生んでいると言ってもよい。かつてのヨーロッパの帝国主義と違って領土こそもたないが、この二一世紀の食の帝国は、貿易ルートやマーケティング経路を所有する。同時に、食料貿易の発展につれて人びとの移動も活発化し、毎年、推計六〇〇〇万人が

表 5-1　せめぎあう2つのモデル

| 支配的なモデル | オルタナティブなモデル |
|---|---|
| グローバリゼーション | ローカリゼーション |
| 都市／農村の分離 | 都市—農村の連携 |
| 長距離輸送(大きなフードマイル) | 短い輸送距離 |
| 輸出入を前提とした食料安全保障 | 地域資源に基づく食 |
| 生産増強 | 生産圧力の緩和 |
| 早い変化の量と速度 | 緩やかな変化の量と速度 |
| 非再生エネルギーへの依存 | 再生可能エネルギーへの依存 |
| 市場の寡占化(集中化) | 多様な食料セクターの参入 |
| コスト(負荷)の外部化 | コスト(負荷)の内部化 |
| 農村雇用の衰退 | 農村人口の活性化 |
| モノカルチャー | 生物多様性 |
| 単機能的な農業 | 多面的機能の農業 |
| 科学が労働を代替 | 科学が自然を支える |
| 科学的農業 | 有機・持続可能な農業 |
| バイオテクノロジー | 伝統的な知識 |
| 加工(保存)食品 | 生鮮(腐りやすい)食品 |
| 工場生産的な食品 | 農地生産的な食品 |
| ハイパーマーケット | 市場(いちば) |
| 非熟練 | 熟練 |
| 標準化 | 差異と多様性 |
| 売場でのすき間(ニッチ)市場 | 多種類の料理と生産地 |
| 食料のための人びと | 人びとのための食料 |
| 分散的な食文化 | 共通の食文化 |
| 欲求の創造(広告) | 真の欲求(文化による学習) |
| ブランド品 | 地域の特産品 |
| 〈ハンバーガー化〉 | 地域性ある食 |
| 電子レンジ加熱食 | 料理された食 |
| ファストフード | スローフード |
| 個人化した食 | 親交と分かち合いの食 |
| 私的な知的財 | 共有財 |
| 食のニューエコノミー | 食の昔ながらのエコノミー |
| 自由に勝手な生産 | 地域に結びついた生産 |
| どこからでも来る食 | 生命地域主義(バイオリージョナリズム) |
| 急速に変化する人工的自然 | ゆっくり変化する自然 |
| グローバルな決定 | ローカルな決定 |
| トップダウンによる支配 | ボトムアップによる支配 |
| 依存的な文化 | 自主・自立の文化 |
| 健康の不平等の拡大 | 健康の不平等の縮小 |
| 社会の二極化と排除 | 社会の包摂 |
| 消費者 | 市民 |
| 規制緩和ないし自己規制 | 行政と公的規制 |
| 食料の管理支配 | 食料のデモクラシー |
| 政策の分散化 | 政策の統合化 |

海外を旅行する（旅行による食品に起因するリスクは二〇〜五〇％と推定される）。

現代の食文化は、このように少数の人びとには広い選択の自由を与えているが、多くの人びとにとって選択の幅は狭い。食品表示は情報を提供はするが、それをどう理解するかという教育はほとんどなされていない。

また、東欧の消費者はニーズが満たされていない状況なのに、欲望が知らぬ間に生みだされている。外国とくに西欧の食品が上等とみなされ、地方のものは疎んじられているのである。食べ物は、移り気でファッション的な商品として消費されるようになった。消費者の文化は、環境保護主義者の言う「（環境負荷の）足跡《フットプリント》」を埋め込んだまま進展し、選り抜きの食文化が、ますます深く歴史の一こまに刻み込まれている。[7]

ミネラルウォーターがよい例だ。それは、大量のエネルギーを浪費して世界中に輸送される。一方で地元の水源を脅かし、水不足を招き、結果としてきれいな水を求めて商品の奪い合いを起こしている。[8] グローバルな食の文化がつくりだすパラドックスと愚かさが蔓延しているのである。

### ◆「精神分裂症」？の消費者

現代の消費者は、この世界の犠牲者に甘んじるのか、幻滅すべき世界で食べ物に意味と可能性を見いだして社会活動的な市民となるか。どちらの選択も可能だ。しかし、現実には、裕福な消費者

表 5-2　世界の消費者の階層

| 階　層 | 上流層 | 中流層 | 貧困層 |
| --- | --- | --- | --- |
| 人　口 | 15 億人 | 30 億人 | 15 億人 |
| 食　事 | 肉、包装食品、ソフトドリンク | 穀類、清潔な水 | 不十分な穀類、安全でない水 |
| 輸送手段と購買手段 | マイカー、空輸遠距離食品、ハイパーマーケットとデリカテッセン、専門店 | 自転車、バス、部分的に遠距離の食品、地方の商店と市場 | 徒歩、地方食、地方商店と市場 |
| 物的な消費選択 | 大量廃棄製品、広い選択肢、グローバルな地平 | 安く長持ちする製品、自給自足的、地方的な地平 | ローカルなバイオマス利用の制約ないし欠如、ローカルな地平 |
| 環境への影響 | 高い | 中程度 | 低い |

だけがすばらしい食べ物を選び取ることができ、中流の消費者はそのレベルが落ち、貧しい者にはほとんど何も残らない。表5-2は、新しいグローバル世界における消費階層の概念化である(皮肉にも、貧困層は、調理に薪などを使うので環境への直接的影響が大きい面もある)。この表は、富裕層がその購買力と多額の消費によって、総合的にみて環境へより多くの悪影響をもたらしている事実を明確にすることを目的としている。

移民は、食文化の変化をもたらすもう一つのよくあるメカニズムだ。彼らは、自分の食文化や味覚をも持ち込む。その食文化が定着するのは、彼らの食文化やレストランが二世や三世の商売や企業経営と結びつくからだ。

エチオピアの飢餓問題が起きてから間もなく、エチオピアの食べ物をワシントンDCで食べられる理由はそこにある。フランスには、長らく多くの素敵なアフリカ料理が根付いている。イギリスは、すばらしいインド料理が味わえる第二の故郷である。事実、そのエスニック料理のマーケットは、二〇〇二年時点で九〇〇〇万ポンドにのぼり、いまや、イギリス料理といえばチキン・ティッカ・マサラが筆頭にあがるまでになった。

社会的には、食品産業は「消費者」の前にひざまづいているかに見えるが、それは見せかけにすぎない。いわゆる消費者のひな型などはなく、流通業者、世論調査者、コンサルタントは、日常的に消費者の味覚や好みや要望などを細かく調べている。マーケット・リサーチでは、性差、年齢、民族を調べ、収入、社会階層、イデオロギー、要求などで区分し、消費者の好みを細分化している。

ある商品専門家は、イギリスの食品小売企業のトップのために、食材に対する消費者の関心の高まりについての詳細な調査に基づいて、次のように述べている。農薬、遺伝子組み換え食品、食品添加物、健康問題などが浮上しているが、それらの欲求は、アメリカの心理学者アブラハム・マズローの欲望の階層理論にならえば成熟段階であるというのだ。

この調査をもとに、消費者の欲求についてピラミッドモデル（図5-1）が示され、現代の食料供給マネジメントの基幹部分に食品の安全がおかれている。人びとがより裕福になるにつれ、その要求はピラミッドのより高いところに移行する。また、この階層は世代間の欲求にも特徴づけられるから、若い消費者の要望を組み入れれば、企業の長期戦略づくりに役立つ。

中堅から大手まですべての食品企業は、たえ間なく消費者を調査しながら、そこで見い出したものを商品の生産計画や戦略に役立てている。マーケット調査者は、まさしく先兵として消費者を監

図5–1　イギリスの食品小売企業における消費者の欲求のモデル

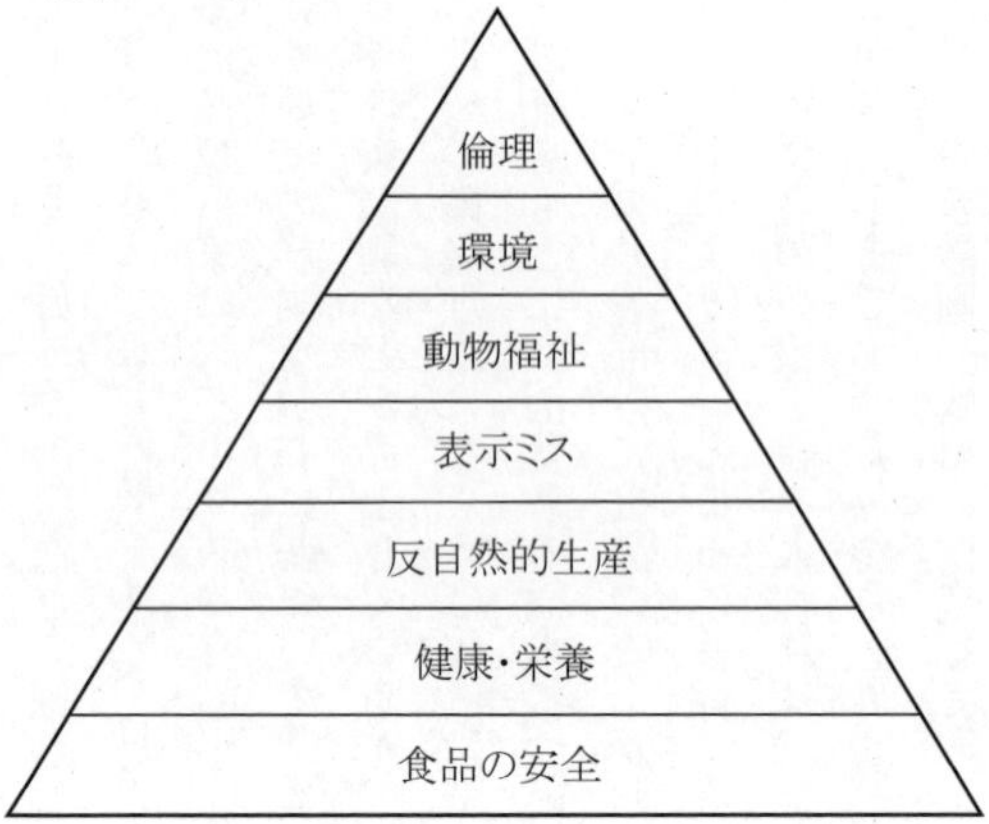
倫理
環境
動物福祉
表示ミス
反自然的生産
健康・栄養
食品の安全

視し、その意識、要望、ニーズの変化を集中的に追いかけている。ほとんどの巨大企業は、恒常的に調査を指示し、調査結果を買い取る。

マーケット調査者と広告業者はこうした仕事のパッケージ化に長けており、より巧みにカテゴリー分けし、その違いにあわせて市場先導グループ向けの商品をつくりだしていく。彼らは社会経済学的な差異を想定しながら、願望のまとまりをカテゴリー化してみせるのである。均質な「消費者」は神話となっており、食品産業はそれをすでに認識している。

## ◆食文化を鋳型にはめる巧みな宣伝

もっとも顕著な食文化の変化の一つは、消費者の食に関する情報源である。その経路は、広告、スポンサー、学校教育、メディア、インターネット、そして仲間などからだ。メディアは特定の業界に好ましからざる印象を与えたとき、食品産業からよく非難される。にもかかわらず、グローバル食品企業は年間何億ドルも広告やＰＲ、その他のプロモーション活動に経費をかけている。遺伝子組み換え食品をめぐる戦いは典型的な事例であり、消費者意識の取り扱いがみごとに示された。たとえば二〇〇〇年の食料アグリビジネス・マネジメント協会の国際会議において、講師陣は、もっと資金を投入して遺伝子組み換え食品の魅力を消費者に説得するよう主張した。食品テクノロジー分科会では、ダウ・アグロサイエンス社（ダウ・ケミカル社の一部門）のデビッド・ロウエが、「われわれが直面している最大の課題は、技術の領域ではなくマーケティングである」と発言し、消費者のニーズと教育への投資こそが必要なのだと訴えかけたのである。

そして、バイオ産業協会と七つの企業は、ハイテク食品への消費者の支持を得るために五〇〇〇万ドルかけてバイオテクノロジー・インフォメーション協議会を結成し、三～五年間の取り組み課題を打ち出している。ある代表は、「遺伝子組み換え生物」という用語をなくすことが必要であり、代わりにバイオテクノロジー食料や農業バイオテクノロジーと言い換えるべきだと主張した[9]。

同様に、機能性食品や栄養補助食品（nutraceuticals）の領域でも、科学的であるより、消費者にわかりやすい言葉で伝えるコミュニケーションこそが必要だと考えられている。このアプローチは現実に行われており、多くの場合、健康食品や関連食品において誇大広告を生んできたのである。

宣伝のターゲットになっているのは若者である。たとえばイギリスでは、年間五〇億ポンドもが食べ物の宣伝に使われている。その多くが砂糖まみれの、油脂分の多い、とくに、有名ブランドの食品・飲料である。一方、果物や野菜のような健康的な食べ物は宣伝の対象にならない。

ビジネスの成功は、とりわけブランド品において、消費者がすぐにそれとわかるか否かにかかっている。そのために、専門的な軍団からなる一つの産業が形成されてきた。そこでは、心理学から家政学までの学者をとりそろえ、集中的に研究・分析して消費者を管理・予測しやすい枠にはめこむ。ビジネス用語でいうニッチないし「分類棚」に押し込んでいるのだ。ユニリーバ前代表のマイケル・ペリー卿は、一九九四年にイギリス広告協会の基調講演で次のように述べた。

「ブランド商品の生産者としてのわれわれのスキルのすべては、消費者のトレンドの先取りにある。姿を現しはじめたニーズや欲求を、いち早く見つける。そして、広告の質を高めるには、願望をつかんで商品に反映させ、消費者をわれわれが強調する方向へと誘導するのだ[10]」

食品産業は一九八七年に法制化されたヨーロッパ単一市場の強力な支持者であり、そこから利益を得てきた。各国の多様な食品基準の統一によってコストを削減したのである。チョコレート産業で三〇%、ビール産業で二二%、アイスクリーム業界で一二%、パスタ業界で九%が削減された(ただし、この削減成果が消費者に還元されたかは不明。なぜなら、業界は新たな巨大市場でより利益を上げるために、すぐに買収・合併の時代に突入したからである)。その一方で、単一市場化によって情報やラベル表示が改善されたかといえば、きわめて緩慢にしか行われていない。たとえば含有物の量的表示の導入には、その後一二年もの歳月がかかった。

食品産業はまた、慈善事業と結びついて学校への教材を作成するなど、多様なメディアを使って自分たちを好ましい存在に仕立てることにきわめて長けている。マクドナルド社とユニセフは、二〇〇二年一一月二〇日に、「世界こどもの日」という資金集め事業を行なった。この日は、国連がこどもの権利条約を一九八九年に採択した記念の日である。その記念日に、マクドナルド社は世界一二一カ国で、地域の子どもたちの団体を支援するさまざまな活動とプロモーションを行なった。これは、第8章でふれる「グローバルがローカルに向かう戦略」の一例である。

## ◆食品表示の効果

食品業界と政府の間で深刻な緊張関係にある問題が食品表示である。表示は消費者運動が主張してきたもので、消費者に情報が与えられ、判断と選択が行われてこそ、市場の効率性が高められる。ところが、表示に関してはきわめて政治的な問題が起きている。

ヨーロッパでは、たとえば食品添加物は表示義務があるが、農薬についてはない。放射線照射された食品の表示は義務付けられているが、それは最終製品の重量比一％以上に限られる。これは、放射線照射されたコショウやスパイス(すでに行われている)が表示義務を免れることを意味する。遺伝子組み換え食品の表示は長く争点となっており、市民運動が小売り業者とフード・チェーンにトレーサビリティ・システムの導入を迫っている。端的に言って、表示はフード・ウォーズの解決ではなく、その戦いの一こまにすぎない。しかし、政治家は表示を消費者主権の手段とともに、基本原則として引き合いに出す。また、表示における主要な争点に栄養内容がある。アメリカでは栄養表示が義務付けられているが、ヨーロッパでは健康上の支障がないかぎり任意である。

食品表示の効果については、長く議論がある。数多くの商品選択の際に細かい字で書かれた複雑な情報が健康増進にどこまで役立つのかという指摘がある一方で、情報がなければ消費者は無知のままにおかれることへの危惧も指摘されている。

ともあれ、この政策領域に膨大な労力が投入され、表示のあらゆる側面について国内そして国際会議が次々と開催されてきた。表示は少なくとも、健康に関する戦略上は効果的と考えられている。他方で残念ながら、食品の法規制にかかわる役人による介入を含む表示規制に関する違反が起きており、表示問題は依然フード・ウォーズの争点だ。さらにホットなテーマとして、食品やその含有物質に関する病気関連の表示や健康への障害に関する規制における激しいせめぎあいがある。

## ◆肥満をめぐるマーケティングと規制

肥満については第2章で概要を述べたが、先進工業国における飲料・食品市場の再編につながる大きな要因になりつつある。イギリスでは「健康時限爆弾」として肥満問題が取り上げられ、健康管理（医療）サービスのコスト増大と破滅的な経済の損失について指摘された。そして、食品産業が肥満問題にどの程度かかわっているかが着目され、食品や飲料のマーケティングのあり方の見直しにつながった。

それは、二つの法的措置につながる脅威をアメリカ系ファストフード・レストランに及ぼした。

すなわち、肥満の原因になったという個人の訴えと、利益率の低下によって食品産業の経済成長が脅かされるという金融アナリストによる緊急警告である。二〇〇二年にＵＳＢワーブルグ社（巨大証券会社）が公表した世界の株式調査において、世界の巨大食品会社は不健康な食品を消費者に提供している点で株価のリスクをかかえていると指摘されたのである。さらに、二〇〇三年四月のＪＰモルガン社による株式調査レポートでも、食品産業の主要成長商品が、とくにヨーロッパにおいて表示や広告や販売などの規制が強化されることで、リスクをかかえこむと予想された。長期的なリスクの対象にあがったのは、ファストフード、ソフトドリンク、お菓子、スナックである。

ワーブルグ・レポートによれば、肥満の減少はカロリー消費の減少を意味し、多くの商品の売り上げ低下につながるという。ＪＰモルガン社では、肥満リスク（総収益の百分率をベース）のポートフォリオ評価（実態を数値化した評価）とともに、健康商品がもたらす成長可能性も予測している。その成長事例に選ばれたのは、たとえばフランス企業のダノン社だ。

肥満との関連で食品産業の弱点は、子ども向けのマーケティングである。実際、子どもの肥満傾向は恐ろしいほど顕在化している（第2章参照）。イギリスなどでは、肥満に関連する成人発症の（真性）糖尿病が子どもや青年にも起きていることが報告されはじめた。

こうした指摘に加えて、ＷＨＯは二〇〇三年初めに、砂糖入り飲料はとくに子どもの肥満の原因になるという警告を公表。各国政府に対して、子ども向けの「砂糖のたくさん入った製品」のテレビ広告の取り締まりの検討を要請した。肥満対策国際委員会も、〇二年九月に出した報告書『ヨーロッパにおける肥満』のなかで、就学前の幼児を含む子どもを対象とした不適切な食品・飲料の消費をあおる広告をEU全体で規制すべきであるとの警告を発した。さらに、不健康な食品に税金を課すというアイデアさえ、大っぴらに議論されている。たとえば、アメリカの多くの州で、ソーダやスナック食品に課税する立法を検討中だ。アメリカ中の学校では、糖分と脂肪分が多い製品の禁止・削減をめざして、学校での自動販売機の品目に注意するようになっている。

食品の安全と栄養に関する消費者利益を守るNGOの連合体「食品国際消費者機構」(IACFO)のようなキャンペーン団体は、世界中の子どもの健康がジャンクフード(高カロリーで低栄養の食品)の販売促進によって危険にさらされているという。その報告書『健康に害を及ぼす放送——なぜ子ども向け食品マーケティングは規制されねばならないか』は、次のような試算を示した。[11]

①世界の食品産業の広告費は四〇〇億ドルにのぼる。それは、世界の七〇%の国の国内総生産(GDP)よりも大きい。

②欧米風の食事によって引き起こされる病気を予防するためにWHOが使っている金額一ドルに対し、食品産業は五〇〇ドル以上かけて、こうした食事を促進している。

③先進工業国では、子どもがテレビを見る時間帯の全広告のうち、ほぼ半分を食品が占めている。その四分の三は、高カロリー低栄養食品である。

④経済の転換期にある国(東欧など)では、食料品生産に対する外国からの直接投資の約六〇%は、砂糖、菓子類、飲料(ソフトドリンク)である。野菜・果物生産への投資が一〇〇ドルとすると、

菓子類と飲料への投資は一〇〇〇ドル以上に及ぶ。

⑤ロシア、中国、インドなど発展途上の工業国に世界人口の半数以上が住んでおり、食品会社が輸出する食品や宣伝する食事によって引き起こされる病気の増加に苦しんでいる。

この報告書の共同執筆者で、ＩＡＣＦＯ連合に加盟するロンドンの食品委員会のメンバーであるキャス・ダルメニーは、次のように述べる。

「ジャンクフードの広告主は、子どもは、広告からとくに影響を受けやすいことを知っている。彼らは、二歳までを対象にして、おもちゃのおまけやマンガのキャラクター、目を引く包装や相互交信のインターネット・ウェブサイトなどで宣伝し、親にそれらの製品をせがむように仕向けている[12]」

報告書では、子ども向けの高カロリー低栄養食品の販売促進活動を国際的に規制するよう求めるとともに、ＩＡＣＦＯはＷＨＯが取り組むべき以下の課題を勧告している。

①子どもの健康の保護を、貿易よりも優先する。
②国際放送テレビ、ウェブサイト、Ｅメールを含む食品マーケティング活動に対する国際的な規制を支援する。
③食品・飲料の製造業者や広告業者の権利と果たすべき責務を明らかにする声明を準備する。
④産業界のマーケティング行動を監視し、世界的および地域的に対象を拡大していく。

さらに、イギリス食品標準庁が二〇〇三年に出した報告書は、子ども向け食品の広告の禁止と、スナックや菓子に健康への警告を表示することを奨励した。子どもに悪い「五大食品」として、糖分の多い朝食用シリアル、ソフトドリンク、菓子、味付きスナック、ファストフードをあげ、子どもが見る広告の量と食べる量とが直接的に関連していると指摘したのである。

これに対して食品産業側は、多くの企業の出版物や公共政策上の発言によって、彼らの製品やマーケティング活動に対する猛攻撃に対抗しようとしている。素早くもっとも明解な反応をした企業の一つはクラフト・フード社で、社会的なニーズに製品とマーケティング行動を適応させ、強化する新しい段階への移行を公表した。クラフト社が焦点をあてたのは、製品の栄養、マーケティング方法、消費者への情報提供、そして公共的な支援と対話である。さらに、肥満に対処するための世界委員会を組織し、肥満対策のための政策や基準と、指標と実施のための計画表の作成を提起した。

クラフト・フード社やマクドナルド社のような企業は、多くの政府の健康にかかわる省庁が肥満の急増に対して予防措置的な規制、課税や「ビジネスにとって重荷になるような対策」を実施する前に、素早く先手を打っているのである。

## ◆料理と食文化

何十年もの間、テレビの料理番組と食べ物番組の大半は、実際の家庭料理や大衆がふつうに口にする料理の対極を取り上げてきた。近年では、料理や食べ物の本が世界的なベストセラーのリストに並んでいる。そうした現象を生む最大の要因は、豊かな社会におけるエンターテインメント的な価値であることが、複数の研究で示されている。豊かな社会では、料理は日常不可欠なものというより、趣味的な時間に属するものになってきたからである。

一九九七年のヨーロッパの調査では、イギリス人は他のヨーロッパ人よりも台所で過ごす時間が短いにもかかわらず、料理について、四二％が「楽しい」、一四％は「創造的活動」、一一％は「ストレス解消のための活動」と答えている。また、イギリス政府が資金提供した研究は、若い人は料理を学ぶことに関心をもっていても実際の料理はできない状況を明らかにした。

料理とは、自然と食文化が出会う普遍的な接点である。今日、食文化がもつ母系的つながりが失われようとしている。家族構成が変化し、かつてのように母親や祖父母は、何をどう料理するかを教える食文化の重要な担い手ではなくなった。伝統的に各地のほとんどの文化では、例外なく料理はおもに女性の仕事とされてきたが、少なくとも先進工業国においては技能的な面で変化している。

問題は、料理が過小評価されることをどう捉えるかだ。調理済み食品の出現は女性の解放につながるという考えがある一方で、料理が教えられなければ食事のための基礎的な手段を失うという議論もある。食べ物に何が入っているか知らなければ、人びとは健康を保つために食事をコントロールできない。料理は、生きるための技能である。料理の仕方を知らなければ、食品産業ないしは他の誰かに完全に依存せざるを得ない。すなわち食の文化は依存の文化となり、消費者主権からはかけ離れたものとなる。

アメリカ人の五人に一人が毎日ファストフード店で食べており、食費一ドルのうち四八セントは家庭の食事以外で使われている。ファストフードは、アメリカ人が移動を好むことの表れでもある。二〇〇〇年には一億五〇〇〇万台の自動車が路上を走りまわり、食事を速くすませるよう強制している。

便利さは今日、EUでも食生活様式を変えていく重要な要因となった。しかし、便利さという概念は同時に、食品を消費する選択の責任を他の誰か、すなわち食品・飲料を製造する食品産業に委ねることを意味している。イギリスの消費者はおそらくヨーロッパのなかでもっともアメリカナイズされ、常にスナックを食べ続け、決められた時間に食事をしなくなりだした。

イギリス人についての調査によれば、人びとの料理方法は、長時間労働と女性の賃労働の増加、遠距離での買い物という構造的な要因によって決定づけられる。調理済み食品や洗浄済み食材の利用は、平均して一週間に二時間四一分の家庭内の仕事を減らした。だが、買い物にかかる時間とその移動時間は週あたり二時間四八分も増えている。郊外へのスーパーの拡張が大きな理由である。進化論的な意味では、まったく別の食文化が生みだされていると言えるかもしれない。

いま出現しているショッピング文化の真の影響は、社会的・環境的コストの外部化にある。パンも豆類もハイパーマーケットではたしかに安いが、そうした食料品は遠くから運ばれ、消費者は遠くから買いに行く。人口六〇〇〇万人のイギリスでは、食料品のおよそ半分がわずか一〇〇〇店ほどのハイパーマーケットにおいて購入されているとみられる。地域の小売店は消え、多様性は失われている。すでに地域によっては、いわゆる「食料品砂漠」の状態だ。小売業の集中傾向は国際的に拡大しており、そのなかで健康を重視する文化を生みだすことはむずかしい。

## ◆食の社会運動とNGOの役割

食文化を形成したり食のトレンドをつくりだす比較的新しい担い手は、食の社会運動とその連合した動きであり、食と健康に関するNGOのキャンペーンだ。一九八〇年代から九〇年代にかけて、創造的で影響力のある複数のNGOが食に関する政策の世界で台頭した。いくつか紹介しよう。

①ブラジル

リオデジャネイロのブラジル社会経済分析研究所（IBASE：Instituto Brazil rode Análises Sociais e Econômicas）とブラジリアの持続可能な食料・栄養国際フォーラム（Global Forum on Sustainable Food and Nutritional Security）が、飢餓をなくし、食べる権利を主張する大衆キャンペーンを展開。

②インド

デリーの科学・技術・エコロジー研究所（Research Institute for Science, Technology and Ecology）が農民とともに持続的農業と自家採取で在来品種を守る運動をくり広げ、ジャイパー（Jaipur）にある消費者組合・信用協会（CUTS：Consumer Union and Trust Societies）が食品の基準とグローバリゼーションに関する活動に取り組む。

③オーストラリア

国際消費者機構（Consumers International）の一員であるオーストラリア消費者協会が商品表示について取り組み、環境消費者ネットワーク（Eco Consumers Network）が人間と環境の健康をつなげる運動を、土地保全ネットワーク（Landcare network）が土壌と生態圏を守る運動を展開。

④カナダ

トロント食料政策会議（Tronto Food Policy Council）が地域の食料システムを守るための新しいフォーラムをつくり、カナダ人会議（Council of Canadians）が豊富な水の政府による安売りを阻止。

⑤マレーシア

ペナン消費者協会（Consumers' Association of Penang）が農薬反対キャンペーンと鳥の飼料の品質問題の運動を、第三世界ネットワーク（the Third World Network）が早くから自由貿易とガットのウルグァイ・ラウンドを批判的に検証しながら消費者運動の限界を超える動きを展開。

こうした活動は、一九九九年一二月に〔ワシントン州の〕シアトルで行われたＷＴＯの閣僚会合に、予想を上回って世界中から集合したＮＧＯによるデモンストレーションの基盤となっている（環境保護運動からの強力な参加はあったが、人びとの健康にかかわる分野からの参加は残念ながら、ごく少数だった）。

イギリスでは、一九七九年から九七年の新自由主義時代には、食における政策や統治に関しては空白状態であったが、ＮＧＯは食べ物と健康に関して新たな問題提起と議論を巻き起こした。具体的には、表示、新しい食品技術の導入、食品の安全と不純物の混入、食の貧困問題、子どもを標的とする販売促進の倫理性、一般の食品の栄養基準などである。世界中のＮＧＯは、国内のみならず国際的な連携やネットワークをうまく形成し、食と健康への関心の高まりを受けて強い力を発揮し（ただし、多くの場合は人びとの健康全体というよりは個別課題に取り組んだ）、国連や国際的な市民社会でもよく話題になった。それは、以下のような考え方を基盤においている。

①消費者がもつ権利とは、すでに当然あるはずのものではなく、戦いとるべきものである。

②人間の健康と環境の健全性（健康）は、分かちがたく結びついている。

③平均的な消費者は存在せず、消費は社会的に細分化されている。

④問題は何を食べるかより、どのように生産・供給されているかである。

⑤政策はより良いものに変えられるが、それには想像力、連帯、努力が求められる。

こうしたＮＧＯの見解は、環境の健全性は勧告や説教などによる保全・改善では期待できず、健康教育も限界があるということだ。ＮＧＯは、現在どのように食品が製造、加工、流通、販売されているのかについて、政府や著名な研究者に大きな影響力を発揮している。ＮＧＯは、うまく自己管理するという健康教育活動から、より本質的な市場における支配力がもたらす問題へと議論を広げてきた。

フード・ウォーズにおけるＮＧＯの最大の武器は、スピード、柔軟性、巧妙につくられた商業的イメージを脅かす潜在的能力、一般市民からの高い信頼、国際的ネットワーク、メディアの信用度、調査と政策提言における独立性と質の高さである。

こうしたNGOの影響力の拡大を押さえようとして、多くの国際的な広告企業やロビイストが登用され、NGOとの対話や協議が試みられてきた。その結果、「消費者の自由のためのファストフード産業センター」「栄養とフィットネスのためのアメリカ人会議」などの対抗グループの連合が、二〇〇二年に食品・飲料の主導的な企業グループによって設立された。それらは、アメリカ国民に蔓延する肥満問題に対して、産業界の立場からの答えを用意するためのものである。

だが、NGOは政府や商業界のような絶対的な権力をもたないゆえに、食べ物と健康にかかわる文化形成に大きな力を発揮しはじめている。その力とは、人間の健康と環境の健全性を総合的に捉え、フード・チェーンと健康問題との関連性を明確にし、取り組むべき政策課題を提起する能力と、政治的な影響力である。最終的には、その統合した政策を実現するのは政府ということになる。

本章で指摘したのは、食にかかわる経済において、消費者側が、受け身ではなく食料供給側に要求や新たな考え方を提起して「食の文化」のあり方を示すことである。それは、ある意味ではパラダイムシフトであり、二一世紀の新たな食の文化形成に関する議論を大きく喚起する。そして、食料政策の立案者が目先の利益になびきがちな業界やメディアや消費者に長期的な視野を示すことで、食のガバナンスの確立につながる。食の文化の大きな挑戦は、個人や集団の健康へのニーズを食料政策のレベルまで発展させ、人間の健康と環境全体との関係にまで広げることだ。

次章では、環境の分野に焦点をあてよう。

（１）IEFS, *A pan-EU survey of Consumer Attitudes to Food, Nutrition and Health*, Dublin : Institute of European Food Studies, 1996.
（２）Health Focus, Study of Public Attitudes and Actions Towards Shopping and Eating, Atlanta : HealthFocus Inc., 2001. http : //www.healthfocus.net
（３）Food Science Australia, *The future of food-related innovation. Report of Project Cassandra*, Sydney : Food Science Australia, 1999.
（４）Latouche, S., *In the wake of Affluent Society*, London : Zed Press, 1993. Durning, A.T., *How much is enough? the consumer society and the future of the earth*, London : Earthscan, 1992. アラン・ダーニング著、山藤泰訳『どれだけ消費すれば満足なのか——消費社会と地球の未来』ダイヤモンド社、一九九六年。
（５）Schlosser, E., *Fast food nation*, London : Penguin, 2000. エリック・シュローサー著、楡井浩一訳『ファストフードが世界を食いつくす』草思社、二〇〇一年。Ritzer, G., *McDonaldization of Society*, Thousand Oaks CA : Sage, 1992. G・リッツア著、正岡寛司監訳『マクドナルド化する社会』早稲田大学出版部、一九九九年。
（６）ジャン・ボードリヤール著、今村仁司・塚原史訳『消費社会の神話と構造』紀伊國屋書店、一九七九年、一〇九ページ。
（７）Wackernagel, M. and Rees, W., *Our Ecological Footprint : reducing human impact on the earth*, Gabriola Island, BC/Philadelphia PA : New Society Publishers, 1996. マティース・ワケナゲル、ウィリアム・リース著、和田喜彦・池田真里訳『エコロジカル・フットプリント』合同出版、二〇〇四年。
（８）Barlow, M., *Blue Gold : the global water crisis and the commodification of the world's water supply*, San Francisco : International Forum on Globalisation, 2000. モード・バーロウ、トニー・クラーク著、鈴木主税訳『「水」戦争の時代』集英社、二〇〇三年〔関連書に、モード・バーロウ著、佐久間智子訳『ウォーター・ビジネス』

作品社、二〇〇八年)。

(9) Ingwerson, J., 'US food industry, targets biotech education', Reuters, 6, July, 2000.

(10) Perry, M., *The Brand-Vehicle for Value in a Changing Marketplace*, Advertising Association, President's Lecture, London, 7, July, 1994.

(11) Dalmeny, K., Hanna, E. and Lobstein, T., *Broadcasting Bad Health*, London : International Association of Consumer Food Organizations, July, 2003.

(12) op. cit. (11).

# 第6章
# 食料生産の環境への影響——集約化という病

## ◆食品と環境の質が健康を左右する

本章では、もう一つの戦場、すなわち食はどの程度健康に影響を与える環境因子なのか、そして環境はどの程度食に影響を与えているのかに着目する。ここで重視するのは、食品の色や艶といった表面的なことではない。毒性や残留性、食品の生産・加工・輸送過程でどれだけの水が消費され、無駄にされたかといった、質的な問題である。

あまりに多くの政治家が、いまだに食と環境の危機は、その場かぎりの環境対策やエコフレンドリー商品〔環境に与える影響がより少ないとされる商品〕のニッチ市場によって対処可能だと考えている。そして、食料の生産と流通を「効率化」するという名目のもとで、環境に悪影響を与える決定が日常的に下される。

食料生産にかかわる決定を行う人びとは、省エネ、廃棄物の削減、オゾン層破壊物質の使用制限など、食料の生産・流通のあり方を劇的に変化させる必要性と、過当競争とコスト削減を迫るフード・チェーンがそれを許さない現実との狭間におかれている。また、たとえば、魚油の摂取は身体に良いと信じて魚介類を食べるとしよう。しかし、魚介類の捕獲や養殖が結局は漁業資源を枯渇させてしまうのであれば、それは「非生産的」な行為となる。

新商品を開発するための市場調査では、そもそも新たな商品が本当に必要とされているのかどうかを問うことはほとんどない。新商品が売れるのであれば、需要を満たさねばならないという経済理論が前提とされる。ただし、温室で適切な栄養素を与えてレタスの水耕栽培が可能だとしても、旬の時期に屋外で栽培できたり、コンポストを肥料として有機栽培できれば、高価な温室でつくるのは現実的でない。このようなケースでは、食品の質と環境の質は、二つの面で健康を左右する。一つは、土壌や環境容量、水へのアクセスなど、食品の生産過程の環境条件が健康に与える影響である。もう一つは、農薬その他の薬品や家畜排泄物の残留、汚染や微生物の毒など、生産過程で加わる要因である。

本章では、環境の健康への影響をこの両面から検討する。さらに、人間の健康と環境の健全性が密接に関係していることを強調するために、生物多様性、エネルギー使用、フードマイル、魚と海、食肉生産と抗生物質の使用についても検討を加える。

環境により配慮した行動を取りたいと言う消費者は多いが、実際に消費している食品はこの原則に反している。彼らは、生産にかかる全コストを負担してもよいと言いながら、安い食品を求める。現在のフード・チェーンにおける食料生産の性質が、消費者をそう仕向けている。

フード・チェーンが拡大し、食品の質と環境との関係がより緊密になった。その結果、高度に統合された物流システムが破綻すれば、即時に隅々にまで影響が及ぶ。それが、このシステムの管理者たちに前代未聞の困難をもたらしている。そうしたなかで、現代の物通システム管理は「効率的な消費者対応」をもっとも重視してきた。西側諸国のフード・チェーンのすべてが、効率的な消費者対応に取り組んでいる。それがもたらした影響についての研究によって、社会と環境が荒廃して

図 6-1　WHO による環境危機とリスク要因

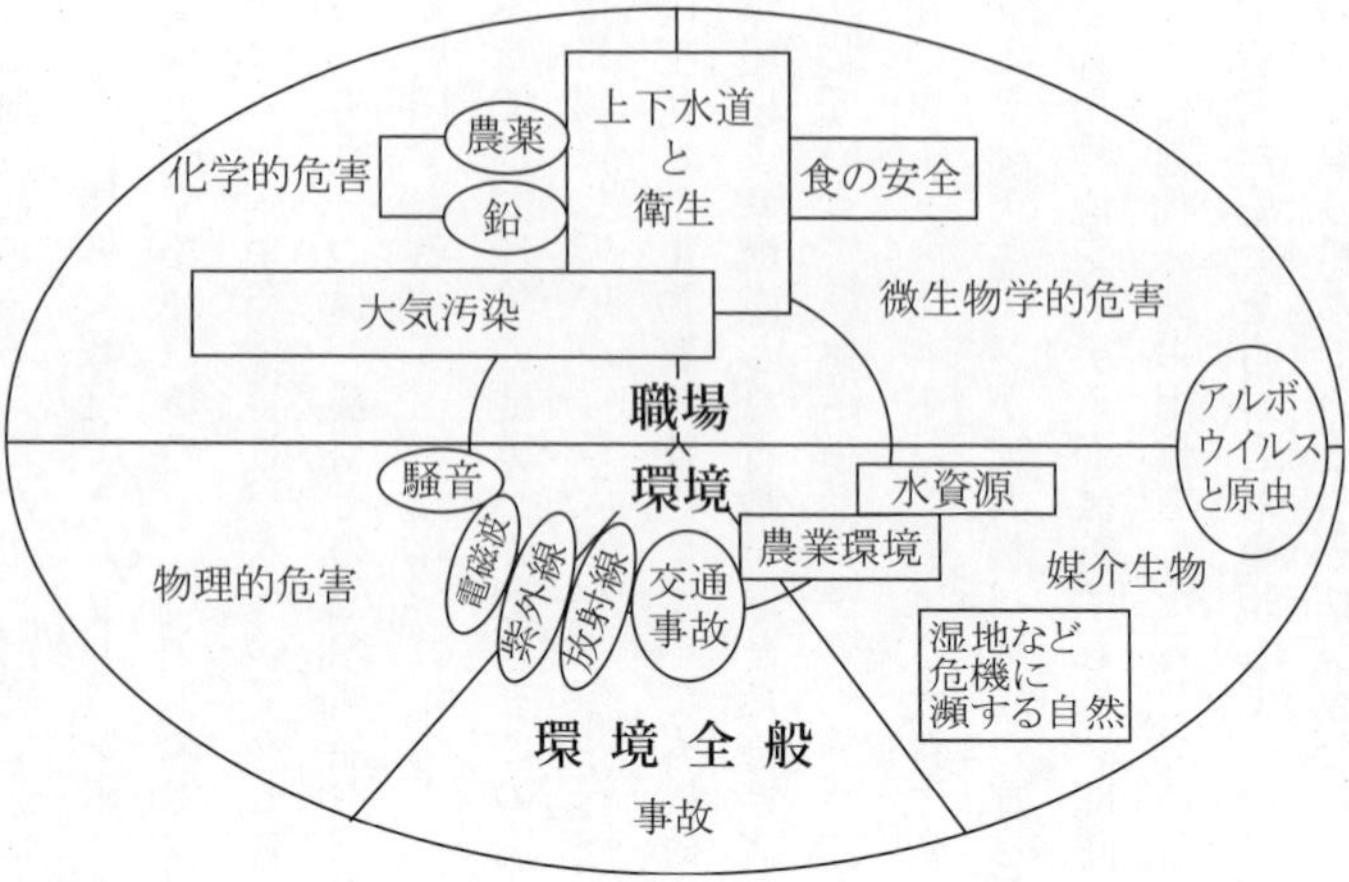


（注）□＝環境問題によるリスク要因、○＝特定のリスク要因。
（出典）WHO, 2002. http : //www.who.int/peh/burden/hundenindex.htm

いるにもかかわらず、その事実が効率という名のもとで西側諸国の消費者から都合よく隠蔽されていることが明らかにされた[1]。

世界が直面している環境危機は、食料だけでなく多岐にわたる。WHOが作成した図6−1は、広範な環境問題の一端として食料を位置付けている。この図では、食の安全や農薬などに関する現代の食料政策に起因する危機が大部分を占めていることに注目すべきだが、同時に、全体像の把握も非常に重要である（実際、第2章で述べたように、西側世界と違って、発展途上地域では病気の大半が不衛生な水に起因する。この地域で食の安全が病気の削減に貢献する度合いは非常に大きい）。食と保健に関する新しい課題は、このような広範にわたる環境要因との関連から検討されねばならない[2]。

## ◆先進国のライフスタイルは持続不可能

成長の限界、汚染の循環、地球の生命維持システムの包括的な理解など、新たな環境保護の必然性に照らして考えた結果、地球が維持できるライフスタイルとはどのようなものか、という重要な問いが生じた。いま裕福な人びとのライフスタイルを世界全体で実現するという考え方は、資源の有限性を考慮していない。加えて、それが現存の資源を再分配する最善の方法であるという間違った前提に基づいている。

国連開発計画（ＵＮＤＰ）の試算によれば、世界でもっとも裕福な二〇％の人びとは、①全製品の八六％、②エネルギーの五八％、③食肉と魚介類の四五％、④紙の八四％を消費し、⑤自動車の八七％、⑥電話の七四％を占有している。逆に、もっとも貧しい二〇％の人びとがこれらに占める割合は五％以下にすぎない。

現在の政策を支持する人びとは、このような統計や主張は人間の創意工夫を考慮に入れておらず、また、貧しい人びとは世界の裕福な人びとと同等になる機会を奪われていると主張する。このような主張は、ある程度の妥当性を有しているものの、地球の有限性と資源の不公正な分配に関しては、非常に実証的な懸念が存在している。私たちは、すべての国のために、新たな生態学的に適正な富を構築する必要がある。

人口と消費需要の増加に応えるには、二〇二〇年までに世界の食料生産を倍増する必要がある。

FAOは食料供給量の伸びが世界人口の増加するペースを上回ると楽観的に予測している。二〇三〇年に世界人口が八〇億人になったとしても、「以前に比べて、より多くの人びとが十分な食料を得るようになるだろう……農業は二〇一五年まで毎年一・二％、以後二〇三〇年までは毎年〇・八％のペースで拡大し、世界人口の増加するペースを上回り続ける」というのだ(3)。

このような楽観主義は歓迎されるだろうが、分配の問題や生態学上の制約をほとんど考慮していない。食料生産は、多くの生物学上の前提のうえに成り立っている。良い食料を得るために清浄な水と土、空気、健全な生物多様性が必要であるならば、あらゆる公共政策はこれら要素の相互依存関係の悪循環ではなく好循環の醸成を目的としなければならない。

## ◆集約化がもたらす環境と健康への影響

集約化とは、食料生産のプロセスにおける資本と労働の効率化を意味している。生産主義パラダイムのもとでは、健康のために食料生産を増やす必要性を主張する強力な支持者が存在した。食に起因する病気のおもな原因は食料生産の不足と分配の不公正さにあるから、生産を増やすための投資が健康を増進することは間違いない。

農地では化学肥料や農薬など外部からの投入資材への依存が拡大し、一人あたりの生産量を増やして、より少ない人数で生産が行われている。そして、さらに生産性を上げるために機械や新たな農業技術が導入された。こうした集約化は、農場レベルでも地域レベルでも起こっている。たとえば酪農セクターでは、少数の農場、農民、農園労働者、乳牛で、驚くほど大量の牛乳を生産するようになった。同時に、農業は専門化・標準化され、単一作物栽培が増え、輪作を行う伝統的な多品種生産の農場が減っている。

集約化は、農業の生産力増大という面で、二〇世紀の消費者主義的な繁栄をもたらした原動力であったが、環境は犠牲にされた。食料生産は生物学的なシステムに依拠しており、繊維製品や自動車などの生産とは質的に異なる。食材の生産が集約化すれば、最終製品も質的にまったく異なるものになる。なによりも、集約化は生産の質と資本蓄積の力学を変え、環境コストを外部化する。農薬の健康と生態系への将来的な影響（調査によって、内分泌系に異常をもたらす可能性が指摘されている）、化学物質の潜在的な危険についての懸念が高まっている。

もう一つの問題は、集約的な農業システムがいったん崩壊すれば、その悪影響が急速かつ広範囲に及ぶことである。たとえば、ベルギーでは一九九九年一月に、二種の化学合成物質（ＰＣＢとフラン類〔ニトロフラン類などの無色、無臭の揮発性の液体。動物に対する発ガン性が確認されている〕）が製造過程で獣脂に混入した飼料が一〇社を通じて一七〇〇農家に販売され、何百万もの鶏、豚、牛に与えられた。このダイオキシンに汚染された飼料は大きな政治問題になり、政権は倒れ、ヨーロッパの消費者の大規模農業に対する不信がさらに強まったのである。また、当然ながら、ベルギーの食料生産に甚大な影響を及ぼした。九九年六月の生産は一〇％減少し、被害額は七億五〇〇〇万ユーロを上回った。

集約化の健康へのリスクがもっともわかりやすい形で顕在化したのは、イギリスにおけるBSE危機であろう。政府の公式報告では集約化が原因ではないとされているものの、飼料原料の生産部門、酪農・食肉の加工部門で集約化が進んだ結果、BSEの大発生が防げなかったのである。そして、各国およびEUの安全対策に対する信頼が急速に失われた結果、EU共通農業政策（CAP）の改革を求める強い圧力が生じた。BSE危機がもたらした脱集約化への要求は、イギリスとEUの政策決定者らに生産主義パラダイムからの脱却を迫り、彼らは、以前にもまして農業のグリーン化（環境や健康への影響がより少ない農業への移行）を支持するようになっている。

意見の対立が見られる論議の一つに、生産方法によって食事から得る栄養価が変化するのかどうか、という問題がある。集約化によって食肉その他の動物性食品の組成が大きく変化することは、はっきりしている。一連の調査では、過密飼育の家畜・家禽と粗放型で飼育された家畜・家禽の違いを観察した。そこで得られた結論は以下のとおりである。

「以前なら、去勢牛が体重五〇〇kgにまで育つのに六年以上かかっていただろう。ところが、高タンパクで高カロリーの飼料を与えると、同じ体重まで育てるのに二〇カ月もかからない。また、体重二kgのブロイラーを育てるのに、以前なら一四週間ほどかかっていただろうが、現在は六〜七週間しかかからない。同様に、四〇年ぐらい前には二〇〇〇kg程度だった乳牛一頭の年間搾乳量は、現在では九〇〇〇kgにもなっている」(4)

高タンパク飼料で育つ牛の肉は、「高タンパク」食品ではなく、「高脂肪」食品になった。脂肪分の多くは飽和脂肪酸だ。家畜でも家禽でも、体重増加の一因は、飼料の過剰摂取によって蓄積された脂肪にある。野生動物の肉には脂肪の三倍もタンパク質が含まれているが、家畜・家禽の肉には逆にタンパク質の二倍も脂肪が含まれている。多加不飽和脂肪酸と飽和脂肪酸の割合は、家畜・家禽で一対五〇であるのに対して、野生動物では一対二三にすぎない。

私たちは、ビタミンやミネラルなどの微量栄養素や生産プロセスの変化が食品の質を左右し、予想外の変化をもたらす可能性について、今後さらに関心が高まると推測している。それは、スウェーデンの研究者がチップス、朝食用シリアル、ラスクなど複数の調理済み加工食品から、突然変異誘発物質であるアクリルアミド〔合成樹脂・繊維・接着剤・塗料・土壌改良剤などの原料として用いられている化合物。神経系への影響や遺伝子損傷を引き起こすほか、発ガン性が疑われている。炭水化物の多いイモ類などの高温調理によって生成されることがわかっている〕を高レベルで検出したときに、はっきりと証明された。この事件をうけてＷＨＯが緊急に国際シンポジウムを開催し、他の国々でもアクリルアミドが検出された。

さらに深刻だと思われるのは、食品の流通段階で起きた変化である。たとえば、標準的な精白小麦粉の製粉過程では、ビタミン$B_6$やビタミンＥ、葉酸などの栄養素の六〇～九〇％が失われている。[5]

## ◆生物多様性の喪失

国連環境計画(UNEP)によれば、農地の転用や気候変動、汚染、持続不可能な自然資源の利用、外来生物の侵入などによって、世界の生物多様性は前代未聞のペースで失われている。

現在の農業生産は特定の品種に依存し、生物多様性を狭めてしまった。アメリカでは、ジャガイモの七五%が四つの近縁品種、スナップエンドウの七六%が三つの品種、エンドウ豆の九六%が二品種で占められている。また、失われた品種はキャベツの九五%、トウモロコシの九一%、エンドウ豆の九四%、トマトの八一%にもなる。一九世紀に広く栽培されていた野菜と果実の品種のうち、八〇~九〇%が二〇世紀末までに失われたと推計されている。(6)

中国では、一九四九年に一万種もの小麦品種が栽培されていたが、七〇年にはわずか一〇〇〇種にまで減ってしまった。インドでは、半世紀前には三万種もの伝統的な米品種が栽培されていたが、現在では一〇種の改良品種が七五%を占めている。こうした改良品種は、従来の品種よりも収穫量が多い、育てやすい、化学肥料の効率を上げるなどの特徴によって選ばれてきた。しかし、選択の際に生物多様性や栄養面での多様性は十分に考慮されていない。(7)

ジャガイモもまた、生産が少数品種に集中している作物である。たとえば、オランダでは栽培面積の八〇%で一つの品種が栽培されているという。一方でペルーの高原地帯では、農場ごとに三〇~四〇品種も栽培されている。これらはそれぞれ、最適な土壌、水、太陽光、温度などが違うため、農家がそれぞれの性質に合わせて対応できる。ただし、このように多様な品種を栽培するには熟練を要する。[8]

ＦＡＯによれば、作物品種の四分の三が二〇世紀に失われたという。これは、均質性、管理しやすさ、育てやすさなど、事業家と加工業者が望んだ性質が追求されてきた結果だ。食品産業は、定期的に一定量が供給されることを求めたのである。ファストフード企業は世界のあらゆるところで同じジャガイモを手に入れようとして、農場における生物多様性を減少させた。

環境保護に熱心な人びとの一部はこの問題に早くから気づき、国および国際レベルで効果的な政策が必要だと主張してきた。ＵＮＥＰは『世界環境報告』のなかで、地球上の生物多様性を維持する必要性を強調した。私たちは、多様な生物資源をいつ必要とするようになるかわからない。事実、一九九七年に小売りされた薬品の売上げ上位二五種のうち、一〇種が自然資源由来の薬品だった。生物多様性の保全は、健康と商業の双方にとって好都合と言えるかもしれない。[9]

遺伝資源が減っているのは植物だけではない。世界全体で、商業的に肥育されている七面鳥の九〇％が、三つの原種から供給されている。その結果、免疫をもたない新型の鳥インフルエンザが流行しやすくなる。

人間活動は、魚類や哺乳類、植物種の多くを脅威にさらしている。自然界は、五〇億年の歴史のなかで六度目の大きな絶滅期にあると言われる。農業は生物の生息地を奪い、生息環境を劣化させて、この悲劇で大きな役割を演じてきた。しかも、作物の生産に欠かせない受粉媒介動物をも殺している。家畜の放牧も生物多様性を脅かし、糞尿が湿地を破壊する。また、軽率なバイオテクノロジーの利用によって環境に放出された物質は、管理も回収も不可能となった。それは（生物多様性条約で認識されたように）生物多様性に影響を与えるだろう。

いまや、政策面での選択肢は明確である。農業と食料生産が生物多様性を劣化させるままにしておくのか。これらの産業のあり方を根本から変えて、生物多様性を豊かにする方向をめざすのか。後者の政策が実現可能であることは、伝統的な農業慣行と新たな生産技術の双方から学んでいる持続可能な農業運動によって、すでに明らかにされている(10)。

ところが、「食料・農業のための植物遺伝資源に関する国際条約」に、二〇〇三年なかばまでに署名したのは六〇カ国にとどまり、批准に至ったのは三〇カ国にすぎない〔二〇〇四年三月に四〇カ国の批准が実現し、九〇日後の六月二九日に発効した〕。このような保護措置が導入されるまでには、知的財産権を主張する略奪者を筆頭とする多くの利害がからむため、膨大な時間がかかる。

## ◆深刻な水不足

地球の七〇％を占める水は、飲用や農業用だけでなく、衛生を保つという面でも非常に重要である。その九七％は海水であり、工業にも農業にも飲用としても利用できない。雨として地球に降り注ぐ一一〇兆㎥のうち、利用可能なのはわずか一二兆五〇〇〇億㎥だが、計算上は人間の必要量を十分に満たしているといわれる。

（飲み水などの）家庭での消費は八％にすぎず、七〇％が農業、二二％が工業で利用されている。近代農業は、大量の水を使用する。今後数十年間で、世界のすべての地域で水需要が増大すると予測されている。アメリカとカナダには大量の水資源が存在するが、台湾、サウジアラビア、ドイツなどでは需要が供給を上回っており、ＵＮＥＰは今後世界各地で水不足が生じると予測している。

ＦＡＯが水不足の主因であると認めているとおり、農業は水の過剰消費の被害者であると同時に加害者でもある。水が不足すれば、農地の劣化が起きやすくなる。同時に、農業が水不足の主因でもあり、汚染物質の濾過装置を設置できない途上国では飲み水の汚染源である。イギリスでは、新たな厳しい飲用水基準に適合させるために、残留農薬の濾過装置の設置に一兆ポンドと何年もの歳月を費やした。これは、いかに環境コストが外部化されるか、そして「汚染者負担」原則の適用によって算出された汚染コストを再び内部化する誘因が生まれるかを示す好例である。

農業で利用される水は、湖や川や地下水源から取水され、おもに灌漑用に使われる。世界の農業生産の四〇％が灌漑農地で生みだされている（一九六一年以降、灌漑を行う農地は、一億三九〇〇万ヘクタールから二億六〇〇〇万ヘクタールに拡大した）。結果として、灌漑による過剰な取水によって地下水面が低下し、その直接の影響で、塩類が集積した農地が増加している。

また、一四億人が安全な水を得られず、二三億人が適切な衛生設備をもたない。水に起因する病気によって毎年五歳以下の子ども二二〇〇万人を含む七〇〇万人が死亡していると推計されている。

二〇世紀に人口は三倍に増えたが、水の消費量は六倍に増えた。二〇二〇年には、人類が利用可能な水の量は三分の一に減少すると予想されている。そして、二〇五〇年には、人類の四〇%が年間一人あたり一七〇〇㎥以下の水しか得られないという。まさに、水不足の状態に直面するのである。その結果、食料価格が上昇し、健康が脅かされ、貧困国が影響をもっとも被るだろう[11]。大規模な灌漑農業は限界に達しているのかもしれない。ワールドウォッチ研究所によれば、灌漑農業の水需要は二〇五〇年までに、点滴灌漑のような新たな技術を利用したとしても、ナイル川二四本分の総供給量を上回るという。いま取り組むべきは、持続可能な農業の特徴である土壌の保水能力向上への投資であろう。

## ◆残留性有機汚染物質の蓄積

表6-1は、環境要因がどのように健康に影響をもたらすのかを示している。

食料の生産・供給プロセスの一部における環境汚染は、明らかに農業の集約化と関係している。アメリカの(屋外で畜牛を多頭飼いする工場型農場である)中規模な肥育場では年間約二万頭の牛を出荷し、人口三二万人の都市が排出するのと同量の汚水を排出する。当然、廃棄物の処理が深刻な問題となる(集約型の畜産業が盛んなオランダではさらに重大な問題となっており、畜産廃棄物を減らす必要に迫られている)。そして、農薬の使用によって蓄積された有毒合成物質である残留性有機汚染

表6-1　環境要因による健康への影響

| 環境要因／病気 | 大気汚染 | 衛生施設と廃棄物処理の不備 | 水質汚染、水質管理の不備 | 食品汚染 | 健康に悪い住居 | 地球環境の変化 |
|---|---|---|---|---|---|---|
| 急性呼吸器疾患 | ● | | | | ● | |
| 下痢を伴う疾病 | | ● | ● | ● | | ● |
| その他の感染症 | ● | ● | ● | ● | | |
| マラリア、媒介性の疾病 | | ● | ● | | ● | ● |
| 負傷、中毒 | ● | | ● | ● | ● | ● |
| 精神衛生への影響 | | | | | ● | |
| 心臓血管の病気 | ● | | | | | ● |
| ガン | ● | | | ● | | ● |
| 慢性呼吸器疾患 | ● | | | | | |

(出典)UNEP, Global Environment Outlook 2000, London : Earthscan, based on WHO data, 2000.

物質(POPs)が、食物連鎖を通じて上位生物の脂肪中に生物濃縮という形で蓄積される。ほとんどの人びとの体脂肪中には、一九二〇年以降に製造された五〇〇種類程度の残留性有機汚染物質が蓄積されている。その多くは、アルドリンやクロルデン、DDT、ディルドリン、エンドリン、ヘプタクロルなど農薬の成分で、人類や野生生物、土壌、水に有害である。

アメリカ人は、三~七種の残留性有機汚染物質に汚染された食品を日常的に摂取している場合が多い。アメリカでは、おもにバター、キュウリ、ピクルス、ミートローフ、ピーナッツ、ポップコーン、ラディッシュ、ほうれん草、カボチャなどが汚染されている。疾病管理予防センター(CDC)の有害物質・疾病登録局によれば、これらの食品をそれぞれ単体で摂取した場合には摂取限度を下回っているかもしれないが、複数摂取するのは危険であるという。二〇世紀後半に農薬の使用量は二六倍にもなった[12]。

近年、工業的な農業で使用される農薬の全体量は減少しているものの、一九七五年以降、毒性は一〇〜一〇〇倍も強くなったと推測されている。にもかかわらず、農薬耐性をもつ生物が増えており、残留性有機汚染物質は効力を失いつつある。すでに一〇〇〇種もの病害虫や雑草が農薬耐性を獲得している。これは「トレッドミル効果(いたちごっこのような現象)」として知られる環境への影響である[13]。

農薬を使って育てられた作物に含まれる残留性有機汚染物質の量に比べれば圧倒的に少ないとはいえ、ときには農薬を使用しないで育てられた作物までもが残留性有機汚染物質を含有している。残留性有機汚染物質の有害性については明らかな証拠があるが、各国政府がその段階的廃止を盛り込んだストックホルム条約に合意したのは、つい最近である。各国政府が農薬などの汚染源の管理を強化したいのであれば、規制が不可欠だ。

政府が冠状動脈性心臓病やガンの罹患率を減らすために、果実や野菜の摂取増を奨励していることは、暗に残留性有機汚染物質の摂取増を進めているようなものだ。たしかに、疫学調査の結果の大半は、残留性有機汚染物質のリスクが果実や野菜からの栄養摂取の恩恵によって打ち消されることを示している。だが、政策的な見地からすれば、リスクと恩恵を相殺しなければならない必然性はない。いつになったら恩恵だけを享受できるのだろう。

## ◈廃棄物とリサイクル

近代の食料供給の特徴の一つは、供給プロセスが長くなるにつれて、最終商品の梱包材が増えることだ。経済成長と廃棄物の増加には強い相関関係があり、これは都市化とも深くかかわっている。EUでは、二〇〇一年に策定された第五次EU環境行動計画において、一人あたりごみ排出量の目標値を、家庭ごみと産業廃棄物合わせて年間二〇〇キロと定めたが、すでにこの目標値を一〇〇キロ以上も上回る量が排出されている。廃棄物の多くは埋め立てられ、汚染をまき散らし、健康を脅かしている。

イギリスでは、毎年四億三五〇〇万トンものごみが排出される。家庭ごみの割合は六％だけで、商業・工業部門が三六％、下水汚泥が八％を占める。残りの半分は採鉱、浚渫《しゅんせつ》、採石、および農業など第一次産業である。消費者が排出するごみの多くは、どのような食品を購入したかと密接に関係している。食品のパッケージの材料は、鉄、アルミ、ガラス、繊維、紙、プラスティック、ポリスチレン、ボール紙、その他の繊維質だ。イギリスでは毎年六億本のガラス容器が使用され、リサイクルされるのは三〇％にすぎない。

また、裕福な西側諸国では、（ガラス瓶のように）再利用可能な廃棄物の再利用率が低下している。廃棄物のなかには、コンポストにして土壌に肥料として戻せる腐敗性物質も含まれる。アメリカ環境保護庁は一九九九年、自治体が廃棄している固形廃棄物のうち二五二〇万トンが食品廃棄物であり、もっとも多いのは三三・一％を占める七六〇〇万トンの食品梱包材であると試算した。

しかも、廃棄物の多くは、（鉄やアルミ、プラスティックのように）工場でしかリサイクルできず、生産段階とリサイクル段階で二重にエネルギーを消費する。また、販売促進や衛生面で理想的とされる梱包材の多くが、リサイクルに適していない。たとえば、ドリンク缶は本体がアルミ製、上部とプルトップが鉄製で、内側がプラスティックでコーティングされ、外側は塗料か紙で覆われている。さらに、「異物混入を避ける」ためのプラスティックで封印されていたりするため、リサイクルするのは困難かつエネルギーの無駄遣いになる。

家庭や街角のごみ箱から缶を回収するのは自治体である。回収が民間委託されていたとしても、その契約を発注するのは自治体だ。自治体が廃棄物の問題を再考しているのは、そのためである。オーストラリアのキャンベラ市では、市行政によって廃棄物の六六％の再利用が実現した。カナダのエドモントン市でも、再利用率七〇％という目標が達成されている。

食品産業にも、無駄な廃棄物の排出を削減するインセンティブが存在する。イギリスでは、一九七〇年ごろと比べてヨーグルトの容器が六〇％も軽くなったほか、九〇年ごろに比べて牛乳瓶は三〇％、食品缶は四〇％、紙パックは一六％軽くなっている。ドイツでは、製造者に包装容器の回収とリサイクルを義務付ける厳格なリサイクル規制が一九九一年に導入された結果、同年には九四・七キロだった一人あたりの包装容器の使用量が、九八年には八二キロにまで減少した。(14)

## ◈土壌の劣化

今後、水耕栽培に対する巨額の投資が行われないとすれば、食料生産はこれからも土壌に依拠する。だが、土壌の状態に関する調査は深刻な現実を伝えている。砂漠化、汚染、水害、森林の皆伐、過放牧などによって土壌は荒らされ、腐植質を失いつつある。いったん失われれば、回復には時間がかかる。これまでの数十年間に腐植質が失われてきたペースは、定住型農業が開始されてからの一万年間に失われてきたペースの三〇倍にもなる。

動物性タンパク質の需要は、耕作地と土壌の劣化に拍車をかけている。消費者の食肉需要が増大し続ければ、家畜・家禽を養うための作物需要と農地に対する負荷が増大し、土壌劣化は人口圧力による以上に進む。食肉消費は、労働だけでなく、エネルギーその他の化石燃料、農薬や化学肥料、水、飼料となるタンパク質などを浪費する悪循環を引き起こすのである。

たとえばアフリカでは、人口圧力の高い土地で、商品作物の価格上昇に応じて農地が拡大してきた。ＵＮＥＰは、生産量の増大の多くは農地の拡大によると主張しているが、飢餓人口は減っていない。人びとが豊かな土地を求めて移動するにつれ、次々に土地が荒らされていく。

さらに、土壌が劣化すれば化学肥料の使用も増えるため、土壌の健全性がますます損なわれる。アジア太平洋地域では、耕作地全体の一三％に相当する八億五〇〇〇万ヘクタールが、塩類集積、土壌栄養分の不足、汚染などによって「劣化」した土地に分類されている。砂漠化も進行している。

西ヨーロッパでは、過去三〇年間に耕作可能地、耕作最適地、牧草地のいずれにおいても、耕作面積が減少した。概して、過放牧による水害や不適切な農法がヨーロッパの土壌を劣化させている。しかも、食料生産のために土壌を維持するよりも住宅建設に価値がおかれている。(15)

## ◈温暖化による生産量の減少

気候変動に関する政府間パネル(IPCC)は、大気中の温室効果ガスの濃度を安定させる(減らすには至らない)ためにでさえ、温室効果ガスの排出量を六〇～八〇%減らす必要があると勧告した。IPCCは、気候変動が健康に与える影響を予測した地図も作成している。エネルギー消費は大気と気候に悪影響を与えることが知られているにもかかわらず、二〇〇〇年から二〇三〇年の間に七割近く増加すると予想される。

洪水、気温上昇、異常気象、暴風雨、感染症と寄生虫症の増加といった気候変動の影響は、とりわけ社会的弱者や貧困国に大きな損害を与える。貧しい人びとは、このような危機から抜け出す経済的手段をもたないからだ。より裕福な国々でも、病気の蔓延や不作などの影響を被る。アメリカでは蚊が媒介する西ナイル熱が広まっており、ヨーロッパには気温上昇によってマラリアが上陸する可能性が高い。

さらに、コーヒーや紅茶など重要な商品作物を栽培している地域が、今後数十年間に起きる地球温暖化で大きな被害を受ける可能性が高い。農民が高涼地への移動を余儀なくされ、デリケートな森林環境に圧力がかかり、野生生物の生息が脅かされ、水資源の量的・質的な劣化が懸念される。これらの商品作物の生産は三分の一程度にまで落ち込む可能性があり、その影響を被る国々の経済は深刻な状態に陥るだろう。

ケニアは、農産物輸出で毎年六億七五〇〇万ドルを稼いでおり、そのうち五億一五〇〇万ドルはコーヒーと紅茶が占める。ウガンダも農産物輸出で四億三四〇〇万ドルの収入を得ており、うち四億二二〇〇万ドルがコーヒーと紅茶による。

一方で、増加する人口を養うために食料生産を緊急に拡大する必要が生じる。温室効果ガスの排出による気温の上昇で、米、トウモロコシ、小麦などの重要作物が開花・結実する能力が損なわれる可能性もある。フィリピンのマニラにある国際稲研究所（ＩＲＲＩ）は、熱帯地域の気温が二一〇〇年までに平均で三度上昇すると予測している。ＩＲＲＩの研究によれば、熱帯地域では気温が一度上昇するごとに生産量は一〇％ずつ減少する可能性があるという。

こうした研究結果は、世界が二酸化炭素などの温室効果ガスの排出を減らし、気候変動に対処しなければ、多くの低所得の人びとが深刻な食料不安に見舞われることを示している。だからこそ、各国政府は気候変動問題を重視するようになったのである。対応に後ろ向きだったアメリカでさえ、気候変動がもたらす軍隊と政治への影響と食料不安について、国防総省が的確な問題意識を有するようになった。エネルギー、なかでも石油の消費の継続が、環境を変えてしまうのである。

## ◆都市化の進展と都市農業の再興

世界中の人びとが、仕事やより良い生活を求めて都市に移動している。彼らの多くは、インフラやサービス、食料へのアクセスの改善を望む。結果として、拡大する都市人口を養うために国の負担が増大する。

都市では教育や医療を受ける機会が得やすい。だが、都市化は同時に、貧困や格差、失業など、取り残される人びとを生む危険をはらんでいる。都市化は、栄養状態に変化をもたらす。都市では炭水化物や食肉、砂糖、食用油の摂取が増え、塩分や糖分が多く繊維質の少ないジャンクフードを食べる機会が増え、加工していない食品の摂取が極端に減る。

ただし、食生活が改善され得ることも事実である。都市には大きな購買力があるため、地方に比べると多様な食品が出回っている。世界全体で、都市農家が生産する果実と野菜は五億ドル相当と推計されている。都市は、昔から周辺の後背地で生産される作物を消費してきた。もっとも、西側諸国ではもはやこの常識は通用しない。たとえばロンドンの住民は、世界各地から集まる食料を年間二〇〇〇万トン消費している。FAOの試算によれば、一〇〇〇万人が暮らすロンドンは、毎日六〇〇〇トンの食料を輸入する必要があるという。

一九五〇年から九〇年の間に、都市人口は地方人口の二倍のペースで増加した。世界の多くの都市が巨大な人口をかかえる。たとえば九〇〇万人の人口を有しているバングラデシュのダッカには、毎日一三〇〇人が流入しており、人口は毎年五％の割合で増え続けている。増加率はアジアの都市全体で毎年三％、アフリカの都市は四％である。

フィリピンでは一九七〇年に三一％だった都市人口の割合が、二〇〇一年には五九％にまで増加した。その多くは、九〇年代末に実施された経済の自由化以後に生じている。二〇世紀初めには二〇万にすぎなかったマニラ首都圏の人口は急増し、九九年に九〇〇万人となり、二〇一六年には一六〇〇万人に達すると予測されている。フィジーでも、人口の変化は急激だった。一九六六年に三三％だった都市人口が、九六年には四六％と一・五倍近くになり、そのうち九三％が都心部のわずか五地域に居住する。

このように、人口密集は多くの国で共通している。中国では、一〇〇万人以上の人口をかかえる都市の数が一九八五年から九七年のわずか一二年間で二二から三七に増えた。国連人口局の予測では、八五年に二億四六〇〇万人だった中国の都市人口は、二〇〇五年には五億三六〇〇万人、二〇年には七億六三〇〇万人に達するという。

人類史上初めて、世界人口の半分以上が都市に住むようになった。都市化率は、ラテンアメリカとカリブ海諸国で七五％、アジアで三八％、アフリカで三七％である。二〇二五年には、世界人口の三分の二が都市居住者になると予測されている。この都市人口は、どんな食料を誰から調達するのだろうか？　世界銀行は、二一世紀に都市貧困人口が一億人に達すると予測している。一九五〇年の時点では、先進工業国と発展途上国の都市人口はほぼ同数で三億人だった。二〇〇〇年には、先進国の都市人口の約二倍に相当する二〇億人が途上国の都市に居住するようになった。

都市人口が増加すれば、都市の食料需要も増大する。家庭菜園や小農地、さらにはプランターなどでの食料生産が可能だとしても、大半は外部から購入しなければならない。都市貧困層は、所得の六〇~八〇%を食料の購入に費やさねばならない場合も多い。これは、地方貧困層の食料費のおよそ一・三倍に相当する。一九九六年にトルコで開かれた第二回国連人間居住会議は、この緊急な課題に対応する綿密な計画をつくりあげ、都市と都市周辺で農業を再興しなければならないと結論づけた。⑯

すでにネパールのカトマンドゥでは市内で消費される野菜の三七%が家庭菜園で栽培されており、香港では野菜需要の四五%が全土の五~六%の農地で生産されている。世界各地の地方自治体と小規模農家および環境意識の高い消費者の間で、「自分たちの食料は自分でつくろう」という近代都市農業の再興を主張する運動が急速に広がってきた。欧州栄養計画を推進するWHO地域事務所もまた、地元で農産物を生産することで、取り残されつつある人びとの食料安全保障を確保できると考えている。こうした動きは、破滅的な通貨危機を経験した東欧諸国でとくに進んでいる。輸入するには強い通貨が必要だからである。⑰

市民農園や都市農園が先進工業国の中心地で次々に誕生している事実は、都市における食料生産には社会的・経済的価値があることを示している。実物市場経済は、地元の需要を満たすための地場農業をもっと奨励できるはずだ。都市農業は、うまく計画され、適切に配置・組織されれば、都

表6-2 エンドウ豆の梱包方法・生産方法によるエネルギー消費量の比較

| | 鉄製缶 420㎤ | アルミ缶 220㎤ | 使い捨てガラス瓶 360㎤ | 複層レトルト 600㎤ | 紙パック(冷凍) | 紙パック(生) | 輸入(生) |
|---|---|---|---|---|---|---|---|
| 消費エネルギー合計(MJ/kg) | 18.0 | 40.0 | 20.0 | 16.0 | 24.0 | 9.0 | 25.0 |

(注) MJ＝メガジュール。1ジュールは1Wの仕事を1秒間行なったときの仕事量(1W・S)と等しい。1MJは1kwの装置が1000秒間に行う仕事量。

市労働者の所得向上に貢献し、地域経済を底上げする可能性を秘めている。キューバでは、ソビエト連邦の崩壊後、必要に迫られて環境保全型の都市農業と都市菜園が盛んになり、家庭菜園が戦時に人びとの需要を満たしてきたのと同様に、食生活と健康を支える役割を果たしてきた。

### ◆エネルギー効率の悪化

消費者は、食料に安全性と見た目の良さを求める。ところが、スーパーの棚に多様な食料を供給している複雑な生産・流通システムが実際には食料をひどく汚染していることには、あまり気づかない。イギリスの食品産業、飲料産業、たばこ産業は毎年四五〇万トンの炭素(化学産業は七〇〇万トン、製鉄産業は一〇〇〇万トン)と、六〇〇〇万トンの廃棄物を排出している。この廃棄物のほとんどは、埋め立て地に運び込まれる。

食料生産がもたらす環境破壊は、梱包材(表6-2)[18]、輸送手段(表6-3)[19]、加工プロセスなどの、種類によって異なるエネルギー消費量に

表 6–3　輸送手段による燃料消費量と二酸化炭素などの排出量の違い

| 消費量・排出量 | 鉄 道 | 船 舶 | トラック | 飛行機 |
|---|---|---|---|---|
| 燃料消費量 (KJ/t–km) | 677 | 423 | 2,890 | 15,839 |
| 二酸化炭素($CO_2$)排出量 | 41 | 30 | 207 | 1,206 |
| 揮発性有機化合物(VOC)排出量 | 0.08 | 0.1 | 1.1 | 3.0 |
| 窒素酸化物(NOx)排出量 | 0.2 | 0.4 | 3.6 | 5.5 |
| 一酸化炭素(CO)排出量 | 0.05 | 0.12 | 2.4 | 1.4 |

(注) KJ＝キロジュール。1 KJ は 1 kw の装置が 100 秒間に行う仕事量。

表 6–4　アメリカのトウモロコシ生産におけるエネルギー投入量の変化(1945〜1985 年)(単位：MJ/ha)

| 活動 | エネルギー投入量 | | | |
|---|---|---|---|---|
| 年 | 1945 年 | | 1985 年 | |
| | MJ | % | MJ | % |
| 労働 | 130 | 1.2 | 25 | 0.1 |
| 機械 | 1,701 | 16.3 | 4,255 | 9.9 |
| 燃料 | 5,969 | 57.3 | 5,342 | 12.4 |
| 化学肥料 | 974 | 9.3 | 15,650 | 36.3 |
| 石灰 | 192 | 1.8 | 560 | 1.3 |
| 種子 | 673 | 6.5 | 2,174 | 5.0 |
| 殺虫剤 | 0 | 0 | 251 | 0.6 |
| 除草剤 | 0 | 0 | 1,463 | 3.4 |
| 灌漑 | 522 | 5.0 | 9,405 | 21.8 |
| 乾燥 | 38 | 0.4 | 3,177 | 7.4 |
| 電気 | 33 | 0.3 | 418 | 1.0 |
| 輸送 | 184 | 1.8 | 372 | 0.9 |
| 合計 | 10,416 | 100 | 43,092 | 100 |
| 収穫量 | 35,647 | | 123,728 | |
| 投入量あたりの収穫量の割合 | 3.4 | | 2.9 | |

準じて生じる。イギリスの平均的な四人世帯では、家庭から四・二トン、自動車から四・四トン、そして消費する食料品の生産・加工・流通で八トンの二酸化炭素を排出している。食料品店に自動車で買い物に行けば、環境にかける負荷はさ

表6-5 輸送手段ごとの二酸化炭素排出量とエネルギー消費量

| 輸送手段 | 種類 | 二酸化炭素排出量(g/t-km) | エネルギー消費量(MJ/t-km) |
|---|---|---|---|
| 飛行機 | 短距離 | 1580 | 23.7 |
| | 長距離 | 570 | 8.5 |
| トラック | 小型トラック | 97 | 1.7 |
| | 中型トラック | 85 | 1.5 |
| | 大型トラック | 63 | 1.1 |
| 船舶 | ロールオン・ロールオフ* | 40 | 0.55 |
| | ばら積み貨物船 | 10 | 0.15 |

(注)＊はトラックやトレーラーなどを車両ごと乗せる船舶。

らに大きくなり、身体を動かさないから肥満になりやすくもなる。また、イギリスの食料産業の年間エネルギー消費量は全消費量の二八％にも達する。

農場に投入されるエネルギー量も増加している。表6-4[20]に、アメリカでトウモロコシが生産される際に投入されるエネルギー量の経年変化を示した。人間の労働を減らす集約化は、機械や化学肥料の使用を増やし、エネルギー投入量を増やす。一九四五年から八五年の間に労働が五分の一以下に減る一方で、機械に投入されるエネルギー量は二・五倍に増えている。さらにショックなことに、化学肥料と灌漑に投入されるエネルギー量は、それぞれ一五倍と一八倍に増えたにもかかわらず、その四〇年間に投入エネルギーに対する収穫量の割合は三・四から二・九に下がっているのだ。

表6-5[21]には、食料の輸送手段ごとの二酸化炭素排出量とエネルギー消費量を示した。持続可能性という面からすれば、できるだけ近いところで生産された食料の消費が最善であることがわかる。

## ◆膨大なフードマイル

フードマイルという概念は、最初の生産地から最終消費者までの食料の移動距離を計算するために編み出された。食料供給プロセスでもっとも汚染を発生させているのは輸送部門であり、農家から加工業者や小売業者の倉庫までの輸送と、消費者が小売店に買い物に行くための移動の双方が汚染源になっていると、多くの調査が指摘している。旧西ドイツの「地元」産ヨーグルトが、原材料の生産から製造・梱包に至るまで、すべてが何百キロも何千キロも離れた場所で行われていたことを暴いた有名な調査がある。(22)

一九八一～九九年にシカゴの中央卸売市場に運び込まれた食品のデータを調べたアメリカの研究では、(輸入品を除いて)アメリカ各地からトラックで運び込まれた食料品の移動距離が、一二四五マイル〔約二〇〇〇キロ〕から一五一八マイル〔約二四四〇キロ〕と二二%も伸びていた。全国から食料品を集めると、地場産を消費する場合と比べて、四～一七倍もの燃料を消費する。(23)

社会全体の歴史に比べれば、毎日の食事など些細なことにすぎない。しかし、食品の原材料の一つひとつが遠方から輸送され、しかも生物学上の原産地から何千マイルも離れた土地で栽培された作物でつくられた材料であるかもしれない。さらに、製品になった後もトラックで長距離を移動してきたのかもしれない。

表6-6は、著者の一人が二〇〇一年夏にロンドンの自宅で食べた一回の食事について、成分ごと

### 表 6-6　一回の食事のフードマイル

| メニュー | 材　料 | 生　産　地 | フード マイル |
|---|---|---|---|
| パスタ | シェル型パスタ | イタリア | 900 |
| | 乾燥トマト | イタリア | 1000 |
| | オリーブ油 | イタリア | 1000 |
| | 塩 | 海(エセックス、モールドン) | 40 |
| | コショウ | インド | 4700 |
| | ミント | 自家菜園 | 0 |
| | バジル | 自家菜園 | 0 |
| フルーツサラダ | 桑の実 | イギリス(テームズ河畔) | 3 |
| | サクランボ | アメリカ | 4600 |
| | ネクタリン | イタリア | 1000 |
| | 桃 | イタリア | 1000 |
| | ブラックベリー | 自家菜園 | 0 |
| | メロン | スペイン | 600 |
| | ローガンベリー | 自家菜園 | 0 |
| | ブラックベリー・ビネガー | イギリス(ドンカスター) | 170 |
| ビール | | ワンズワース(ビール工場) | 2 |
| ジンジャー・ビール | 生姜<br>砂糖<br>製造 | インド<br>東アングリア<br>イギリス(ニューカッスル) | 4800<br>100<br>200 |
| ワイン | | オーストラリア | 10000 |
| ボトル水 | | フランス | 450 |

(注) 1 マイル＝1609.3 m。

にフードマイルを計算したものである。二人分の食事は家で調理した。メニューは、①ハーブと乾燥トマト、オリーブ油の入ったパスタ、②ブラックベリー・ビネガーをかけたフルーツサラダ、③ワインと水、ジンジャー・ビールとビール・シャンディ〔ビールとレモネードを混ぜた飲み物〕である。

私たちがいかにフードマイルの大きい食生活を送っているかが、よくわかる。世界のどこに住んでいても、こうした状況はほとんど変わらないだろう。

イギリス運輸省によれば、過去二〇年間に、イギリスの年間食料消費量はほとんど変化していないにもかかわらず、トラック輸送される食料は三〇％も増加し、平均輸送距離は六〇％近くも長くなっていた。しかも、一九八九年から九九年の一〇年間に、トラック輸送される農産物と食料品は九〇％も増加した。さらに悪いことに、同期間に航空輸送も倍増しており、二〇一〇年まで毎年七・五％ずつ増え続けると予想されている。

消費者もまた、遠くまで買い物に出かけるようになり、自動車を使うことも増えた。買い物のために移動する平均距離は、一九七五〜七六年から八九〜九〇年の間に六〇％長くなっている。自動車で移動する場合には、二倍以上になった。ハイパーマーケットは「便利」どころか、消費者の買い物のための移動距離を長くしているのである（イギリス政府の発表した数字でも、中心市街地の食料品店に買い物に行く場合は、郊外のスーパーに行く場合と比べると移動距離が半分以下である）。こうした事実は、外部化された経済の側面を明示するものである。近代の食料品価格は、真の食料生産コストを反映していない(24)。

## ◆ゴースト・エーカーから地場産へ

「ゴースト・エーカー」とは、食料アナリストのジョージ・ボーグストロムによる造語で、集約的な農業で使われた購入飼料や輸入食料の量を示す概念である(同様の概念を表すのに「エコロジカル・フットプリント」という言葉も使われる)。たとえばオランダの研究は、地球上には人口一人あたり〇・二八ヘクタールの耕作可能地が存在するが、オランダの市民は一人あたり〇・四五ヘクタールも使用している事実を明らかにした。すなわち、オランダの市民は、自身の食料を得るためにオランダの外にある「ゴースト・エーカー」に依存しているのだ。[25]

イギリスの効率的とされる食料システムでさえ、他国の土地と海で生産された食料を飲み込んでおり、EUレベルではなおさらである。大豆、柑橘類、フィッシュミール(魚粉)、トウモロコシ、キャッサバなど多様な作物が大量にヨーロッパ内外で生産され、EUは果実と野菜の輸入が輸出より多い。ある研究では、一九九五年にイギリスが輸入した食料を生産した海外の「隠れた農地」は四一〇万ヘクタールで、その多くが集約的な畜産で必要とされる動物飼料用であった。このように世界中から調達するやり方は、エネルギー効率が悪いだけでなく、世界に不公正をもたらしかねない。そして、地元の農家による持続可能な開発の目標達成もむずかしくする。[26]

ロンドン市の資源フローに関する研究によれば、食料品が環境に大きな影響を与えている。二〇〇〇年にロンドン市で消費された六九〇万トンの食料のうち、八一%が外部から持ち込まれていた。

ロンドン市の消費全体に占める食料の割合は一四％で（外部からの持ち込みと市内での生産の合計から、外部への持ち出しを差し引いた量）、廃棄物に占める食料の割合は二％である。さらに、ロンドン市で一年間に消費されるボトル飲用水は九四〇〇万リットルで、二二六〇トンのプラスティックごみを排出していると推計される(27)。

ロンドン市民は一人あたり六・六三ヘクタールの農地を使用し、その四一％は食料のためのゴースト・エーカーである。ロンドン市が持続可能な都市になるためには、消費量を二〇二〇年までに三五％、五〇年までに八〇％削減しなければならない。

イギリスでも農業従事者数が減っており、高齢化が進んでいる。しかし、食料需要は減らないから、イギリスほど天候や土壌に恵まれていない国々からも食料が輸入される。イギリスは、果実（とくに柔らかい果物やベリー類）の生産に理想的な条件を備えているにもかかわらず、たとえば国内消費されるナシの五分の四、リンゴの三分の二が輸入品だ。これらはEU各国やチリ、オーストラリア、アメリカ、南アフリカなどから輸入されている。イギリスのように農産物の生産に適した国が「ゴースト・エーカー」に頼っているという事実は、食料を自給できる土地と天候の条件を備えていながら、自国や近隣国の人びとの需要を満たす必要があるだろう国々で生産される食料に依存すべきなのか、という政策面への疑問を提起する。

持続可能な農業の世界では、こうした環境コストがもたらす複雑な問題に取り組みはじめている。ただし、環境保全型農業は、地域主義的で「自然な」農業のように思えるかもしれないが、現実はそれほど単純ではない。たとえば、イギリスで販売されている有機農産物の七〇%が輸入品である。農産物市場の構造が、消費者の需要に合わせて生産を行なっても収益を上げられない状態を生みだしている。

また、消費者が環境に良い買い物をしたいとしても、有機農産物の購入だけが必ずしも解決策ではない。生産が「地元」で行われることが重要な要素であり、できるかぎり地元で生産された有機農産物であるべきだ。遠方から長距離を運ばれてくる有機農産物は、環境に良くない。図6-2に示したとおり、地元で生産された農産物は、たとえ集約的な慣行農業によるものであったとしても、大陸間を移動してきた有機農産物よりも環境破壊的ではないのである。

図6-2　イギリスの食品と飲料の外部コスト

（単位：ポンド）

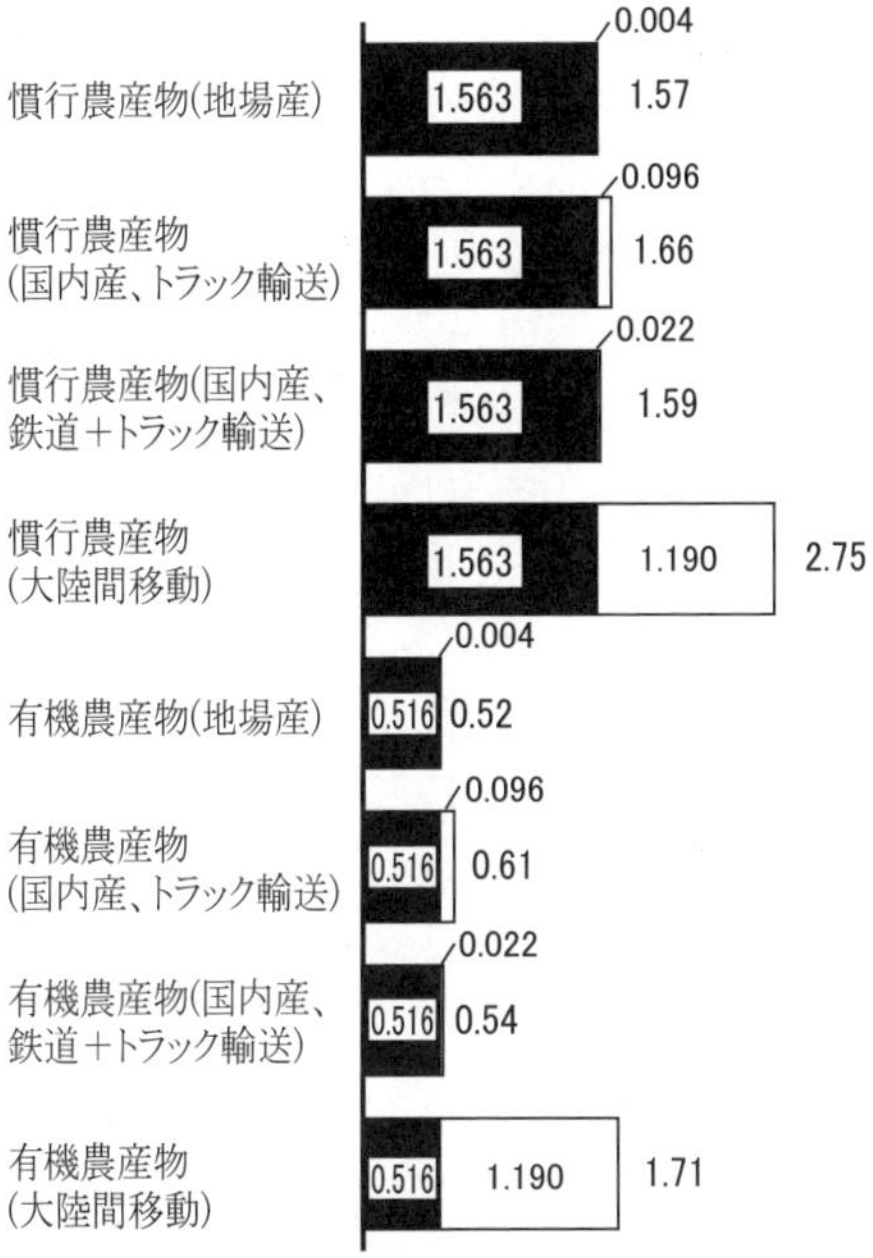


（注）■ 農場の外部コスト、□ 輸送の外部コスト。

（出典）Pretty, J., Hine, R.E, et. al., 'Policy challenges and priorities for internalising the externalities of agriculture', *Journal of Environmental Planning and Management,* Vol.44, No.2, 2001, pp.263-283.

魚ほど、人間の必要を満たすことが資源の枯渇に直結してしまうものはない。栄養学者は魚(とくにオメガ3必須脂肪酸の多い、脂がのった魚)を頻繁に食べるように勧めるが、海洋生態学者は海の状態と養殖が限界に達しつつあるという懸念を表明している。オーガニック(有機)食品の場合と同じで、生産方法だけが問題なのではなく、環境に「やさしい」かどうかが問題なのである。たとえば、人気の高いスペイン料理バカラオ(塩蔵タラ)は、バルト海で漁獲されたタラをノルウェーで水揚げし、スコットランドで加工した「スペイン」料理かもしれない。魚に関しても、人間の健康と環境、文化にバランスよく配慮した政策が立案されなければならない。

## ◆魚を食べ尽くす?

世界の(天然と養殖を合計した)漁獲量は、一九五〇年には二〇〇〇万トンだったが、二〇〇〇年には一億三〇〇〇万トンにまで増加した。ただし、八〇年代なかば以降の増加の多くは中国によるもので、その多くが養殖だ。

一九九九年の漁獲量は、天然魚が九二〇〇万トンで、養殖魚が三三〇〇万トンであった。天然魚のうち三〇〇〇万トンは飼料や魚油として消費されている。養殖の急成長は漁業資源に対する新たな脅威となっており、フィッシュミール需要の増大(天然魚が養殖魚の餌とされる)が漁業資源を枯渇させる大きな圧力となっていると懸念するアナリストも存在する。さらに悪いことに、毎年二〇〇〇万トンの魚が廃棄されているという推計がある。

図 6-3　世界の海洋漁獲量の地域別推移（1975～1995 年）

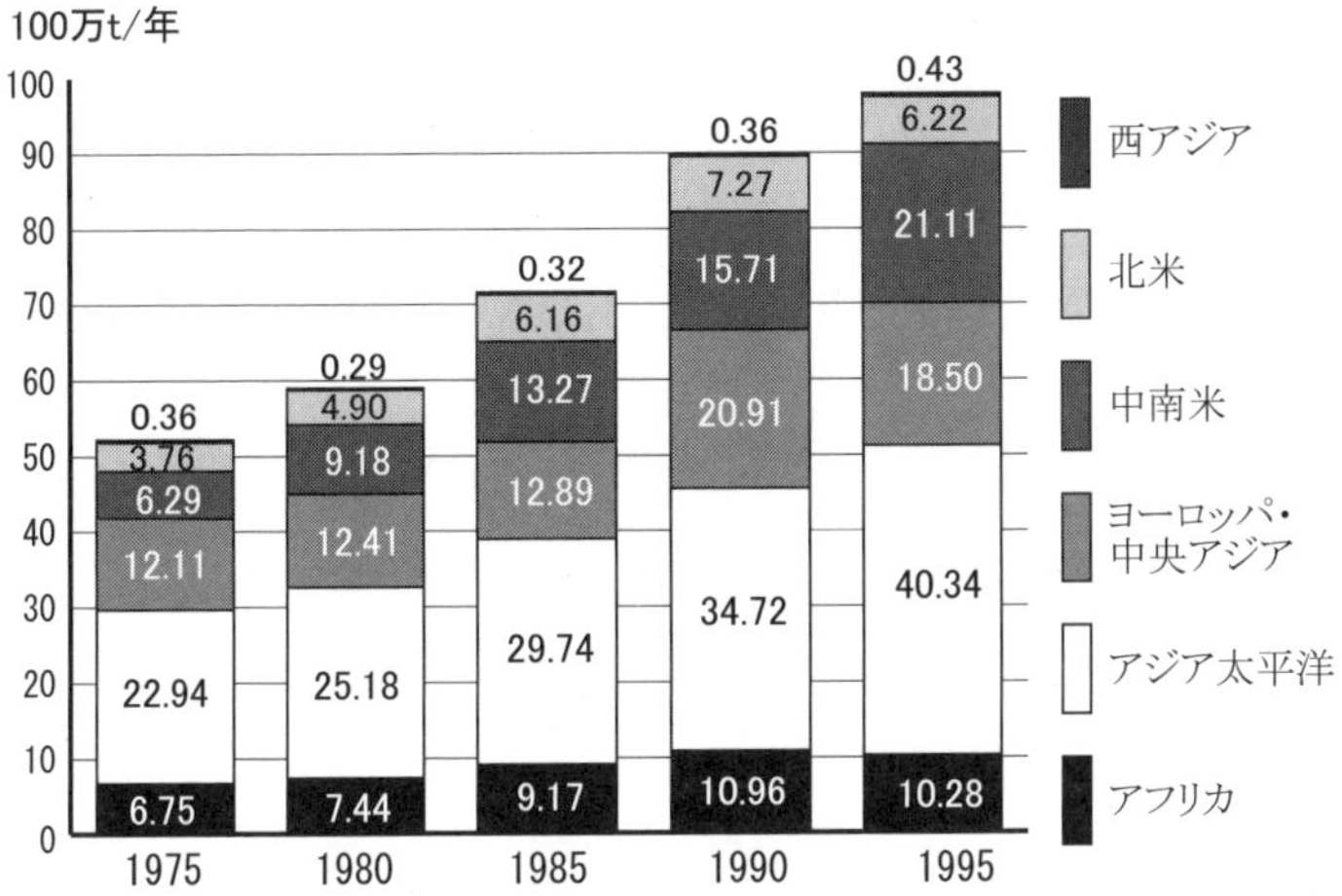


（出典）*Global Environment Outlook 2000*.

途上国では、とりわけ貧しい人びとの食生活が魚に大きく依存している。にもかかわらず、漁獲量は、一九七八～九〇年の間に北米で二七%、ヨーロッパで二三%増加したのに対して、アフリカでは二・九%、中南米では七・九%減少した(図6-3)。また、一人あたりの漁獲量に換算すると、西アジアでも七〇年代以降は大幅に減少している。魚類と水産加工品が重要な輸出品目になったからである。

北米大陸の北西部沖ではサケが大幅に減っており、絶滅の危機に瀕するサケ属は二四種もある。北米やヨーロッパでは、集約的な農業によって河川や海に排出される肥料や糞尿が富栄養化現象を引き起こしている。沿岸漁業は、海に蓄積された窒素やリンによって深刻な影響をうけている可能性があるという。また、近年の深刻な生態系破壊の一つに、西側諸国の需要に応えるためにアジアで実施されてきた集約的なエビ養殖がある。補助金を伴うエビ輸出戦略によって、マングローブの生えた湿地など太古からの沿岸環境が破壊されてきた。

「工業的漁業」(海中の生物を一網打尽にする巨大トロール船)など、技術の進歩によって可能となった乱獲と浪費によって、漁業資源が枯渇に瀕していることはいまや明白である。たとえば、かつて豊富だった北米のタラ資源は枯渇し、カナダでは一九九二年のタラ漁の全面禁止によって、ニューファンドランド島とラブラドル半島の何千人もの労働者が影響をうけた。

加えて現在は、魚がPCBなどによる汚染を生物濃縮してしまう問題がある。これは内陸部でも生じており、アメリカ環境保護庁の調査では、河川・湖沼が広範にわたって残留性有機汚染物質によって汚染されていることが明らかになった。一九九九年にはアメリカの消費者に対する勧告で、もっともリスクの大きな問題として魚のPCB汚染が名指しされている。

世界中の多くの国の栄養指針が、魚をたくさん摂取する必要性を強調している。だが、環境問題を考慮した勧告は、ほぼ逆の内容を主張するようになってきた。海の状況がこれほど悪くなっているのだから、漁業資源は再生のために保護されるべきだというのである。

養殖は漁獲量を増加させた主因であるが、環境に悪い影響をもたらしている。一トンの養殖魚を生産するのに、天然魚三~四トンが消費されている可能性がある。また、養殖には感染症と汚染がつきものである。ほとんどの場合は大量の魚を狭い場所で養殖しており、水質悪化や富栄養化を引き起こし、汚染物質を垂れ流している。養殖の技術と設備に新規投資を行い、生態系に配慮した養殖を確立していくことが急務である。養殖は将来的に漁業資源と供給の増大に貢献できるようになるかもしれないが、そのためにどんな犠牲が強いられてもよいわけではない。

食料政策の論議において、農業政策と比べると、漁業政策はほとんど議論されていない。たとえばEUでは、共通農業政策の意思決定に圧力をかける団体はあるが、共通漁業政策に対して物申す環境・健康ロビイストはほとんどいない。ユニリーバ社などの企業セクターがそれを始めてはいるが、まだ影響力は限られており、今後なされるべきことはたくさんある。

## ◈効率が悪い食肉の生産

環境に悪い影響を与える食肉生産の集約化に対して、批判の声が大きくなっている。畜産は、エネルギーを転換する手段としては恐ろしく効率が悪い。家畜の飼料として大量の穀物が消費されている。肥育場で一キロの肉を生産する場合、牛肉では七キロ、豚肉では四キロ、鶏肉では二キロの穀物が必要である。

さらに、国際食料政策研究所（ＩＦＰＲＩ）は、中国の人口一人あたりの食肉需要が二〇二〇年までに倍増すると予測しており、アメリカはこの需要増に合わせて穀物輸出の拡大をねらっているという。動物の餌にするために石油を使って重い穀物を地球の反対側に輸送するのだから、もちろん環境に良いわけがない。また、豊かになるにつれて増える食肉需要に応えるのは、家畜飼育と飼料穀物の生産に広い土地を使用することを意味し、環境に悪い影響があると認識しなければならない。

ただし、裕福な国での家畜飼育が減っても、途上国の貧しい人びとの食生活が自動的に改善されるわけではない。国際食料政策研究所の試算では、食肉の消費量が五〇％減っても栄養不良の子どもの数は一％か二％しか減らない。これは、菜食主義者の食事が非常に健康に良いとの証拠があるとはいえ、すべてが菜食主義になるべきだというような、過度に単純な解決策の有効性に疑問を投げかけるものである(28)。

この「肉食か、菜食か？」という論争は、環境と健康に良いライフスタイルとはどのようなものか、という問いのむずかしさを表している。同様に、食肉と乳製品の摂取増はお勧めできないものの、動物性食品の消費増が食に起因する病気の発生率を本当に上げるのかも重要な問いである。

## ◆抗生物質が効かない

食肉生産のような集約的な農業は、獣医学のもたらした実に多様な薬物やサポートなしには成立し得ない。同時に、抗生物質などの薬品が広く使用された結果、健康と環境に悪影響がもたらされている。人体にも動物にも抗生物質への耐性がつくられ、新たな感染症の治療が困難になり、新たな抗生物質の開発は困難かつ資金のかかるものになったからである。

「驚異の薬」は「スーパー細菌」を生みだし、アメリカでは抗生物質の一部は獣医の処方箋なしで購入・使用できるようになった。抗生物質の全使用量の七〇％が健康な豚、鶏、牛に使われていると推定されている。

伝染病学者のトニー・マクマイケル教授によると、経済活動と文化のグローバル化、旅行と貿易の増大、集約的な食料生産・加工、抗生物質、さまざまな医療処置などのすべてが、微生物の世界のバランスを変え、微生物の繁栄をもたらしているという。今日、病原菌は変化し続けており、多くの場合、生存能力が強くなっている。サルモネラ菌の一部は、過去二〇年間にいくつもの薬物耐性を獲得し、耐性をもつ仲間は五％から九五％にまで増えた。メチシリン耐性をもつ黄色ブドウ球菌（ＭＲＳＡ）の割合は、わずか一〇年間に二％から四〇％にまで増えている(29)。

アメリカ会計検査院が集約的な家畜飼育における過度な抗生物質の使用が人間の健康にもたらすコストについて初めて懸念を表明したのは、一九七七年である。それから二〇年経っても、連邦政府は統合的な健康政策を策定できていない。状況は深刻である。過去半世紀に何千万人もの命を救ってきた抗生物質の効力が、以下のような要因によって根本から失われようとしているのだ。

①医者による過剰な処方
②患者による不適切な使用（服用期間の終了前に服用を止める）
③集約的な家畜飼育と獣医の処置による抗生物質の成長促進剤としての日常的な使用
④微生物の適応能力、抗生物質耐性をもつ株をつくりだす能力の強化

抗生物質の効力が徐々に失われていることを示す科学的証拠は数多く存在する。たとえば、抗生

物質耐性をもつ結核の症例は一九五〇年には一～二％にすぎなかったが、九〇年代には三〇％以上になった。九八年にはイギリスの上院科学技術委員会が、無分別な抗菌剤の使用によって新薬の多くが無効になったとして、抗菌剤の有効性を確保するためには使用を制限するしかないと結論づけている。九七年に開催されたＦＡＯの会議でも、人間に使用されている抗生物質を家畜の成長促進剤として使用することを止めるよう勧告された。

食品加工業者の一部でも、医学および獣医学の世界でも、こうした抗生物質の多投は受け入れがたいと考える人びとが増えている。二〇〇二年に行われたアメリカの調査は、抗生物質の慎重な使用を勧告し、抗生物質が生態系と人体にもたらす影響について強調し、耐性菌が耐性をもたない菌との競争に勝ち、より早く繁殖している可能性があると警告した。同様に、欧州委員会も、（抗コクシジウム剤の一部を除く）抗生物質の成長促進のための添加剤としての使用を二〇〇六年までに段階的に廃止する提案を行なった。これを先取りして、独自に措置を講じている大企業もある。(30)

## ◆果実と野菜を食べよう――低所得者世帯ほど野菜・果実を食べていない

健康教育では、人びとに果実と野菜をたくさん食べるよう勧めている。果実と野菜にはビタミン類や微量栄養素が多く含まれ、第2章で検討した変性疾患のいくつかを予防する働きがある。とくに、冠状動脈性心臓病やガンなどの慢性疾患を防止する効果が確認されている。ＷＨＯは一九九〇年以降、毎日四〇〇グラムの果実と野菜を摂取するように推奨している。これが実現すれば、前述の病気による死亡数を最大で二〇％は減らせる可能性がある。これは、多くの健康教育や健康政策の中心をなす建設的なメッセージだ[31]。

しかし、イギリスでは果実と野菜の生産量が減り、輸入量が大きく増加している。その結果、この数十年間で食料貿易の赤字額は巨額になった。また、一人あたりの生鮮野菜の消費量は減り続けている。一方で、生鮮果実の消費は増えた。加工品やジュースでの消費も多いが、六一・六％は生鮮品として消費されている。

それでも、現在のイギリス人の一人あたり果実摂取量は、多くのヨーロッパ諸国より少ない。とくに、貧困家庭の子どもたちの果実と野菜の摂取量は、推奨されている四〇〇グラムよりもかなり少ない。子どもたちの一日あたりの果実・野菜摂取量は、二〇世紀最後の二〇年間に激減した。実際、二歳から一五歳の子どもたちのうち、果実と野菜を一日に一回以上摂取している割合は二〇％以下だ。そして、彼らの典型的な食事には脂肪、砂糖、塩が多く含まれている。

イングランド地方とウェールズ地方の一一～一六歳の児童・生徒二六三五人について調べた二〇〇一年の調査では、彼らの果実・野菜の摂取量は平均で推奨レベルの三分の一であった。対象者の五％は直前の一週間に野菜をまったく食べていないと答え、六％が同期間に果実をまったく食べていないと答えている。この調査では、所得が低ければ低いほど果実と野菜の摂取量が少なく、高所得世帯より甘い菓子やソフトドリンク、スナック菓子などの消費量が多いという説が裏付けられた。

こうした現状を変えるためには、早急に健康教育が実施されなければならない。

ビジネスという面から見れば、小売業において生鮮食料品はもっとも付加価値が高い。イギリスでは、果実と野菜は売り場面積あたりでもっとも大きな利益を上げている。一方アメリカでは二〇世紀になると各州で州内産の果実の割合が減り、どこでも大量のカリフォルニア州産、次いでフロリダ州産が出回るようになった。同時に、旬の時期に販売するのではなく、通年販売がめざされるようになった。

## ◆環境と健康の関係を考える視点

環境と人間の健康との関係について検討していくと、健康と病気のパターンがそれぞれの生活環境とどのように相関しているのかという重要な問いに突き当たる。生態栄養学という新しい科学と生態系に対する深い理解によって、この二つには緊密かつ象徴的な相関性があることがわかってきた。生産主義パラダイムの時代には、食べ物の生産と生態系や人間の健康はまったく別の問題として切り離されていた。今後この相関性が明らかにされ、それに基づいて政策が策定され、産業界が問題解決に乗り出し、食文化が再構築されるかどうかが、将来を左右する。

食生活が健康に影響を与えるという認識が生まれた結果、パラダイム選択をめぐる戦いにおいて、人体に関する科学が中心的な地位を占めるようになった。人間の身体は何を必要とし、何によって成長し、何によって病気になるようにプログラムされているのだろうか？　遺伝子診断によって、特定の遺伝子型が特定の病気にかかりやすいと確定できるのだろうか？

ライフサイエンス・パラダイムから導き出される回答は明快である。すなわち、近代のライフスタイルが食べ物という形で摂取したエネルギーを十分に燃焼しないのであれば、そして、食べることは楽しみであり、食文化がそのように形成されているがために私たちが食べる量を減らさないのであれば、この新たな事態に対応して食べ物が改変されねばならない。

つまり、まったく新しい公共政策と食料産業が構想されることになる。企業方針と国家政策が突如として、食生活と健康管理の責任を消費者に押しつけるようになるかもしれない。このように、食べ物には何の問題もなく、問題はすべて遺伝子にあるという考え方は、今後の食料政策と健康政策に大きな影響を与え得る「洗練された」情報操作である。

マイケル・クロウフォード教授は、「長い人類史の九九・八％の時代に人類が食べてきたものと、今日人びとが食べているものは、さまざまな面で異なっている」と記している。農業は、文化から野生を閉め出したのである。彼の表現を引用すると「農業が発明されるまで、進化論の見地からして非常に優秀で、すべての生物を支配することが運命づけられた成功種（すなわち人類）は、野生種に食料を依存してきた[32]」。そして、農業が新たな食の経験をもたらした。新石器時代は、動物や植物だけでなく、人間をも家畜化したのである。

現在、生態学者の一部は、この進歩の「人間化」が、文明そのものを支えている地球の健全性のみならず、地球の能力にとって脅威となっているのではないかと問題にしている。ディープ・エコロジー〔一九八四年にノルウェーのアルネ・ネスが提唱した概念。地球上のすべての生物が固有の価値をもち、生物多様性は人間にとっての有用性という観点からではなく、それ自体が価値を有しているという考えに基づき、自然界に対する現在の人間の過干渉を改めるよう求めている〕は、「西洋またはアングロ・サクソン資本主義における進歩がより良い生活をもたらすという考え方は、技術の壁によって実現を阻まれている」と主張する。(33) この立場の人びとは、商業の軌道を修正するためには商業を人間化する必要性があり、それは可能だという考え方を拒絶する。

また、ディープ・エコロジストの現状分析が、商業、なかでも食品産業に対して、省エネルギー、廃棄物の削減、生産方法の変更などを迫る緊急性のあるメッセージとなるだろうと主張する人びともいる。たとえば、農場に生物多様性を取り戻し、結果として食生活にもそれが反映される可能性があるというのだ。環境に良い二一世紀の食のあり方は、地元で生物多様性をできるだけ増やす形で生産されたものを食べることであるべきだろう。

生態系と生物学と栄養との関係について研究してきたオーストラリアのM・L・ウォールクヴィスト教授とR・L・スペクト教授によれば、適正に生産された多様なものを食べられるようにするには「生物多様性という条件」が満たされねばならない。両氏は「一週間に、少なくとも二〇種、あるいは三〇種程度の生物学的に異なる食べ物、なかでも植物性の食べ物を摂取する必要がある」と主張している。(34) 生物多様性は、日常的に消費者の食卓で実現されなければならない。

(1) Goodman, D. and Watts, M. eds., *Globalising Food : Agrarian Questions and Global Restructuring,* London : Routledge, 1997.
(2) McMichael, A.J., *Human Frontiers, Environments and Disease,* Cambridge : Cambridge University Press, 2001.
(3) FAO, *Agriculture : Towards 2015/2030, technical interim report April,* Rome : Food and Agriculture Organization Economic & Social Department, 2000.
(4) Ghenremeskel, K. and Crawford, M.A., 'Nutrition and health in relation to food production and processing', *Nutrition and Health,* Vol.9, pp.237-253, 1994.
(5) Willett, W., 'Diet and health : what should we eat', *Science,* 264, pp.532-537, 1994.
(6) Ausubel, K., *Seeds of Change,* San Francisco : HarperCollins, 1994. Henry, M., 'Sow few, so trouble', *Green Futures,* Vol.31, 2001, pp.40-42, 2001.
(7) McMichael, P., 'Power of Food', *Agriculture & Human Values,* Vol.17, 2000. pp.21-33.
(8) Henry, M., 'Sow few, so trouble', *Green Futures,* Vol.31, 2001, pp.40-42.
(9) Heffernan, W., *Consolidation in the food and agriculture system,* Washington DC : National Farmers Union, 1999, p.14.
(10) Pretty, J., *Agri-Culture,* London : Eaethscan, 2002. Funes, F., Garcia, L., Bourque, M., Perez, N. and Rosset, P., eds, *Sustainable Agriculture and Resistance : transforming food production in Cuba,* Oakland CA : Food First Books, 2002.
(11) Stockholm International Water Institute, *General water statistics : World Water Week Symposium data sheets,* 10-16, August, Stockholm : Stockholm International Water Institute, 2003. http : //www.siwi.org/waterweek 2003
(12) McGinn, A.P., 'Phasing out Persistent Organic Pollutants', in Brown, L.R et al., eds., *State of the World 2000,*

London : Earthscan, 2000.

(13) Baker, B.P., Benbrook, C.M., Groth, E. and Benbrook, K., ‘Pesticide residues in conventional, integrated pest management (IPM)−grown and organic foods : insights from three US data sets’, *Food Additives & Contaminants,* 2002 ; Vol.19, pp.427-446.

(14) Murray, R., *Creating wealth from waste,* London : Demos, 1999. Smith, A., ‘Waste not’, *Green Futures,* March /April, 2002, p.12. INCPEN, *Factsheet,* London : INCPEN, 2002. Roberts, M., *Dual system : facts and figures,* 2002. http : //www.gruener-punkt.de

(15) United Nations Environment Programme, *Global Environment Outlook,* London : Earthscan/UNEP, 2002. [概要日本語版『UNEP地球環境概況3』(財)地球環境センター]。McMichael, A.J., *Human frontiers, environments and disease,* Cambridge : Cambridge University Press, 2000.

(16) UNDP, *Urban Agriculture : Food, Jobs and Suatainable Cities,* publication series for Habitat 2, New York : United Nations Development Programme, Vol.1, 1996.

(17) WHO-Europe, *Draft Urban Food and Nutrition Action Plan : elements for local action or local production for local consumption,* Copenhagen : World Health Organization Regional Office for Europe Programme for Nutrition Policy, Infant Feeding and Food Security together with the ETC Urban Agriculture Programme, Leusden, The Netherlands and the WHO Centre for Urban Health, 1998.

(18) Koojiman, J.M., ‘Environmental Assessment of Packaging’, *Environmental Management,* Vol.17, No.5, 1993. cited in Paxton, A., Food Miles, London : SAFE Alliance, 1994, p.17.

(19) ERR, cited in Paxton, A., *Food Miles,* London : SAFE Alliance, 1994, p.18.

(20) Heilig, G.K., ‘Food, life-styles and energy’, in van der Heij, D.G., Loewik, M.R.H. and Ockhuizen, T.H., eds., *Food and Nutrition Policy in Europe,* Wageningen, Wageningen Pudoc Scientific Publishers/WHO Regional Office

for Europe, 1993.

(21) Jones, A., *Eating Oil,* London, Sustain. Data for shipping and airfreight from *Guidelines for company reporting on greenhouse gas emissions,* Department of the Environment, Transport and the Regions : London, March, 2001. Data for trucks is based on Whitelegg, J., *Transport for a sustainable future : the case for Europe,* Belhaven Press, London and Gover, 1993. MP, *UK petrol and diesel demand : energy and emission effects of a swithch to diesel,* Report for the Department of Trade and Industry, The Stationery Office, London, 1994.

(22) Boege, S., *Road Transport of Goods and the Effects on the Spatial Environment,* Wupperthal : Wupperthal Institute, 1993.

(23) Pirog, R., Van Pelt, T., Enshayan, K. and Cook, E., *Food, fuel, and Freeways : an Iowa perspective on how far food travels, fuel usage, and greenhouse emissions,* Ames, Iowa : Leopold Center for Sustainable Agriculture, Iowa State University, 2001. http : //www.leopold.iastate.edu/

(24) Paxton, A., *The Food Miles Report,* London : Sustainable Agriculture, Food and Environment Alliance, 1994.

(25) Borgstrom, G., *The Food and People Dilemma,* Pacific Grove, California : Duxbury Press, 1973.

(26) Durning A. T., *How Much is enougt?,* London : Earthscan, 1992. アラン・ダーニング著、山藤泰訳『どれだけ消費すれば満足なのか――消費社会と地域の未来』ダイヤモンド社、一九九六年。

(27) Best Food Forward, *City Limits : a resorce flow and ecological footprint analysis of Greater London,* London : Greater London Authority, 2002. http : //www.citylimitslondon.com

(28) Rosegrant, M.W, Leach, N. and Gerpacio, R.V., 'Altennative futures for world cereal and meat consumption', *Proceeding of the Nutrition Society,* Vol.58, 1999, pp.219-234. Millward, D. J., 'Meat or wheat for the next millennium?', *Proceedings of the Nutrition Society,* Vol.58, 1999. pp.209-210.

(29) McMichael, A.J., 'From Hazard to Habitat : Rethinking Environment and Health', *Epidemiology,* Vol.10, No.4,

1999, pp.1-5. Young, R., Cowe, A., Nunan, C., Harvery, J. and Mason, L., *The Use and Misuse of Antibiotics in UK Agriculture : Part 2 : Antibiotic Resistance and Human Health,* Bristol : Soil Association, 1999.

(30) Barza, M. and Gorbach, S. L., eds., 'The need to improve antimicrobial use in agriculture : ecological and human health consequesces', *Clinical Infectious Diseases, Vol.*34, supplement 3, 2002, S 71-144. McDonald's, *Global policy on antibiotics in food animals*, Policy statement, 19, June, 2003. Chicago Ill : McDonald's Corporation, http : //www.mcdonalds.com/corporate/social

(31) World Health Organization, *Diet, Nutrition and the Prevention of Chronic Diseases,* WHO Technical Report Serise 1990, 797. Geneva : World Health Organization, 1990.

(32) Crawford, M. and Marsh, D., *The Driving Force : Food, Evolution and the Future,* London : Heinemann, 1989, p.190, p.194.

(33) Goldsmith, E., Khor, M., Norberge-Hodge, H., Shiva, V., et al., *The Future of Progress : Reflections on Environment and Development,* Dartington : Green Book, 1995.

(34) Wahlquvist, M. L. and Specht, R. L., 'Food variety and biodiversity : Econutrition', *Asia Pacific Journal of Clinical Nutrition,* Vol.7, No.3 & 4, 1998, pp.314-319.

# 第7章

# 食の民主主義か統制・支配か

## ◆なぜガバナンスが問題なのか？

食のガバナンスに関する諸機関はまったくと言っていいほど食と健康を統合できず、多くの既存の政策もまたその力を発揮できない。生産主義パラダイムを支持する政府は、まさしく時代遅れとなっている。食のガバナンスの将来的な中心課題は、食の民主主義と統制をどうバランスするかであり、トップダウンではなく民主的プロセスこそが食の政策を正当化する唯一のものである。食のガバナンスのための新しいビジョンを産み出すために、リーダーシップが求められている。本章では、食のガバナンスにおけるより広い領域と関与者についての詳細を明らかにし、とくに近年注目されてきた食のガバナンスにかかわる食の民主主義とよぶべき領域について論じていく[1]。

主要な争点は、健康について諸機関の食のガバナンスがどう関与しているかである。さまざまな視点をもった地域レベルから国や諸国間そしてグローバルな諸機関が、これまで食と健康を統合することに失敗してきたが、歴史始まって以来、いまほど食と健康のガバナンスにかかわる機関が多層的に存在するようになったときはない。

コミュニティからグローバルに至るまで、少なくとも五つのレベルが存在しており（表7-1）、相互に緊張関係をもちつつグローバルな機関に権力が移って地域レベルの力が奪われるのか、それとも国際機関のほうが最終的に国や地域レベルに従うことになるのか、グローバリゼーションとローカリゼーションのせめぎあいが起きているのである。食に関する強制力が、国レベルではなく国際

表7-1　食と健康に関する管理・支配構造

| 階層 | おもな管理・支配主体 | 管理・支配の内容 |
|---|---|---|
| グローバル | 国連、WTO、コーデックス委員会 | 政府間交渉や専門家会議を主導して政策検討課題と基準を立案、普及 |
| リージョン（広域） | 北米自由貿易協定、EU、ASEAN | 域内通商ルールの策定と新たな規制の制定。たとえば食品安全基準の国際平準化など |
| 国 | 主権国家（約200カ国） | 保健医療、食料供給プロセスなどの法規制、栄養指針などの啓蒙 |
| 地方（州・県など） | 地方議会、保健医療担当部局 | 地方の政策、事業などの策定、実施。国への要望 |
| 地域・コミュニティ | 市町村議会、保健医療担当部局、地域センター | 食品に関する法規制の実施、一次医療、栄養指導など地域サービスの提供 |

レベルで法的につくりだされることで、すなわち、EU、APEC（アジア太平洋経済協力会議）、NAFTA（北米自由貿易協定）、WTO（世界貿易機関）といった機構によって、広域レベルに影響を及ぼしている。

グローバルレベルでは、世界銀行、WTO、WHOなどの国の省庁の役割に大きな影響力をもつ多くの国際機関がある。それらは食と健康に関するグローバルな関与に大きな役割を果たし、国内そして国家間のフード・チェーンの微妙な枠組みや政府の政策に大きな力を及ぼしている。表7-2に、具体的ないくつかのリストを示しておこう[2]。

そうした機関は、現行の政策に枠組みを与えたり変更を迫ることで大きな役割を発揮しており、国が生産主義パラダイムを後押ししたりコスト負担をやめることに寄与している。ガバナンスに関する継続的な争点は、フード・チェーンの管理や

表 7-2　食と健康に関するグローバルな法制度と機関

| 担当領域 | おもな機関、組織、法制度 |
|---|---|
| 保健医療、公衆衛生 | WHO、FAO |
| 子どもと健康 | ユニセフ、ユネスコ |
| 国際経済機関(健康に影響力をもつもの) | 世界銀行、IMF(国際通貨基金)、UNCTAD(国連貿易開発会議)、WTO、WIPO(世界知的所有権機関)、OECD |
| 国際条約・協定(健康に影響力をもつもの) | 生物の多様性に関する条約のバイオセーフティに関するカルタヘナ議定書、国際栄養学会、バーゼル条約 |
| 緊急援助 | WFP(世界食糧計画)、赤十字社・赤新月社 |
| 地球環境 | IPCC(気候変動に関する政府間パネル)、UNCED(国連環境開発会議)、IMO(国際海事機関) |
| 通商上大きな支配力をもつ組織 | 国際商業会議所、多国籍企業、国際製薬団体連合会 |
| 保健医療を所管する広域機関 | EU、WHO と FAO の広域事務所 |
| 業界団体 | 国際病院連盟 |
| 保健医療、公衆衛生向上を目的とする連携組織 | 健康都市連合、乳児用食品国際行動ネットワーク(IBFAN)、ローカルアジェンダ 21 ネットワーク、国際農薬行動ネットワーク、たばこフリー・イニシアティブ |
| 専門家組織 | ヘルスプロモーション健康教育国際連合(IUHPE) |
| NGO | グリーンピース、地球の友、オックスファム、国境なき医師団、世界の医療団、世界公衆衛生学会議 |

責任についてである。食料政策の全体を見渡せる統合的な政策メカニズムの形成が緊急に求められている。食のガバナンスに関する膨大な知識と政策の方向を変えるような要請があるにもかかわらず、それを行える機関はほとんど存在しない。

三〇年間に及ぶ栄養、感染症学、医学、生態学に関する成果の結果、健康的な食事や生涯にわたる最適な食生活についての社会的な認識が高まってきた。世界中の何万人もの栄養学者や健康専門家が関与することで、食生活による健康改善に貢献しようとしている。しかし、その改善の成果は人口規模でみるかぎり、ごくわずかしかみられない。一方でフード・チェーンは、健康問題に取り組む政策形成よりもはるかに急速でダイナミックに動いている。政策は事後的対応があまりにも多い。半世紀以上にわたって食のガバナンスは、以下のような問題をかかえてきた。

①フード・チェーンが遠隔化するなど食料供給と分配の大改革
②栄養に対する理解の進歩
③新たな交易圏と国際機関が出現するなど政治構造の変化
④身体的活動が減り、女性の賃労働力が増加するなど、消費者のライフスタイルの変化
⑤高齢化や世帯規模の縮小など人口の動態変化
⑥共産主義の崩壊、個人主義、市場自由化による政治イデオロギーの変化

新たな構造は、政府のさまざまなレベルや食料セクターの間を結びつけるとともに、政府が食料政策の全体を見渡し、その責任を果たすことをむずかしくした。そして、産業促進のフード・チェー

ンが表舞台に登場し、商業活動が巨大化して重要性を増すとともに、食料政策は困難となり、パラダイムの空白を生んだのである。

そして、国はフード・ウォーズにおける調停を早急に必要としたが、それは食の文化における民主化の流れにつながるものではなかった。

## ◆求められるNGOの組織的活動

ガバナンスへの一つの挑戦は、国や諸機関が市民社会のいろいろな関係者とどのように協働するかである。この新たなプロセスにおいては、あらゆる階層の人びとからなるNGOが重要な役割を果たす。たとえば一九九〇年代なかばには、アメリカで一〇〇万～二〇〇万のNGOが存在し、インドで約一〇〇万、ブラジルで二一万、フィリピンで九万五〇〇〇、チリで二万七〇〇〇、エジプトで二万、タイで一万一〇〇〇のNGOが活躍している。

ガバナンスにおいて優先すべき重要課題は、政策プロセスにおけるNGOの役割の位置付け方である。いくつかのNGOは、食料政策において大きな影響力をもつようになった。だが、全体を統合する政策立案について確固たる位置を占めるまでには至っていない。

歴史的には一九七〇年代なかばまで、食と健康に関する政策において市民社会からの声は比較的弱かったが、二〇世紀の終わりには、ベビーフード、食品表示、汚染、遺伝子組み換え、動物福祉、農業、労働者の権利、社会正義、飢餓の問題において大きな運動の盛り上がりが起きた。しかし、グリーンピース、ＦＯＥ（地球の友）、ＷＷＦ（世界自然保護基金）などの環境ＮＧＯに匹敵するような大組織は生まれていない。

飢餓問題、特殊調整粉乳と母乳代替品の不当販売などに取り組むＮＧＯは、乳幼児食品国際ネットワーク（ＩＢＦＡＮ）のようなグローバルな連合を形成した。ただし、これは健康・保健分野において例外的な動きである。健康・保健分野では、政治ロビー活動のための不釣り合いに強大な専門家組織が幅をきかせ、産業界が大きな資金提供をして食のガバナンスに力を発揮している。いまこそ、新たな利害関係のもとでガバナンスのあり方を変えていかねばならない。

政府内での食と健康の話題といえば、健康に利する食材の成分に関する科学的関心に偏ったものであった。疫学と健康・保健に関する議論は、第2章でみたように軽視されがちである。グローバルな食と健康に関して、ＮＧＯのより組織的活動が真に求められている。とりわけ、貿易自由化による市場開放の影響下で、食習慣の変化（栄養転換）が引き起こされており、健康に悪影響を与えている食の洋風化に反対するキャンペーンが行われるべき状況である。巨大企業の世界市場における活動実態について、情報の共有が強く求められている。たとえば、マクドナルド社が一九九〇年代に二人のイギリス人活動家を提訴したことに対して、多数の支援グループが生まれて世論が盛り上がった。判決後も、食と健康に対する企業活動への関心が継続している。

社会的運動に直面したときに食料産業がよくとる戦略は、消費と不健康との関連性を否定する一方で、科学者がその製品のリスクを研究するための資金提供に合意するというものである。また、証拠が突きつけられると、たばこ産業のように利益擁護のために新たなソフトな戦術としてCSR（企業の社会的責任）に取り組んだりする。しかし、そうした防衛的な戦術は、より根本的な考え方を妨げることになりやすい。企業のアカウンタビリティー（説明責任）が本物であるならば、表層的な試み以上のものでなくてはならないし、偽りの装いをやめるものでなくてはならない。市民社会と商業的利益との間の紛争を減らすためには、とくに食と健康のガバナンスにおいて国はより積極的な役割を担う必要がある。(3)

## ◆拘束力が弱い食と健康に関する国際協定

国家的な公約と政策目標に加えて、政府は現行の公約に食と健康に関する政策の方向性を示そうと試みている。表7-3は、栄養や食料安全保障や広義の持続可能な開発に関する主要な国際的公約である。これらは一九四〇年代に国連システムができたころにまでさかのぼるもので、いくつかの国は食と健康にとりわけ重点をおいていた。しかし、公式にその関心が引き継がれてきてはいるものの、一貫性をもって統合されることはなかったのである。

そうした公約は、政策の欠如というよりは形式的政策が引き継がれてきただけであって、健康は一般受けしやすい領域だったのである。理論上は、集約的な食料生産システムによる食習慣の変化

表 7-3　食と健康に関する国際的取り組みの経過

| 取り組み | 年 | 栄養 | 安全性 | 持続可能な食料供給 |
|---|---|---|---|---|
| 世界人権宣言 | 1948 | ＋ | ＋ | |
| 経済的・社会的および文化的権利に関する国際規約（国際人権 A 規約） | 1966 | ＋ | | |
| 国連人間環境会議（ストックホルム会議） | 1972 | | | ＋ |
| 世界食糧会議（飢餓および栄養不良撲滅に関する世界宣言） | 1974 | ＋ | ＋ | |
| 児童の権利条約 | 1989 | ＋ | ＋ | |
| 「母乳育児の保護、推進・支援」に関するイノチェンティ宣言（ユニセフ） | 1991 | ＋ | ＋ | |
| 国連環境開発会議（リオ宣言、気候変動枠組条約、生物多様性条約） | 1992 | | | ＋ |
| 国際栄養学会 | 1992 | ＋ | ＋ | ＋ |
| 世界人権会議（ウィーン宣言） | 1993 | ＋ | | ＋ |
| 第 4 回世界女性会議（北京宣言）（行動綱領） | 1995 | ＋ | | ＋ |
| 世界食糧サミット（ローマ宣言） | 1996 | ＋ | ＋ | ＋ |
| 第 2 回国連人間居住会議（ハビタット 2）（イスタンブール宣言） | 1996 | | | ＋ |
| 経済的・社会的・文化的権利委員会一般的意見第 12「十分な食料を得る権利」（国連経済社会理事会の常任委員会） | 1999 | ＋ | ＋ | ＋ |
| 世界保健総会（決議 53.15、51.17、53.18） | 2000 | ＋ | ＋ | ＋ |
| 世界食糧サミット（ローマ） | 2002 | ＋ | ＋ | ＋ |
| 持続可能な開発に関する世界首脳会議（ヨハネスブルグ） | 2002 | ＋ | ＋ | ＋ |

（注）＋は取り組みが行われたもの。

と環境破壊は、そうした政策枠組みにおいて重視されるべきものなのだが、実際には国レベルの政策決議や拘束力のある協定や公約にはつながらないし、十分な財政的支援も行われてはいない。

現実世界の政治においては、持続可能な開発は貿易や経済成長より優先順位が低い。経済に余裕がある範囲でしか健康への財源にまわされないのと同様に、持続可能な開発は経済そのもの転換ではなく付随物でしかないのである。栄養は、一般的には健康関連の省庁の問題と考えられており、文化や貿易関連の省庁とは特別なかかわりはないとされている。食料安全保障は、食料機関や農業や健康関連の省庁の問題であり、経済的な負担が大きくならないかぎり財務省とは関係ない。だが、こうした分断は克服されねばならない。

## ◈停滞している農業協定

食料と農業に関する大きな国際会議は、〔アメリカの〕ホットスプリング（一九四三年）、ケベック（四五年）、ワシントンDC（四七年）、カイロ（四八年）というように、一九四〇年代に生産主義パラダイムの主導のもとで開催されてきた。そこでは、健康のためには食料生産の増大と売買と輸送の拡大が最適の策であると、確信をもって語られた。

現在の世界では、問題の焦点は国レベルからより広域ないしグローバルなレベルへと移行している。しかし、EUを例外として、諸機関のガバナンスは概して地域ないし国にある。公共の利益のために意志決定の国際化を図ろうとした試みは、豊かな国によって域内ないし局地的な政治力学で封じ込まれてきた。ＦＡＯ、ＷＨＯ、ユニセフ、ＵＮＣＴＡＤ（国連貿易開発会議）、ＵＮＥＰ（国連環境計画）など国連機関は、一九九四年にできたＷＴＯや、四〇年代に設立された世界銀行やＩＭＦ（国際通貨基金）など巨大な金融機関の政治や経済政策によって、脇に追いやられている。

貿易のルールを決めてきたＧＡＴＴ（関税貿易一般協定）は、そもそも発展と富を築き上げる手段として、一九四八年に二四カ国で貿易障壁と関税の削減のためにつくられた。食料問題は、先進国の抵抗があってＧＡＴＴでは先送りされてきたが、ウルグアイ・ラウンドとよばれる最終協議において食料と農業の貿易ルールが組み込まれ、現在はＷＴＯによってさらなる展開をみせている。

一般的な貿易自由化の協定に加えて、ＧＡＴＴではたくさんの補完協定ができた。食と健康に関係するものとしては、農業協定（ＡoＡ）、貿易の技術的障害に関する協定（ＴＢＴ）、衛生植物検疫協定（ＳＰＳ）などがある。ＥＵとアメリカはウルグアイ・ラウンドにおいて激しく争ったが、それは農業を保護して食料産業の利益を守るためである。とりわけ、バイオテクノロジーをめぐっては大きく対立した。富める世界が、農産物輸出国で形成するケアンズ・グループ（一七カ国）〔当時、二〇〇九年三月現在は一九カ国〕の国々やインフォーマルな途上国グループなどに対して、貿易の利益を確保するために争ったのである。農産物の非輸出国はさらに弱い立場におかれており、国際価格に依存さざるを得ない。

この力関係のバランスは、二〇〇三年九月にメキシコのカンクンで行われた〔ＷＴＯ関係〕会合で劇的に変化した。かつては、WTOの農業協定に途上国の利益を守るための発展項目のような枠を入れ込むことが追求されたが、カンクンでは脇におかれた。一方でEUやアメリカの交渉担当者を驚かせたのは、ブラジル・中国・インドが主導して南の二一カ国からなるグループが結成され、農業問題に関して強力な力をもつ国に対抗したことである。

この新たなG21グループは、アメリカやEUに貿易障壁と補助金の削減を迫り、彼らの安い商品に市場を開放するように強硬路線をとった。貧しい人びとがいかに不利益を被っているかの証拠を示し、富める国の農業生産額は国民総所得(GNI)と雇用の二%以下なのに対して、中所得国では国内総生産(GDP)に占める割合が一七%、最貧国では三五%にもなるにもかかわらず、富める国のアグリビジネスの利害が優先されていると主張したのだ。

こうした圧力の結果、カンクン会合の全体交渉は停止に追い込まれ、参加していたNGOもより公正な食料経済システム形成の必要性を求めたのだった。EUやアメリカの高額補助金による集約的な農業の改革が迫られたわけだが、それへの対応は二国間協定に戻ろうとするものである。アメリカの二〇〇二年農業法では五二〇億ドルが農作物や酪農のための補助金にまわされ、補助金総額は六七%増となった。途上国の小農民や生産者は、このようなぜいたくな補助金を受けている者に立ち向かえるわけがない。

同時に、注目しておきたい点は、富める国であっても補助金はごく一部に投じられているにすぎない点である。たとえば、アメリカでは六〇%の農民は補助金を受け取っておらず、わずか七%の大農場が政府からの資金の五〇％を受け取っているのである。

## ◈国際関係のせめぎあい

ＧＡＴＴの衛生植物検疫協定（ＳＰＳ）は、食と健康にとってとりわけ重要である。ＷＴＯとＷＨＯは二〇〇〇年、食の安全、環境、食料安全保障、栄養、バイオテクノロジーの関連性をよく理解し、モニターするために、協議を始めた。なかでも食の安全は、継続してきた課題である。

ＧＡＴＴは一九九四年、それまで地味な機関であったＦＡＯ／ＷＴＯ合同食品規格委員会（コーデックス）に対し、食の安全基準について各国の指針をつくるというむずかしい任務を負わせた。コーデックスは、六五年にＦＡＯとＷＨＯが事務局となって設立された機関である。それが、食料貿易の争いを調停する際の国際基準を定める機関になったのだ。しかし、その構成員は各国からの代表で、そこには企業の利害がしばしば持ち込まれた。一方で、ガバナンスと手続きが多少は改善され、いくつかの国際ＮＧＯがオブザーバー参加の地位を得た。

コーデックスは、食品や食品群についてそれぞれリスク管理し、食の安全基準に関して貿易を促進する働きをしている。途上国は安全基準を自身で設定できるほどの財源がないため、弱い立場にならざるを得ない。健康分野の予算に一人あたり約四ドルしか支出できない途上国にとっては、会議に参加する費用も大きな負担である。二〇〇二年には、貧しい国々に参加費用を補助する基金を設ける提案が出されたが、食品産業が意図的に資金提供して客観性を危うくすることが懸念される。コーデックスは意義あるものとされるにもかかわらず、食と健康を統合する全体ビジョンを欠いており、世界に広がる感染症や変性疾患のような危機的状況に取り組もうとしていない。それはテクノクラートの機関であり、個別的課題を扱うにすぎず、食と健康に関する政策を結びつけるような方向性を出すことはない。

健康政策は、世界銀行やWTOのような国際的な金融機関と国連のような社会的機関との間の緊張関係のもとにある。各国の経済に関する世界銀行の調査によれば、健康は経済発展の障害にもなれば、潜在的推進力にもなる。健康政策は、人びとのソーシャル・キャピタル（社会関係資本）が金銭的価値を生じる際の指導的役割を果たす面をもつ。その効果は経済面では限定的であるとされたが、コミュニティにおいて人びとを結び、支える社会的つながりにとって重要であることが示された。

人びとの健康状態に関与するにあたっては、世界銀行はいろいろ画策し、WTOはイメージを変えてより包括的な対応をとった。重要な点は、食と健康のガバナンスにおけるアカウンタビリティであり、公開性である。だが、WHOの総会では、市民の批判的意見は取り上げられなかった。経済的にみるかぎり、各国がWTOに参加しようと強く要求することや、企業が政府に自らの意見を反映してもらうように努力することは、当然だろう。

健康への脅威と期待について、世界的なガバナンスに対する政治的意識が高まっている。積極的な面では、世界の政治的協議に対して民主性と透明性を高めようとする関心が高まるなかで、アメリカやＥＵなど揺るぎない力を保持してきた北側の国に対抗して、ＮＧＯや途上国の力が強まってきた。それは、ＯＥＣＤにおいて投資と金融を促進するために準備された多国間投資協定（ＭＡＩ）の締結が延期に追い込まれたことに端的に示されている。

消極的な面は、食と健康に関するＧＡＴＴやＷＴＯの権力と役割を強めようとするロビー活動が活発に続けられていることである。一九九〇年代後半、当時のＷＨＯ事務局長であったＧ・Ｈ・ブルントラント博士は、ＷＨＯの活性化のために、食と栄養政策のすべての側面に健康政策がより広い役割を担うように努力した。しかし、その結果として、グローバルな食料システムにおいてより強い立場をとることが必要となり、健康分野の細分化に対しても全面的に対応を迫られたのである。

実際、ＷＨＯはその新たな役割を認識するようになった。健康に有害な商品の貿易がもたらす影響も含めて、国際的な健康の安全保障を重視するとともに、国際関係に関与して協調政策をとるよう広範な基盤づくりに取り組んだのである。国境を越えた健康問題に関する主要課題は以下のとおりだ。[4]

①国際協力とパートナーシップによるグローバルな分野横断的な活動
②基準設定やグローバルな規範など国際的な法制度の役割の強化
③グローバルな警戒、研究、モニタリング、評価に関する、より包括的な枠組み
④貧しい人びとの状況を改善する、低コストで効果的な技術の開発を促す国際的研究計画
⑤人的資源の開発

◆健康分野を重視してこなかった共通農業政策

EUは、新たなエコロジカルな健康アプローチがどの程度の役割を果たすかをみるのに興味深いフード・ウォーズの戦場である。EUでは、共通農業政策において生産主義が幅をきかせており、域内では自由化を進めているが、他方で対外的には重商主義をとる保護主義が力をもっている。また、世論の圧力や食品スキャンダルによって信用の危機と反省を経験し、公開性と考え方の革新に向かうチャンスを得た。しかし、健康に関するロビー活動が弱かったために政策の統合性を高める能力をもてず、共通農業政策改革は三つのパラダイムが競い合う象徴的な主戦場となったのである。

共通農業政策の基礎には、健康に対する古典的な生産主義パラダイムがある。第二次世界大戦の戦禍を受け、飢饉と食料難に見舞われたヨーロッパにとって、戦後復興と食料自給のために農業再建が最優先課題となった。一九五七年に共通農業政策が制度化され、二〇〇〇年までにその支出はEU（当時一五カ国）総予算の半分を占めるようになったのである。

それとは対照的に、公的な医療保健分野がEU組織に組み込まれたのは、一九九〇年のアムステルダム・マーストリヒト条約においてである。ローマ条約一五二条の改訂にあたり、欧州委員会（EC）はすべての政策において健康を重視したが、それに見合う保健分野のスタッフは、農業総局の数百人に対してごくわずかであった。今日まで、食料政策委員会全般、とくに共通農業政策についての健康に関する影響の検討は、主流の政策としては行われてこなかった。そうしたなかで、二〇〇三年にスウェーデン政府は、共通農業政策のもっとも包括的な健康に関する検証を行なった。そして、以下のようなラディカルな政策提案が出されている。[5]

①高脂肪の酪農品の生産者を支援するすべての補助金を段階的になくす。
②学校〔給食〕の牛乳を低脂肪の牛乳製品に限定する。
③学校〔給食〕の基準に果物と野菜を加える。
④たばこの補助金を段階的になくす計画をたてる。
⑤果物と野菜に農業補助金をまわし、消費拡大を促す。

共通農業政策は二〇〇〇年に、三二六億ユーロの生産補助金を拠出した。だが、健康に関する影響の検証へのコミットはわずかである。二〇〇二年に欧州委員会は五年間で三億一二〇〇万ユーロの予算を決めたが、その多くは健康に関する情報の提供に向けられたものだった。一方で欧州委員会は同じ〇二年にラディカルな改革を提起し、農産物と農業生産への補助金を農村振興やとくに環境保全へ振り向ける政策をスタートさせる。そこでは、共通農業政策の財政負担を軽減できるかどうかとともに政策転換が重視され、食の安全に焦点が当てられた。

各国レベルでは、興味深い総合的な政策がすでに行われだしている。食料自給率がほぼ九〇％のフィンランドでは、一九九〇年代終わりに定めた食品の質を重視する政策にそって、フード・チェーンの連鎖を見えやすくすることに協力している。すなわち、生産過程から消費過程まで、どんな関係で組み立てられているかという消費者の関心に応える政策を展開したのだった。そこでのスローガンは、安全性、透明性、公開性である。そこにもう一つ加えたい第四のスローガンは、健康だ。

## ◆農業補助金の弊害

共通農業政策改革と国際的な食のガバナンスの中心部分に、補助金をめぐる国際的な確執がある。近年、富める国においては補助金は不釣り合いなほどに政治的道具となっている。ＯＥＣＤ諸国の一九九八年の農業補助金は総額三六二〇億ドルに及び、後発途上国のＧＤＰ総計の二・五倍にあたる。二〇〇三年の国連による世界経済調査では、世界中の農家に対する補助金総額は三〇〇〇億ドルであるのに対して、各国政府はわずか数百万ドルしか健康教育プログラムに投じていない。

アメリカでも農業関連産業は、強力なロビー団体の一つである。食料セクターによるブッシュ大統領（当時）と関連政治家への政治献金額は三カ年で二五〇〇万ドルに及び、二〇〇二年の農業省のトップ一〇人のうち五人までが食肉産業関係者で占められていた。こうした利害が絡んだ政治権力への介入は、食のガバナンスに大きな疑問を投げかけている。オーストラリア、ブラジル、ニュージーランドなどケアンズ・グループの生産者補助金は、ＥＵ、アメリカ、スイスなどと比較して極端に低い。

この二〇年間の食料貿易をめぐる国際的論戦は、おもにアメリカとＥＵの主導権争いである。両者は、それぞれ相手国の不公正な農業補助金を糾弾した。一九九九年時点で、生産者補助金はＥＵでは収入の約半分（四九％）であるのに対して、アメリカは二四％、規制緩和が進んだニュージーランドは二％である。補助金に関する政策論争は、しばしば先進国と途上国の間でくりひろげられてきたが、国内でも補助金の歪みは生じている。

一九九〇年代初め、イギリス上院は二割の農民が補助金の八割を得ていたと推計して話題となった。最近では、農場保有者の一六％が補助金の六九％を得ていると推計されている。イギリス東部の穀物生産農家は消費者一人あたりから一二一ポンドを得ているが、他の農家は四一ポンドを得ているにすぎない。また、イギリスが共通農業政策から得ている補助金の半分を九つの州のうち三州が受け取っているという。

近年の生産主義パラダイムは、補助金にどっぷり浸っている。現在、食料政策とフード・チェーンは巨大な外部経済コストを生み、納税者や消費者は以下のように多額の財政的な外部負担を負っているのである。

①食品を購入するときの負担
②食事に関係する健康医療において支払うときの外部経済コスト
③政府がとる政策のもとで農家への補助金が支払われるときの財政的負担
④環境への影響に対して誰も支払わないときの外部経済コスト

⑤病気の親類縁者への家族や社会的な介護に対して誰も支払わないときの負担

健康に関しては、社会正義と結びつけた政策提案がさまざまに行われてきた。農業補助金は途上国に損害を与えており、補助金システムが食料の過剰生産と廃棄を生むうえに、食事に関係した健康問題を世界中に生じさせている。そして、人びとが歴史的に培ってきた食文化と健康保持の知恵を無意味なものにしてしまった。いま必要とされているのは、共通農業政策ではなくて共通健康政策の展開であり、人びとの健康と環境の健康をつなぐ政策なのである。

## ◆食と健康を結びつける北欧諸国の試み

ジャンクフードの元祖としてよく引き合いに出されるアメリカは、早くから健康に関する市民運動が行われ、政策がつくられてきた国でもある。たとえば、一九九〇年に栄養表示・教育法によって食品の栄養表示が最初に義務付けられ、アルコール表示が導入され、消費者にわかりやすい食品ピラミッド図で栄養知識を普及し、学校給食へのガイドラインも導入された。多くの国が、そうした食と健康の知識普及についての政策を学んできたが、残念ながら食品産業が展開する広告とマーケティングの力には及んでいない。健康への取り組みは非常にゆっくりしか進んでおらず、新しい戦略的かつ革新的な政策が求められている。

フィンランド、スウェーデン、ノルウェーなどの北欧諸国は、食事に関係する病気の要因を減らすために食料供給へ介入し、保健・健康に対する関心を高めてきた。それらは医療的な比重が高い面もあったが、スカンジナビア式の共同意識をもとにした伝統的な社会民主主義的コンセンサスによるものでもあった。すなわち、社会的責任という役割意識と個人主義の市民意識を合わせもち、産業、労働組合、社会問題に取り組むグループなどが協力して、保健・健康という公共的な価値をつくりあげる努力をしているのである。これらの国では、食料供給のあらゆる側面に健康政策を反映させてきた。最近は、栄養・スポーツ委員会を新たに組織して、肥満問題に取り組んでいる。

たとえば、一九七五年のノルウェーの栄養・食料政策は、死因の半数を占める心臓疾患の原因究明をめざし、食事に占める脂肪の割合を四〇％から三五％に削減する目標を九一年に達成した。農業団体も健康な食事の意義を認め、農業、食品加工、消費者の健康、農村問題を結びつけた食料政策の導入を支援した。

また、一九七〇年代初頭、フィンランドは冠動脈疾患の死亡率が世界一であった。政府と保健所は国内でもっとも多かった北カレリア地方のプロジェクトに取り組むとともに、全国的に喫煙率の低下、血圧の管理、食事の改善を主眼にした予防キャンペーンを行なっていく。その結果、飽和脂肪酸の割合が低下し、魚と野菜の消費量が増加。一九七二年から九二年にかけて、男性の冠動脈疾患の死亡率は五五％低下した。こうした改善は保健機関と食品産業の緊密な連携によって実現し、余分な財政的支出なしに達成された。それは、システマティックで明解な全体的ビジョンのもとで行われたのである。

スウェーデンの食料と健康の統合政策は、一九五〇年代初頭にサルモネラ菌によって一〇〇人が死亡するという悲惨な事件に端を発している。この事件後に、食料生産に対する厳しい健康基準の設定をめざして国が食料管理機関をつくった。生産者にとっては厳しい基準だったが、長期的な利点を視野に入れて、国際的な健康基準を上回る基準を受け入れた。

その後、一九九〇年代には、雇用や食品の品質を含む環境と人間の健康に関する統合政策に政府が取り組んだ。モノカルチャー化した農業や林業への強い批判を背景に、農業省と環境省が化石燃料とエネルギー消費を削減する、省エネと効率向上の高度な技術改革プログラムを進めたのである。さらに、国連環境計画、WHO、世界気象機関(WMO)が推奨しているフード・チェーンにおける温暖化ガス削減のための厳しい目標に取り組んでいる[6]。

食と農業の政策に健康目標を組み入れるこうした各国の努力は、専門家や個人の精力的な関与と活動があってこそ成り立つ。興味深いことに、ノルウェーもスウェーデンも食料政策における文化的次元の役割を重視している。両国とも、一二歳以下の子どもをターゲットにしたテレビの食品コマーシャルを禁止しており、それはジャンクフードの宣伝から子どもたちを守るとして賞賛される一方で、世界の広告産業からは嫌悪されてきた。子どもたちを保護するこの体制・制度に対して、イギリスの広告産業は、EUの共通広告制度をつくるという名目で攻撃をしかけている。

また、食と健康の統合をめざすこうした努力は、EUへの統合過程やGATTに導かれたグローバリゼーションの圧力によって、困難にぶつかるようになった。前述の北カレリア地方の取り組みも、今日ではむずかしい局面におかれている。一九七〇年代には、アメリカの文化的影響力は若い世代に対してもそれほど大きくなかったし、フィンランドはEUに加盟しておらず、コマーシャルにあふれた多チャンネルの衛星放送もなかった。

とはいえ、北欧諸国の経験は非常に重要である。それは政策形成における文化や市民参加のプロセスの重要性を明示しており、健康をかかげて政策を展開した成功例として生きた見本となっている。人びとの健康と環境の健全性は、食と農業の政策において融合し合い、健康の改善と健全な経済とは密接不可分に結びつくはずである。

## ◈政府機関や諮問委員会の設立

ガバナンス問題への対応の一つに、独立性と科学性をベースにした政府機関の設立がある。政策の結果の評価に際しては、どのような仮説の枠組みを設定するかが重要となる。食料に関する機関の重要な目標は、公共的な信頼に基づくガバナンスを取り戻すことである。環境保護、医薬品、食品安全に関する機関が多すぎることも、信頼の危機につながっている。新たな機関設置は問題を生むので、多部門にまたがり、かつ多様な関心に応える統合的組織が求められる。

イギリスでは、第二次大戦以来の食の危機的状況を経て、二〇〇〇年に食品基準局が設置された。環境問題にも多少かかわるが、おもに食品の安全と栄養を扱う組織である。同様に、基準に対する人びとの信頼が長らく失われてきたなかで、欧州食品安全機関（ＥＦＳＡ）が〇三年に設立された。デンマーク食品機関は、それに先立つ一九七〇年代に、農薬問題の関心の高まりを受けて環境省の一部として設立された。それは、環境のみならず健康分野をカバーし、食料省に再編入されるかたちで多部門にまたがる組織へと発展していく。

南半球でも、一九八〇年代終わりにオーストラリアで国立の食品安全機関ができる。九〇年代初めにニュージーランドが加わってオーストラリア・ニュージーランド食品管理機関に統合され、さらに二〇〇二年に食品基準管理機関（ＡＮＺＦＡ）に再編成された。

ガバナンス問題に対するもう一つの解決策は諮問委員会である。イギリスでは、戦後世代の食料専門家によって医療面に関する食料政策委員会（ＣＯＭＡ）がつくられたが、二〇〇〇年に廃止されて栄養に関する常任諮問委員会となり、かつてもっていた政策策定機能を欠く組織になってしまう。専門家のアドバイスは、政策に対する検証があれば明らかに必要とされるが、バランスを欠く場合は危険なものとなる。そこには、有用で実証性のあるガバナンス組織が機能するメカニズムが必要なのである。

一九九二年の栄養に関する国際会議において提起された食料政策委員会は、多様な証拠とアドバイスによる政策決定者への橋渡し役として重要であろう。ノルウェーでは省庁間委員会がつくられたが、受け身の立場でしか機能せず、国家栄養委員会が諮問委員会として組織されて空白を埋めた。その情報が有力な武器となって、健康に関する考え方を広範な食料や社会政策に反映させたのである。かつて食品産業や農業は政策上の敵対者であったが、いまでは栄養や健康の専門家の議論に耳を傾けるようになった。栄養委員会は、健康・社会福祉総局のもとで農業、漁業、価格、消費者と通商政策、教育と研究政策をつなぐ再統合機能の役割を演じている。

食料に関する機関が真に有効かどうかは、時間が経つにつれて明らかになるであろう。それは、生産主義パラダイムを増強させるのか、他のパラダイムを強化させていくのか、矛盾を解決していく道となるのか、争いの障害そのものになるのかが、やがて示されるだろう。

## ◈食の民主主義対食の統制・支配

食のガバナンスの歴史は、食の民主主義と食の統制・支配という二つの力のせめぎあいとして捉えられる。統制・支配の場合、比較的少数の人びとによって食料の供給が担われ、政策としては統制経済的で上意下達の意志決定が行われ、支配者の目線で物事が捉えられる。対話などの対等な意志疎通は限られ、政策選択の余地や投資の範囲などが限定される。そこでは、人びとと動植物や環境が管理可能なものとして秩序づけられ、予測可能なものとして取り扱われる。

他方、食の民主主義は、政策においてより広範なアプローチをとる。そこでは、ボトムアップによって、大衆の多様な見方や利害そしてフード・チェーンを考慮し、互恵性や調和が保たれる。オープンな議論が展開され、反対意見や代替案などが考慮される。食の民主主義は、生態環境や人びとの健康を公共財として捉え、民主的プロセスを通じて改革していこうとする。

食の統制・支配は、戦時体制下や権威主義的な政治体制において生じがちである。戦時体制下では、政府によって農場の集団化や食料品・飲料の配給制などが導入される。今日的な文脈において食のガバナンスをみた場合、WTOやEUのような機関が、互いに影響力を競い合う状況がある。また、途上国においては、土地の帰属をめぐる争いが生じているのに対して、先進工業国の消費者においては、市場における消費者ニーズ、すなわち純正な食品の手頃な価格での入手や、フード・チェーンや食品製造プロセスへの信頼性の確保が争点となっている。

食の民主主義が取り組むべき課題は、消費者団体のみならず大衆の利害や幅広い市民の意志の反映をどのように実現するかである。その点で、近年のNGOの分野を越えた連携の形成は、分断されてきた政策枠組みを統合するうえで重要だ。他方、政治的な右派勢力から、諸機関のガバナンスを近代化する動きに対して異議が唱えられている。彼らは、より効率的かつ民主的なガバナンスは自由な市場に任せることであり、消費者主権〔選択権〕で直接的に対応するべきだと主張する。ただし、この消費者の選択権の行使というアプローチは、健康に反する勢力が巨額の資金を投じて消費者に働きかけるという問題をはらんでいる。

## ◈人間の自由と消費者の選択

食の民主主義と食の統制・支配に関する議論の中心に、人間の自由の問題がある。健康とは、個人の責任と決定によるものであろうか。食とは、個人的な問題なのであろうか。人びとのニーズに合わせて、季節はずれの食べ物や世界の四大陸から供給される食品が市場で提供される場合に、それを個々人は止められるのであろうか。

このような自由をめぐる議論は、一見して興味深いが、結局は問題がある。個人の自由というスローガンは、行き着くところ基準以下の食料を売る権利を保持するための煙幕でしかない。問題の焦点は、個人および集団の自由に関する国の役割について何を優先させるのか、人びとや社会の権利と義務をどうするかなのである。

一つの議論が常に提起されている。それは消費者の選択について、食品企業からだけではなく、現代社会における日々の購買行動と消費行動によって、消費者パワーが市場で発揮されているという考え方である。消費者は、歴史的にかつてなかった広範な選択を楽しんでおり、強制されているわけではない。実際、ハイパーマーケットでは二万種類以上の商品が売られており、それは誰も経験したことがないような驚きの世界である。だが、健康の視点でみたとき、現代のこの選択が行われる〝大聖堂〟は、「いま消費しなさい。支払うのは後でいいから」という一種の苦行を強いる巨大な広場とみることができる。

消費者選択という理論は、先進国でも途上国でも、おもに富める人びとに当てはまる。すでに見てきたとおり、消費者の価格には、とてつもない広がりをもって展開する生産と流通における環境や健康面のコストが反映されていない。さらに、広範な選択肢といっても、消費者は何をどう選んでいるかの情報について熟知していない。表示は、必ずしも生産のされ方や産地の情報など包括的に示してはいない。食品表示でも、中身と健康への影響についてすべては伝えられない。

消費者の選択という表層のもとで、実は均一化がしのびよっている。たとえば、イギリスでは人びとがひいきにしてきた地元の食料品店は全国で半数がつぶれ、わずか四社の小売業が運営する一〇〇〇のハイパーマーケットに置き換わった。これは多くの国で起きており、市場の集中化が同じように進行しているのである。スーパーの商品棚には、特定の有名ブランドの品物ばかりが並んでいる。ヨーロッパでは一九九〇年代に、毎年約一万点の新たな食品が生みだされたが、激しい市場競争下で数カ月以上にわたって生き残れるのは数百点にすぎない。何年も存続する食品は、ごくわずかである。

消費者選択という理論は、消費者が選択できる枠内において成り立つ。実際、貿易のルールは、高度な政治的力と国際的に強力な影響力をもつ勢力によって形成されており、彼らに都合のいいかたちで政策がつくられ、商品が取引きされる。結果的に地域の食料経済における選択肢を歪ませているという市民運動の主張は、生産主義パラダイムの支持者でさえ同意している。

## ◆政府の取り組みが食の民主主義を実現させる

本章で述べてきた食のガバナンスにとっての課題は、以下のようにさまざまなレベルで複合的な政策を展開し、食に関する諸施策や諸機関の役割を改善していくことである。

①食料政策において、さまざまなレベルでより有効な連携をはかっていく。
②実効性ある行動をうまく調和させる。
③商業的な利害を一義的に優先させない。
④以前は無視されてきた多くの利害関係者のすべてに対して、参加の道を開く。
⑤より想像力を働かせて参加型民主主義を実行に移す。
⑥具体的な証拠に基づく政策形成のために、よりよい研究、評価、モニタリングを進めていく。
⑦実証に基づいて政策を進めつつ、さらによりよいメカニズムを政策に反映していく。
⑧グローバルとローカルな政策目標のバランスをとっていく。

国レベルでも世界レベルでも食と健康を改善していくためには、国の規制や干渉を受けない市場といったレトリックではない、実証的な健康の公共政策をとっていかなければならない。正しい政策をうまく組み合わせるリーダーシップが必要であり、食の問題に関与する市民グループの参加による食料政策や食料の流通プロセスの継続的な改善が重要である。

新しい食のガバナンスの中核として必須なのは、定期的に政策をレビューし、実践の検証をとおして相互交流していくプロセスの継続だ。もっとも単純化すると、政府が実証的な政策レビューを行い、政策の結果についてきちんと評価しながら、政策展開の範囲や実践領域を広げ、それをモニターし、検証・評価して、政策をよりよいものに改善していくことである。

食と健康に関する多くの政策について、まだ成果はみられないものの、変化の兆しは現れはじめている。そこには、人間と生態系の健康が文化や科学と結びつくというさらに重要な課題が横たわっており、政府のみならず研究機関や支援組織の関与によって真に健康的な食料供給を実現していくことが求められている。そして、最終的には政府の取り組みこそが、実際的な法的枠組みによる政策を実施し、公共的な利害に基づく本当の食の民主主義を実現できるのである。

(1) Richards, D. and Smith, M., *Governance and Public Policy in the United Kingdom*, Oxford : Oxford University Press, 2002. Wallace, H. and Wallace, W., *Policy-making in the European Union*, 4 th edition, Oxford : Oxford University Press, 2000.

(2) Deacon, B., Ollila, E., Koivusalo, M. and Stubbs, P., *Global Social Governance*, Globalism and Social Policy Programme, Helsinki : STAKES, 2003.

(3) Nestle, M., *Food Politics*, Berkeley : University of California Press, 2003. マリオン・ネスル著、三宅真季子・鈴木真理子訳『フード・ポリティクス』新曜社、二〇〇五年〔関連文献として、『農業と経済』二〇〇六年四月臨時増刊号「フード・ポリティクス――食と農の国際政治を問う」昭和堂、二〇〇六年。ハリエット・フリードマン著、渡辺雅男・記田路子訳『フード・レジーム――食料の政治経済学』こぶし書房、二〇〇六年〕。

（4）Yach, D. and Bettcher, D., 'The Globalization of Public Health, I·II', *American Journal of Public Health,* Vol.88, No.5, pp.735-741.

（5）Elinder, L., *Public Health Aspects of the EU Commom Agricultural Policy,* Stockholm : National Institute of Public Health, 2003. http : //www.fhi.se/shop/material_pdf/eu_inlaga.pdf

（6）Commission on Environmental Health, *Environment for Sustainable Health Development–an Action Plan for Sweden,* Stockholm : Ministry of Health and Social Affairs, Swedish Official Reports Series, No.124, 1996. von Weizacher, E., Lovins, A. B. and Lovins, L. H., *Factor Four : doubling wealth, halving resource use,* London : Earthscan, 1997. Ｅ・Ｕ・ワイツゼッカー、Ｌ・Ｈ・ロビンス、Ａ・Ｂ・ロビンス著、佐々木健訳『ファクター４――豊かさを二倍に、資源消費を半分に』省エネルギーセンター、一九九八年。

# 第8章　新しいパラダイムに向けて

## ◆二つのパラダイムのせめぎあい

生産主義パラダイムは、健康と環境という視点からのみでなく、経済合理性からも急速に陳腐化している。だが、食料供給産業が今後どのように健康の危機に対応するのか、あるいは他の二つのパラダイムのどちらが生産主義パラダイムに取って代わるのか、依然として明らかではない。実証的証拠が存在しないにもかかわらず推進される政策がある一方で、十分な証拠があるにもかかわらず合意が形成されず、実施に至らない政策が存在する。この危機に対する新たな解決策が、企業セクター、農業セクター、NGO、企業責任を追及する社会運動からそれぞれ提案され、消費者文化や国家に食い込もうと競い合っている。

そして、公共の利益とは何であるかをめぐる論争が起きている。前述したパラダイムに基づけば、さまざまな将来シナリオを検討し、公共の政策と企業方針との違いを明確に理解できる。健康の解釈を改め、これまでとは違ったアプローチを採用するための政策の選択肢を示すことは可能だ。最終的に(あるいは一時的に)どの進路が選択されるかは、どのパラダイムの推進勢力とイデオロギーが国内的・国際的に優勢であるかにかかっている。現在のところ、生産主義パラダイムに取って代わるのに有力なのは、ライフサイエンス・パラダイムである。しかし、思考するだけではなく、行動する覚悟をもつ消費者を急増させるような外的ショックが生じれば、このパラダイムの優位性は失われるだろう。

フード・ウォーズは食の政策をめぐる戦いである。この戦いでは、国内、国家対国家、企業対市民社会という構図で、食と健康および幸福との関係について、個人、国内、国民のどのレベルで検討すべきかが論点となっている。本書では、食と健康の関係は、以下の諸問題によって決定されることを示してきた。

①良い食品を得るためのコストと購買力
②国内および国家間における食料分配のあり方
③食料の入手可能性
④食料の調達先（地元、地域、海外）
⑤食料の生産・加工・販売方法
⑥食料の入手先と入手経路
⑦食が環境に与える影響
⑧食が文化生活に果たす役割
⑨科学・技術の役割
⑩食品供給プロセスにおける権力の配分とガバナンス

これらの問題に関する政策指針が必要とされている。人びとと生態系の健全性を維持し、公共の利益を確保するために、政策選択を政治問題化するべきである。

まず、食品の供給に関連して生じている社会、経済、環境、健康に関する諸問題について、実証

健康の政策に対するアプローチ

| 政策の焦点 | 生産主義パラダイム | ライフサイエンス・パラダイム | エコロジー・パラダイム |
|---|---|---|---|
| | 価格に反映されていない | る圧力にさらされている | 「自然な」食品と「自然な」加工を重視 |
| 環　境 | 単一栽培を促進<br>コストへの配慮は限定的<br>食料生産資源への圧力 | 単一栽培への傾斜を助長しているが、表向きは多様性にも配慮<br>漸進主義 | 生物多様性を核とする考え方<br>生態学を前提<br>健全な生態系の確立 |
| | その場しのぎの修正<br>化学物質への依存 | 重要性を認識<br>解決にはハイテク産業アプローチ<br>化学物質への依存を減らす努力 | 最小限の化学物質の使用 |
| 消費者文化 | 個人の責任<br>自己防衛<br>消費者の支払い意欲に依存する消費者主義 | 支払い能力に応じたアクセスと恩恵 | 市民を中心とした社会全体の責任<br>市民としての権利の行使<br>利害関係者の関与 |
| 国家の役割 | 最低限の関与<br>市場による効率的資源分配を訴えるが、政策の実施に公的補助金を活用 | 一部に強い国家介入を求めつつ、表向きは最低限の関与を求める<br>市場を創出する規制 | 共通枠組みの設定<br>資源を提供<br>個人間および社会セクター間の崩れたバランスを修正 |

的証拠が提示される必要がある。政策によって証拠探しが推進され、証拠に基づいて政策が立案されねばならない。証拠と政策は相互にフィードバックしあうべきなのである。しかし、実際には、実証的証拠が政策に生かされない場合も多い。政策立案者らは、政界の利害とは相容れない実証的証拠に関心がない。

政策は、政治とさまざまな力学的バランス（またはアンバランス）の産物である。政策はタイミングであり、企業または市民の構想と想

表8-1　３つのパラダイムの食と

| 政策の焦点 | 生産主義パラダイム | ライフサイエンス・パラダイム | エコロジー・パラダイム |
|---|---|---|---|
| 経済全般との関係 | 「トリクル・ダウン」理論<br>市場による解決<br>不平等は不可避 | 個人消費至上主義<br>民間セクターの膨大な科学予算を必要とするため、企業優先となる | 真の利害関係者間の協議を通じた、国民全体を視野に入れたアプローチ<br>経済の決定要因としての健康<br>社会全体で不平等に取り組む |
| 保健政策の方向性 | 個人のリスク<br>チャリティ(慈善)に依存<br>安全性が最重要課題 | 官民のパートナーシップ<br>個人保険<br>リスク管理と危険管理 | 初期治療<br>福祉<br>公衆衛生サービスを含む社会保険<br>持続可能性と公衆衛生の統合 |
| 食習慣、病気、健康に対するアプローチ | 病気の社会的負担を容認<br>栄養過多と栄養不良に対処できない | 「不健康」である権利<br>医療上の問題<br>個人の選択がおもな推進力<br>需要が供給を左右<br>すき間産業 | 健康である権利<br>食品供給全体を健康に資するものに変革 |
| 食品産業 | 商品中心主義<br>食品産業全体での成分と加工の見直し<br>病気のコストが商品 | すき間産業を視野に入れた商品中心主義<br>公的資金に支えられ<br>す官から民に移行す | 可能なかぎりコストを内部化<br>大量生産をより強力に規制 |

像力によって駆動される。政策は、戦争や長い歴史の影響など「大きな」文脈によって形成される。食と健康に関する政策決定もまた社会的なプロセスであり、**表8-1**に詳述したような異なる理解に基づいて行われているのである。

生産主義パラダイムは色あせ、説得力を失いつつあるが、長期的に他の二つのパラダイムのどちらが取って代わるのかは明らかではない。食と健康の世界に異なる科学的視点を提示しているエコロジー・パラダイムとライフサイエンス・パラダイムが併存するようになれば、「裕福な」消費者と「貧しい」消費者が、「健康な」食品を得られる者と得られない者に二極化される可能性がある。しかし、不健康な集団の出現と地域社会に生じる不平等は、社会全体の足を引っ張る。

したがって、フード・ウォーズの究極のチャレンジは、フード・チェーンの実態を明らかにし、新たな方向を示すことにある。たとえば、子どもの肥満という問題は、食文化をより健康的な方向に誘導するための販売規制や広告規制の是非を問うている。同様に、遺伝子組み換え作物の是非や、個人を対象とする栄養学が多くの人びとの健康状態を改善できるのかという問いは、この二つのパラダイムのどちらが優れているかを決定するのに役立つ現実的な問いである。

資源と資金が、二つのパラダイムに同じように投入されるかどうかも、結果を大きく左右するだろう。商業的な研究が圧倒的にライフサイエンス・パラダイムに独占され、生物学のさまざまな解釈に関する実証的証拠を検証する作業にはほとんど投資されていない。同様に、情報公開と教育という面でも、資源と資金の偏りは救いようのないほど顕著だ。世界の人びとの栄養を改善するためにWHOが拠出している金額は、食品産業が加工食品の販売促進に費やしている金額の五〇〇分の一にすぎない(1)。

どちらのパラダイムが総合的に勝利し、フード・チェーンにおいて優勢となるか、あるいは「休戦」となるかを決定する要因には、以下の点が含まれる。

①財政負担としての病気と保健・医療のコスト

②気候変動、エネルギーの使用、水不足などの環境への圧力と、これらが人びとにもたらす影響
③おもなオピニオン・リーダーや社会グループの認識
④国民的論議において保健・医療の緊急事態を明確化する際に、科学者や専門家が果たす役割
⑤社会の内部および社会間での食料分配の不平等の許容レベル
⑥食料民主主義を推進する強力で論理的な国際的な勢力の出現の有無
⑦フード・チェーンおよび科学・技術に対する人びとの信用と信頼のレベル
⑧それぞれのパラダイムに投資される資金の量
⑨商業による社会的責任と持続可能な商慣行への取り組み
⑩現在の食品供給における予測不可能な新たな危機の発生

社会的な圧力があれば、進歩的な変化が起きるだろう。たとえば伝染病の脅威が迫ったとき、人びとはそれを阻止するために必要な新たな政策やインフラに税金を支払うことに合意してきた。

## ◈行きづまる生産主義パラダイム

食品のマーケティングは、食料品を売るために消費者の行動を型にはめようと、すでに深く文化的な社会規範と信念にまで浸透している。この状況に対峙し、食の経済を違ったものにできるのは、市民と社会運動のみである。

生産主義パラダイムでは、政策の力点は、フード・チェーン（とくに土地と労働）における生産能力の拡大におかれ、生産量と売上額と利益率によって計測される生産量と生産効率の向上が主眼とされた。その前提は、公共の利益を実現するには十分な量の食料が必要であり、それによって公益は確保されるという考え方である。飢餓と食料の偏在に脅かされた第二次世界大戦の前後には、短期的にも長期的にもこのような政策は合理的であった。当時、生産主義パラダイムは大成功を収め、生産量は飛躍的に拡大し、食料を得られる人口は増加した。

にもかかわらず、生産主義パラダイムが有効でなくなりつつあるのは、なぜなのか。

第一に、このパラダイムが健康のコストを度外視してきたことが明らかになったからである。食習慣に起因する病気が劇的に増え、医療コストは莫大な額となっている。現在、私たちの世界は、飢餓と変性疾患、あるいは食料不足と過剰消費という二つの問題を同時にかかえている。

第二に、このパラダイムがもたらした驚異的な生産能力によって生じた過剰生産が、食品の加工とマーケティングにゆがみを生じさせたからである。加えて、残留農薬や、野生生物の減少と生物多様性の喪失、水の枯渇や漁業資源の減少、土壌流出、気候変動などの深刻な環境への影響が起きている。さらに、食習慣の変化という問題が顕在化した。

第三に、このパラダイムは一次生産を政策の主眼としており、農業・農村セクターから農場外での活動に主軸が移った現代の食料経済の現実とかみあっていないからである。食品の加工業者や小売り、仕出し・配膳業、フード・サービスなどのセクターは、実質的に食料経済の中身を変えた。

その点では、小売りが果たした役割がもっとも大きい。結果として、多くの国で低い賃金と劣悪な労働条件がもたらされたのである。

第四に、都市化やグローバル化、スーパー化、メディアがつくる食文化などにより、食習慣が大きく変わったからである。脂肪、食肉、ソフトドリンク、砂糖の多い食品、加工食品などが支持され、それぞれの土地の固有の食品や生鮮食品の消費は減少した。強大な企業が消費者の嗜好を変えるために巨額の資金を投じている。このような世界共通の食文化は消費者自身が望んだものでもあり、生産主義パラダイムには消費者の願望を満たした側面もあった。しかし、生産量の最大化は、必ずしも消費者の健康には良くなかった。

そして第五に、このパラダイムが健康、社会、環境にもたらす諸問題に対応する一貫した政策がないからである。政策はセクターごとにバラバラに立案される場合が多かった。だが、いま必要とされているのは、政策の枠組みにセクターごとの関心を統合することである。たとえば、地下水面の低下を招くほどの灌漑による食料の増産は無意味だし、漁業資源が枯渇に瀕し、資源管理がうまくいっていないときに、もっと魚を食べるように勧めるべきではない。

一つの分野で有効な政策措置が、他の分野の措置をだいなしにしてしまうケースは本当に多い。私たちは、農業を持続可能性と両立させるだけでなく、健康と食品安全など食品に関するあらゆる側面と両立させなければならない。

## ◈市民社会が担うさまざまな運動

数十年にわたって大きな政府と大規模産業が食料政策を支配してきた後、二〇世紀最後の三〇年間には、社会運動という形で政治と市民が再び食料政策に関与するようになった。こうした社会運動は、特定の問題ごとに個別にキャンペーンを行うことが多い。たとえば、飢餓、農薬、動物愛護、有機農産物、社会的責任投資、フェアトレード、表示、広告、料理の技能、遺伝子組み換え、心臓疾患や糖尿病のような特定の病気などに関するキャンペーンである。

こうした個々のキャンペーンが集まって、食に関する大きな運動が生まれた。この運動は現状を批判し、食と食習慣、健康、環境、食文化に対する人びとの意識を喚起してきた。運動を担う人びとは、安さと便利さを追い求める消費者主義に異議を唱え、技術の進歩による食料の大量生産という現実に疑問を抱いている。

この食の対抗文化(カウンター・カルチャー)運動は、生産主義パラダイムが追求する、「不自然」で、食品の価値を引き下げる機械的アプローチに対する代替案の存在を明確に示した。この運動は、食料の生産手段が商業に支配されていると認識している。実際、一九九九年一二月にシアトルでWTO閣僚会議の失敗という画期的な事件が起きたころには、生産主義パラダイムの問題点は明らかになっていた。貿易ルールと競争政策が強大な力をもつ一部の人びとの利益に奉仕しているという認識を、人びとが共有するようになったのである。

新たな経済秩序に対する市民やＮＧＯによる大規模な反対行動は、生産主義パラダイムの正統性を完全に失わせた。人びとは主要先進国首脳会議、二〇〇一年の世界経済フォーラム（ダボス）、〇三年のＷＴＯ閣僚会議（メキシコ・カンクン）など、世界の政治指導者が集う会合が開かれるたびに、ピケを張り、デモを行なった。その目的は、食料市場へのアクセスの不平等や、農産物の国際貿易や補助金のゆがんだ実態などに対して、直接に政治的な関心を集めることだった。

フード・システムの内部で働く科学者たちは、「科学的に無知である、進歩と改善をもたらしている食品産業の多大な努力を踏みにじるものである」と、こうした社会運動を一蹴する。また、その批判は「人工」よりも「自然」を嗜好する単純な健康観の追求であるとして、取り合わないことも多い。だが、生産主義パラダイムを批判する人びとは、科学の不確実性を強調し、医療による健康増進という伝統的な考え方を超えて、食と健康に関する政策を策定する必要性を主張してきた。

生産主義パラダイムに対する純粋なオルタナティブを提示した食の運動に、持続可能な農業の運動がある。この運動は、徐々に支持を拡大するなかで、エコロジー・パラダイムの妥当性を証明する科学的・社会的な根拠を積み上げていく（皮肉なことに、ライフサイエンス・パラダイムもまた、その妥当性を主張するために持続可能性を取り入れようとしているが、根本の考え方は変わっていない）。

たとえば、生態系を傷つけない食料生産方法を確立するために、科学的・文化的な経験に基づき自らの農業を評価し、作付方法と技術を組み合わせた新たな農法を試みている。持続可能な食料生産は、収量を増やすだけでなく、資材投入量の減少を可能とし、社会に平等をもたらし、必要とし

ている人びとに食料を供給し、雇用を創出し、環境に害を及ぼさないうえに、環境に良い影響を与える。(2)

キューバが、その可能性を示している。長く庇護者を努めてきたソ連が崩壊し、アメリカによる貿易封鎖が継続するなか、キューバは農業の大部分を砂糖生産から国民の食料生産に切り替える必要に迫られた。ソ連への砂糖輸出の収入で購入していた化学肥料や農薬など資金のかかる資材を使わずに、食料を生産しなければならなくなったのである。そして、わずか数年間で、まったく新しい農業システムを発展させた。中央政府は地域コミュニティの活動と参加を奨励しただけでなく、調査研究とインフラ整備に補助金を出した。この事例は、国家が危機に陥ったときには、主流のパラダイムではない解決策が受け入れられることを示している。(3)

ただし、悲しいことに、このようなエコロジカルな結果に向かう劇的な変化が全国規模で起きる事例はきわめて稀だ。生産主義パラダイムを批判し、生態系の健全性と人びとの健康を増進しようとする試みは、いまだ黎明期にある。

それでも、「食の民主主義」を求める圧力はさまざまな形態で存在し、その力を増しつつある。ヴィア・カンペシーナ(「農民の道」の意味。小規模農民や家族農家、先住民、農業労働者による世界規模のネットワーク)などの農民運動、マクドナルド社に抗議するフランスの農民運動、イギリスにおける食の正義(フード・ジャスティス)運動、ブラジルでの同様の取り組みをはじめ、インドの農民による抗議運動や日本の生活クラブ生協などの運動では、安全で適正価格の食料がいつでも手に入るような食料供給のあり方を強く求めている。

　土地の食文化を再構築し、フード・マイルを減らす試みが行われている国もある。有機農業や、地域が支える農業（CSA：Community Supported Agriculture）、都市農業の運動は、世界各地に広がりつつあり、公共機関にも認知され、大なり小なり政治的な支持を得ている。

　また、途上国と先進国の両方で、協同組合が蘇生し、オルタナティブな流通システムが構築されつつある。たとえばイギリスでは、古い協同組合運動は「働く人びとの友」として一八四〇年代に誕生し、一九五〇年代に初めてスーパー方式を導入したが、近代的な手法を採用した小規模の独立系チェーン・ストアに買収されたり、七〇年代に小売チェーンが大規模化するなかで後退を余儀なくされた。ところが、興味深いことに、持続可能性と健康を強調する協同組合が、新しい食の運動と再びつながりはじめているのである。[4]

　もう一つの重要な動きとして、スローフード運動がある。スローフード運動はイタリアで生まれ、世界中に広がった。この運動を担う人びとは、食が喜びと地域社会の活性化をもたらすべきだと考えており、それぞれの土地の料理と作物を大切にし、伝統の技と職人による食を推奨し、近代の騒々しい雰囲気と移動の多い生活が生んだ、どこでも手に入るファストフードに対抗する文化となっている。この運動が、真の意味で人びとに受け入れられるかどうかはまだわからないが、安価でブランド力のあるグローバル食品に疑問を抱かせ、多様性や地域主義、伝統の技の価値を再認識させたことは間違いない。

ローカリズムは、大きな可能性を秘めたもう一つの文化運動である。豊かな国々の小売業者や商社が世界中でグローバルな調達システムを発展させつつあるなか、食品供給産業の大部分がいまだにグローバル化せずに地域内にとどまり、工場と労働者の多くが食品が販売される地域内に存在している。他方で、「グローカル化」〔Think Globally, Act locally（世界規模で考え、地域で実践する）という市民運動をグローカルと略すことから、ここでは、企業も活動にそうした要素を取り入れようとしている現実を表現するために使われている〕を取り入れ、地元の工場やブランド、看板を買収し、国内ブランドであるかのように装うグローバル巨大企業も出てきた。食品の「再ローカル化」に関心があるのは、食問題の運動家だけではない。大企業もまた、ローカルな消費者をターゲットにしようとしている。

ただ、ローカリズム運動が、たとえば冬が厳しい東欧の人びとが果物や野菜を通年得ることを否定するとしたら短絡的であろう。同時に、フィンランドやイギリスで、マンゴーを自給するために国内でマンゴーを生産しようとしても意味がない。

## ◆企業の対応とその限界

政策決定者が対処しなければならない環境コストの問題とは、すべてのコストを負担し、自らの選択が環境にもたらす影響を受け入れるように消費者を説得したり、生物多様性を保全する農業技術を生産者に獲得させつつ、栄養面での多様性を確保したりすることなどである。新しい食の政策では、環境面、健康面、経済面への配慮のバランスが非常に重要である。

多くの食品企業が、食品の生産方法とマーケティングのあり方を変更する必要性に気づいている。なかには、ライフサイエンス・パラダイムを重視している企業もあり、損失を避けるためにエコロジー・パラダイムの検討を始めている企業もある。世界中の企業セクターが、前代未聞の成長と過剰なマーケティングをもたらした貿易の自由化に反発する人びとの存在、すなわち、過去半世紀の食の革命が、品質に対する不安や、社会や環境、健康にもたらしたコストへの懸念を引き起こしていると考える人びとの存在を、敏感に察知している。

企業は、企業の行動によって健康が害されたとして、とりわけアメリカで訴訟を起こされるリスクも十分に承知している。とくに小売業の場合には、消費者の懸念に応えないはずはないと考えられているが、この業界には、なぜか技術的な解決策に終始する傾向がみられる。一方で肥満の問題が、大手企業が取り扱う食品とマーケティングのあり方に変化をもたらしている。ただし、この変化が表面的なものなのか本質的なものなのかは、まだわからない。

このような認識を直接に反映して、スターバックス社やマクドナルド社など代表的なグローバル・ブランドが、日常の業務に「企業の社会的責任」を取り入れている。

たとえば二〇〇二年、スターバックス社は販売するコーヒーの一部にフェアトレード商品を投入し、牛成長ホルモン（ＢＳＴ）が投与されていない乳牛から搾った牛乳も選べるようになった。アメリカのマクドナルド社は〇一年、卵の納入業者に断嘴（くちばしの切断）を止め、一羽一羽の鶏舎スペースを広げるよう要請する「動物愛護」政策を採用。さらに〇三年、年間に購入する鶏肉、牛肉、豚肉（合計二五億ポンド＝約一一・三万トン）を、段階的に成長促進のための抗生物質を使用しないで肥育した肉に切り替える方針を打ち出した。そして〇四年には、商品のサイズを小さくして、栄養面での偏りに対する厳しい批判にも対応しはじめた。

ユニリーバ社も同様に、漁業資源が劇的に減少しているという現実を前に、対応策を講じている。同社は、漁業資源の責任ある管理と保護を求める運動である海洋管理協議会（ＭＳＣ＝Marine Stewardship Council）の創設に協力し、社内で農業の持続可能性プログラムも始めた。

「原理主義者」にとっては、これらは単なる「見せかけ」にすぎないかもしれない。だが、少なくとも、こうした変化が食品流通システム全体に新たなメッセージを送っている現実だけは歓迎すべきだろう。

こうした企業の変化は、市民社会が企業に要求した結果である場合もあるが、企業内部から生じた場合もある。企業の役員会や最高責任者が、このような問題に深い認識と豊富な情報をもち、怒りさえかかえた株主に対峙しなければならない機会が増えている。

たとえば、現在いくつもの企業が取り組んでいるフェアトレードの運動は、過去二〇年間に、企業の規範と株主の行動にさまざまな変化を起こしてきた。この運動は現在、途上国の三五〇カ所四五〇万人の一次産品生産者とつながっており、一七の富裕国において（とくに紅茶や菓子、コーヒーなどの生産セクターに対して）影響力をもつ。こうした活動は、悲惨な状態におかれている場合も多い一次産品の生産者に、健康的な暮らしをもたらしている(5)。

ＮＧＯや企業は、互いに連携して戦略的な決定を行うようになり、協同して政府に市場の改革を迫っている。ただし、政府の政策は、公約した「持続可能性」を実現するには至っていない。とりわけ困難なのは、競争政策の問題である。企業の集中化が急速に進むなか、成熟した市場という言葉を再考する必要がある。巨大な食品企業は、自社の市場占有率は世界市場の二％にすぎず、競争は成り立っていると主張するだろう。だが、この主張は、地域内あるいは特定の市場における圧倒的な占有率を覆い隠すための主張かもしれない。

スーパーを批判する人びとは、市場の定義をより消費者に配慮したものにし、公共機関は消費者が食料品店に通うために費やす時間と労力への配慮を含めて、消費者の利益を守るためにもっと力を入れる必要があると主張する。農家の連合である国際農業生産者連盟（ＩＦＡＰ）は、農業セクターで起きている国際的な集中化を測るため、世界規模のデータ収集を始めた。

こうした動きは歓迎されるべきだが、同時に、新たな世界レベルの競争政策が必要である。第４章で示したように、食に関する集中化は、土地所有権など農業そのものだけでなく、農薬や化学肥料、種子などの農業資材の寡占供給や、海運、空輸などの物流、小売流通やフード・サービスなど、多岐にわたっている。こうした現状を考えれば、企業による自主的な規制に頼るだけでは不十分だ。国境を越えた合併や吸収、海外直接投資は、これら企業が外部化されたコストを支払わないために不適切な食品と不健康な文化をもたらす主因であり、健康に悪影響を与える。

## ◆今後どうすればいいのか？

科学者の間では、人びとの行動を変化させようとするなら、表示や消費者アドバイスなどの現在の政策ではまったく不十分であり、大胆な方向転換が必要であるという合意が形成されつつある。肥満は、栄養補助食品や低脂肪食品などの技術的な解決策や、遺伝子マーカーに基づく治療法の追求によって、効果的に解決されるのだろうか？　それとも、エコロジー・パラダイムに基づいて食を制限するとともに、運輸政策や価格政策などの改善を通じて環境を変化させる必要があるのだろうか？　人びとのライフスタイルに無理なく取り入れられる身体運動について、何が強調されるべきなのだろうか？　医療的アプローチ、文化的アプローチ、環境的アプローチのうち、どれがもっとも効果的なのだろうか？　食にかかわるすべてのセクターと政府は、以下のような要求を突きつけられている。

①公共政策において、健康、環境、貿易、運輸、規制、福祉、教育など全セクターを横断的に統合し、グローバル、広域圏、国、地方(州・県など)、ローカル(市町村)などあらゆるレベルのガバナンスを統合する。

②外部化されたコストを削減し、内部化を奨励して、消費者価格を公正で現実的なレベルにする。

③短期・中期的な行動と、妥当な政策手段を通じて実現できる長期的なアプローチを採用する。
④生態系の健全性と人びとの健康を市民の権利と関連づけ、合理的に公正で持続可能な食料供給を行う。
⑤困難と偏狭を乗り越え、現存の良い活動や政策を生かす。

## ◈政治の力と市民社会の行動

政策上の課題に関する私たちの分析でもっとも重視しているのは、フード・チェーンにどれほどの変化を求めるべきかである。スーパーの集中化の影響、都市化に伴う地方の雇用の崩壊、環境の外部コスト、急変する食品の市場とフード・チェーンを規制する困難さが、食に関するガバナンスをさらに複雑にしている。国境の壁が低くなりつつある世界において、食のガバナンスに「古い」統制経済のモデルを採用するのは、もはや適切ではないかもしれない。

実際、国家が設定した食品の基準やルールと、企業がつくった制度が併存する状態が生まれている(たとえば、ユーレップギャップ(欧州小売業組合適正農業規範)は、ヨーロッパの食品企業の一部が残留農薬の自主基準を設ける目的で始められたが、参加企業は世界中に広がり、基準の対象も大きく広がった。その結果、基準づくり、整合性、フード・チェーンの一貫性という面で大きな貢献をしている)。

だが、企業が暫定的に取り組みはじめている食のガバナンスに関する自己改革は、民主的なプロセスを経る必要があり、十分に説明責任を果たすものでなければならない。また、一貫性の確保が重要である。

政策は、要請、勧告、約束、決議などを通じて自発性に訴えるという現在の段階から、法的に拘束力をもち、厳格な措置を講じる次の段階に進む必要がある。食習慣の変化がもたらした重大な影響は、当たり障りのない栄養アドバイスによって軽減されるものではない。食の政策は政治的な課題であり、これまでのまとまりのない政策に一貫性をもたらすためのリーダーシップやビジョンを必要とする。私たちは、農業、食料、漁業、健康を管轄する省庁と大臣に対して、この重要なプロセスの優先度を上げるよう、要求を突きつけている。だが、これまでに、本書に概説した広範な問題全体に十分な対応を行なった政府は存在しない。

フード・ウォーズにおいて、データはもう一つの大事なツールである。社会全体で共有されるべきデータのあまりに多くが、商業上の秘密事項となっている。世界中の公共セクターが寄せ集めの情報を提供しているにすぎない。国連機関による多大な努力もむなしく、一部の国に関しては十分なデータが得られていない。情報と最良の証拠が得られなければ、政策決定はいとも簡単に気まぐれと現実主義に戻ってしまうかもしれない。

他方で、より良い証拠が得られるまで政策が実施されないとすれば、これも問題である。調査の要請は、先送りの手段である場合も多い。本当に欠けているのは、強力な既得権益に対峙するための政治的意思とリーダーシップなのである。ときには、情報が非常に限られているなかで政策を決定し、施行しなければならないが、フード・ウォーズに関しては、政策決定者が主要な問題について行動を起こすのに十分なだけ知識が蓄積されている。政治家にリーダーシップを発揮させようとする圧力も、増していくだろう。

ほとんどの国は、一九九二年の国際栄養会議の勧告に従い、国家食料栄養行動計画を策定済みである。問題は、こうした国々が、私たちが概説したような文化的変容とフード・チェーンの再構築による複合的な影響に正面から取り組んでいない、あるいは取り組めないことである。

かつて公共政策と呼ばれていた政策はいま、国家と企業と市民社会という三者の間の駆け引きの対象となっている。しかし、このプロセスを促進し、法的手段を講じられるのは国家のみである。いまこそ、食と健康に関する公共政策を改革し、「公共」の真意を生き返らせ、実現すべき戦略目標や政策手段・措置を現実化しなければならない。

古いトップ・ダウンモデルは、国家が目標を立て、その目標を実現するためにもっとも効果的な手段を選択してきた。フード・ウォーズにおいても、規制、勧告、財政措置は依然として主要な戦闘手段である。だが、この手段は一九八〇年代以降、行動基準や勧告の公布、業績ランキングの公表、違反企業の公表などを多用し、法律や制裁よりも自発性に依存するパートナーシップの確立に重きをおくなど、時流に流され、政治的なご都合主義に陥るようになってきた。

こうした手法にはそれなりの存在意義があるが、実際に機能するためにはパートナー間のコンセンサス（合意）が必要である。しかし、コンセンサスが機能するとは考えられない。法的措置による制裁という脅威が存在し、適切に活用される必要がある。一九九〇年代に起きたヨーロッパの食をめぐる危機は、法律の改正を促した。このような「厳しい」政策措置は、国家の信用が揺らぐような事態になって初めて援用される傾向があるようだ。

最近は、消費者が自らの健康に責任をもつべきだと、政府と企業が強調することも多い。私たちは、このような政策的アプローチを批判してきたが、消費者が食について考え、長期的な影響を考慮して食を選び、価格だけでなく品質や環境・健康への長期的影響から判断を下す、「食を考慮する市民」にならねばならないことも事実だ（表8-2）。食の選択において文化的道徳観が必要とされているのである。

私たちはいま、食の政策と健康に関する議論が大きく変化しつつある時期を迎えている。フード・ウォーズの理論では、食の政策に対する新たなアプローチが生まれつつあることを提示した。それに伴い、新たな政策の選択肢、市民社会のネットワーク、ビジネス機会も生まれつつある。この新しい時代は複雑性をはらむと同時に、病気と不平等をもたらす要因に一致して取り組むための強力な市民社会のネットワークに新たな機会を提供する。政策上の問題への対応の選択肢として、以下の四通りがある。

①何もせず、「市場の力」に任せる。
②企業による取り組みに期待する。
③市場の条件に制約を加える。

**表8-2　食と生態系の健全性のためのルール試案（成人用）**

①質素な食を実践する
②消費するエネルギー以上は食べない
③一人ひとりの必要に応じた供給を奨励する
④肉の摂取を控え、野菜を中心とした食生活を実践する
⑤多様な食品を摂り、土地と季節の多様性を生かした食事を心がける
⑥栄養と環境に考慮し、化石燃料、エネルギー＝油脂を気にする
⑦一週間に20〜30種類の食品を摂取する
⑧可能な地域では、旬の食材を食べる
⑨近隣性の原則にのっとり、できるだけ近くで採れた食材を使う
⑩近隣の食品供給業者を支援する。これには地域の雇用を守る意味もある
⑪外部化されたすべてのコストの負担を覚悟する。これは、自分が支払わなければ他の誰かが支払わねばならないコストである
⑫水を飲み、ソフトドリンクを避ける
⑬神経質にならずに、表示にない添加物が含まれている可能性を考慮する
⑭食事を楽しみつつ、その食事がもたらす長期的な影響に考慮する

④市民社会が力を得て、これまでと違った要求と消費を行うようになる。

この四つの政策の選択肢について表8−3に類型化し、一般的な政策の方向性を示した。

また、食の将来を決めるおもな要素には以下の点が含まれる。

①社会の勢力間、国内・国際間のパラダイム論争における優位性。

②いずれのパラダイムが支配的となるか。それは政治公約と外部からの圧力による。

③健康についての考え方。個人の問題と捉えるか、全体の問題と捉えるか。

④環境が健康の基盤とみなされるか、個別の政策課題とみなされるか。

⑤一般市民からの圧力。単に考えるだけ

4つの政策の選択肢

| | 主要なアクター | 戦略的主眼 | 行動と手法の例 |
|---|---|---|---|
| ③市場の条件を制約 | 国家—企業—市民社会の連携、政治主導のプロセス(国家) | インフラストラクチャー | 人的資源と物理的インフラに投資、市場の改革 |
| | | 基準設定 | ガイドライン、行動規範、強制規制、法の執行 |
| | | 制度設計 | 食政策審議会、「独立」機関、省庁改革、省庁間の調整の改善 |
| | | 教育 | 訓練——学校教育、消費者アドバイス |
| ④市民社会の行動 | NGO、市民社会 | 市民行動 | キャンペーン、報道 |
| | | 国家の再生 | 年金投資に関する行動 |
| | | 消費者教育 | 保護者陪審員、自己啓発、学校での技能訓練 |
| | | 訴訟 | 広告業者・製造業者に対する集団訴訟 |
| | | キャパシティ・ビルディング | 技能訓練、マーケティング、栄養などに関する学校教育 |
| | | フード・チェーンの改善 | 統合性と信頼性をもたらす成功事例の開拓、代替の供給産業(協同組合、市民版公共調達) |

(注)取引コストは、製品の生産・流通プロセスで、ある企業から別の企業に製品が渡る際に生じるコスト。

でなく、生態系の持続可能性に長期的に責任をもって行動する覚悟をもつか。

⑥それぞれのパラダイムを支持する勢力間の、組織化と調整の成功度。

⑦旱魃など生態系の危機が発生した際、食への不安が途上国でも先進国でも大きな問題となるか。

食は、経済で大きな位置を占めるセクターであり、人びとのニーズと生活に不可欠であり、市場の獲得をめぐって企業が激しく競い

表 8–3 食と健康の問題に対する

| | 主要なアクター | 戦略的主眼 | 行動と手法の例 |
|---|---|---|---|
| ①レッセフェール(市場の力に任せる) | 「不干渉」国家 | 市場の力に委ねる | 「すべて手遅れ」「ウォルマートに委せろ」 |
| | 「モニタリング」国家 | より多くデータを集める | 行動するのに十分な情報がない→データ収集、モニタリング |
| ②企業の行動 | 企業セクター | 製品 | 新製品開発（機能食品など）基準づくり |
| | | 技術 | 新しい生産プロセス |
| | | 価格 | 取引コストの低減 |
| | | 企業の社会的責任 | 自主的な表示、産業界全体の連携、消費者情報、自主的な監査・データ収集 |
| | | 保険 | 健康によい行動を保険料の割引で優遇 |
| ③市場の条件を制約 | 国家—企業—市民社会の連携、政治主導のプロセス(国家) | 投資 | 研究開発への支援、企業監査、健康によい食品への投資に年金基金を活用 |
| | | 財政措置 | 課税(脂肪、エネルギー、マーケティングなど) |
| | | 競争政策 | 消費者と店舗の距離に基準を設定、起業を奨励 |
| | | 規制 | マーケティング規制 |
| | | 生産プロセスの変革 | 投資、対象、研究開発・科学技術、公共調達予算の活用 |

合う分野であるため、対立は不可避である。

### ◆エコロジー・パラダイムへ

生産主義パラダイムは、主流でなくなりつつある。現在、ライフサイエンス・パラダイムが、巨大企業の大半から支持を得ている。エコロジー・パラダイムに基づく政策に対し、もっと資源を投入する必要がある。投入される資金は不足しているが、エコロジー・パラダイムは非常に有効である。ライフサイエンス・

パラダイムが遺伝子組み換えと生物学の濫用を減らしたとしても、政府がライフサイエンス・パラダイムに頼るのは愚かであると考える。

エコロジー・パラダイムこそが、強力な支持を受けるに値する。生物多様性にとって良い食生活は、多種の栄養を含んでいるため、健康にも良い。食と健康に関する政策は、人類が自然と一体となるためのものでなければならない。ただし、これまで以上に、文化がそれを決定する要因となるかもしれない。

（1）Millstone, E. and Lang, T., eds., *Atlas of Food*, London : Earthscan / New York : Penguin, 2003. エリック・ミルストーン／ティム・ラング著、大賀圭治監訳、高田直也・中山里美訳『食料の世界地図』丸善、二〇〇五年。

（2）Pretty, J. and Hine, R., *Reducing Food Poverty with Sustainable Agriculture : A Summary of New Evidence*, Final Report of the SAFE-World Research Project, February, Colchester : University of Essex, 2001.

（3）Funes, F., Garcia, L., Bourque, M., Perez, N. and Rosset, P., *Sustainable Agriculture and Resistance : Transforming Food Production in Cuba*, Oakland CA : Food First Books, 2002.

（4）Burlton, B., *Presidential Address 2000 to Co-operative Congress*, Manchester : Co-operative Congress, 2000.

（5）Barratt Brown, M., *Fair Trade*, London : Pluto, 1993. Fairtrade Foundation, http : //www.fairtrade.org.uk/ M・バラット・ブラウン著、青山薫・市橋秀夫訳『フェア・トレード』新評論、一九九八年。

# 〈訳者解説〉フード・ウォーズの時代

## 「世界認識の窓」としての食と農

今日の地球社会は、飽食が広がるとともに、その対極に飢餓にあえぐ多数の人びとをかかえている。食と農は私たちの生命を日常的に支える基礎であり、世相を映し出すとともに、その土台をなす世界構造の矛盾をストレートに反映する世界認識の窓と言うべき特徴をもつ。ファストフードに象徴される食の簡便化・工業的画一化・低価格化のグローバルな広がりの一方で、スローフードに象徴される手作りや地産・地消、文化的多様性を再評価する動きが活発化している。食を支える農の土台も揺れており、二〇〇七年後半から〇八年前半には世界同時食料危機的な状況が深刻化した。

また、昨今の食品の安全性をめぐる問題の続発は、日本の消費者を安全志向へと駆り立てている。健康志向に加えて、安全性が付加価値として再認識され、食品メーカーや量販店も「安全・安心」を高付加価値の柱に位置付け、商品開発と販売に力を入れはじめた。欧米諸国においても、状況はほぼ変わらない。無添加で産地限定の高級食材が地域ブランド品として注目を集め、有機・無農薬の食材を売り物にした自然食品店やレストランが脚光を浴び、メタボリック・シンドロームの回避を謳う健康食品・ダイエット食品が隆盛をきわめている。

食と農をめぐって現代社会に起きているこうした事態をみると、まさしく「フード・ウォーズ」の時代と言うべきであろう。BSE(狂牛病)問題から、日本国内で続出した食品偽装事件、そして中国の農薬混入餃子やメラミン混入ミルクにいたるまで、食品の安全・安心にまつわる話題にはこと欠かない。そして、本書で紹介されているように、こうした事件は日本に限ったことではなく、欧米諸国でも同様な事件が頻発し、政策対応に苦慮する状況も驚くほど似ている。食と農をめぐる問題群は世界同時多発的に進行していると捉えられる。

これまで、こうした問題は各国ごとに個別に取り扱われてきたが、グローバリゼーションの今日では共通課題として認識する必要がある。日本では、食料生産(農業)・流通・加工・販売・消費を全体的に捉える「日本フードシステム学会」がすでに一九九四年に設立された。そこでも、グローバルな視点からの研究や、関連領域として環境問題、安全性、健康を扱う動きが目立っている。

そうした観点からみて本書は、時代の趨勢を大きく先取りし、文明的矛盾が集中的に発現している食と農の分野に対して正面から切り込んだ野心作である。とりわけ、世界の状況を広い視野から俯瞰しつつ、パラダイム的発想を提起して、個別・専門領域に傾きがちな学問や諸組織・諸制度の動き(政府の政策を含む)に対して、いまもっとも必要とされている総合的視野からのアプローチがとられている。そこでのキーワードは、「食の民主主義」であり、「食の平和」である。日本でも食品安全委員会が設置され、食育基本法が施行され、消費者庁が話題をよぶなど制度化の動きこそ活発だが、本書のような総合的視野やパラダイム的な認識は不十分と言わざるを得ない。

## パラダイム戦争から食の平和構築の総合政策へ

人類史的なスケールでみれば、つい最近出現したにすぎない大規模工業的なフード・システムは、空前の人口増加に対応する食料と一年中便利な加工食品を豊富に提供した。だが、本書で詳述されているように、システム自体の持続不可能性への危惧や先進国・途上国それぞれに危機的状況を進行させている。

世界人口の一割を超える人びとが飢餓にあえぐ一方で、ほぼ同数の飽食と肥満疾患の増加、BSE問題から漁業資源の枯渇まで環境の異変にかかわる諸問題、遺伝子組み換え技術の導入・拡大、世界規模で展開する企業(アグリ・フードビジネス)への依存と従属、不適切な食事から生じる深刻な健康問題(心臓疾患、ガン、肥満、糖尿病、拒食症など)。これらは、食と農および現代世界を形づくる社会・経済構造が生みだしたものである。

本書では、食の未来の形成において、三つのパラダイム(生産主義、ライフサイエンス、エコロジー)がせめぎあうなかで、二〇世紀から引き継がれた生産主義パラダイムがどのような修正と展開に向かうかが詳細に検討されている。本書でいう「フード・ウォーズ」とは、食の未来について、人びとの心理(精神世界)や市場(マーケット)、消費者としてのあり方、さらには産業社会のあり方をめぐって繰り広げられる戦いなのである。

人間の健康を、産業化システムのもとで科学的な分析手法で解明しつつ、個別的対応による統合化によって達成していくのか(ライフサイエンス・パラダイム)。それとも、個々人の健康を環境全体と密接につながるものと捉え、経済的資本・社会的資本・自然資本の再編成・調整において総合的に達成していくのか(エコロジー・パラダイム)。私たちはいま、重大な岐路に立たされている。

フード・チェーンは急成長し、発展をとげてきた。本書で述べられているように、この一世紀あまりで農業生産における品種改良・機械化・化学化(農薬・化学肥料依存)は急速に進んだ。そして、食料と食品の加工度が高まって多様な商品が生みだされ、大量生産・大量輸送技術の進歩と貿易の大幅な拡大によるグローバリゼーションが大々的に進展した。平均的なスーパーには約二万五〇〇〇種類の商品が並び(コンビニでは平均二五〇〇)、毎年二万種類を超える食品・飲料が登場し、その大半が消えていく。

原材料まで含めて考えれば、それらの多くは輸入によって成り立っている。フード・チェーンは地域から大きくはみ出したのである。そして、〈一次生産→輸送・加工(二次生産)→流通→販売→消費→廃棄〉というプロセスからわかるとおり、生産から消費に至るまで多大な資源、エネルギー、労力が投入されてきた。フード・システムは、まさにバベルの塔のごとくそびえ立ち、リスクとセキュリティが背中合わせとなって矛盾を膨らませている。

グローバルに展開するフード・チェーンは、さまざまな矛盾を内在させながら、独自の組織化とシステムの肥大化を進行させてきた。その最大の問題は、生物多様性を含む生態系の根底的破壊が進み、地域で育まれ維持・発展してきた食と農の場所性や文化多様性が急速に破壊されていることである。地球規模に広がったフード・システムの自己拡大による圧力が、個々人の消費選択や生活を規定し、地域の一次産業と関連産業や土地利用を変化させ、国境調整と国際協定の枠組みを改変させている。それは、フード・システムとの接合部分で、人間の身体領域（健康、安全）から地域や自然環境領域全体に至るまで生じている外部不経済の問題として捉えられる。

システム内部の調整としては、個々の商品の管理体制の整備、ＩＳＯ（国際標準化機構）やＨＡＣＣＰ（危害分析重要管理点）などの工程と経路・プロセスの管理、市場、国境調整、貿易協定の整備などが進んでいる。しかし、それらはあくまでシステムの流れをスムースに導くための内部的調整にすぎない。本書が提起する今日的課題は、システムの持続可能性の根底を多面的に考察する分析視点の構築と言ってよいだろう。

人類社会の危機的状況に対して、本書は「食と農の総合政策」こそが重要な鍵を握ると問題提起する。それは、病気や不健康への対応という健康政策（人間の健康の確保）にとどまらず、農業や食品関連産業などの産業政策、貿易など国際枠組みを調整する経済政策、さらに生態系などの環境破壊を回避する環境政策（環境の健全性の確保）につながる総合政策として展開すべきであるというのだ。グローバル時代において、矛盾を克服するための方向性を指し示す重要な指摘であり、とりわけ視野の狭いタコツボ的状況に陥っている日本社会にとって、慧眼の書となると思われる。

## 翻訳の背景と訳文について

著者の一人ティム・ラングは、ロンドン市立大学の教授(食料政策)を務めるとともに、長年にわたって消費者問題や環境問題などのNGOにかかわり、国際機関・政府機関のコンサルタントとしても活躍している。かねてから食料・農業問題に関する自由貿易主義の弊害を主張してきた論客としても知られ、私は以前に国際会議でお会いしたことがある。日本での翻訳書には、『自由貿易神話への挑戦』と『食料の世界地図』がある。また、もう一人の著者マイケル・ヒースマンも、『機能性食品革命』が翻訳されている。いずれも興味深い内容なので、併読をお薦めしたい。

なお、ティム・ラングはフード・マイルという概念(食料が遠距離から運ばれる現状を数字で示した指標。日本ではフード・マイレージと表記される場合が多い)の紹介者としても知られる。それは、彼がかつて議長を務めていたNGO「SAFE Alliance＝持続可能農業・食料・環境同盟」(現在はSUSTAIN：the alliance for better food and farming)が、一九九四年に出した「フード・マイル・レポート」によって、広く普及していく(運輸関係の指標としてトン・マイル＝重量×距離があり、それを食料に適用したものと思われる)。

本書はそもそも、私の同僚である久保田裕子さん(国学院大学経済学部教授)が二〇〇五年のアメリカでの派遣研究時に入手し、コモンズの大江正章さんに紹介した。そして、私に加えて、本書が扱う分野に詳しい佐久間智子さんの協力があって、翻訳が実現したものである。私が序章・第1章・

第4章・第5章・第7章を、佐久間さんが日本語版によせて・第2章・第3章・第6章・第8章を分担し、全体の訳語の統一やチェックを私が行った。また、翻訳作業において、池田真里さん、久保田裕子さんの協力があり、ここに感謝の意を表したい。

翻訳に際しては、全訳すると五〇〇ページを超えてしまううえに、八九八もの注があるなど、多くの人びとに読んでいただくにはむずかしい面があった。また、各章の冒頭に日本人には馴染みのない引用文(格言)がおかれ、難解な表現や重複部分があり、図表も詳細をきわめていた。そこで、大江さんと相談のうえ、一般読者向けに読みやすく簡潔な文章にすることに努めた。その際、たとえば英語では同じフード(food)であっても、文脈のなかでの多義性を考慮して、食べ物、食品、食料、食と訳すなどの工夫をしている。

そうした経緯や内容の吟味もあって、出版の予定が大幅に遅れてしまった。翻訳を心待ちにしていた方々には、たいへんご迷惑をおかけしたことをお詫びしたい。とはいえ、大江さんの協力もあり、また時間をかけたこともあって、かなり読みやすく仕上がったのではないかと思われる。なお、より専門的に詳細な元資料をたどりたい読者は、原著を入手していただければ幸いである。

二〇〇九年四月

古沢広祐

〈著者紹介〉

ティム・ラング(Tim Lang)

ロンドン市立大学食料政策センター教授、消費者運動家、政府の政策と企業活動が食料供給と人びとの食生活、社会・健康・環境に与える影響について研究している。世界保健機関(WHO)のアドバイザー、イギリス議会委員会の特別顧問(食品基準・グローバリゼーション・肥満)などを歴任。7年間農業に携わった経験もある。

共著＝“The New Protectionism"(1993年、邦訳ティム・ラング／コリン・ハインズ著、三輪昌男訳『自由貿易神話への挑戦』家の光協会、1995年)、“The Atlas of Food"(2003年、邦訳エリック・ミルストーン／ティム・ラング著、大賀圭治監訳『食料の世界地図』丸善、2005年)、“Unmanageable Consumer"(2006年)など。

マイケル・ヒースマン(Michael Heasman)

作家、イリノイ大学「健康のための機能性食品プログラム」客員教授、ウォルフソン健康科学研究所・食料政策センター客員研究員、企業の社会的責任と持続可能な食品産業をテーマとする「フード・フォー・グッド」誌の編集・発行人。

共著＝“The Functional Foods revolution"(2001年、邦訳M・ヒースマン／J・メレンティン著、斉藤衛郎・飯塚和恵訳『機能性食品革命——高成長企業、ビジネス成功の鍵』講談社、2002年)など。

〈訳者紹介〉

古沢広祐(ふるさわ・こうゆう)

1950年生まれ。大阪大学理学部生物学科卒業。京都大学大学院農学部農学研究科(農林経済)修了。農学博士。現在、国学院大学経済学部経済ネットワーキング学科教授、「環境・持続社会」研究センター代表理事。市民セクター政策機構理事。永続可能な発展と社会経済的な転換を中心に、世界の農業・食料問題とグローバリゼーション、有機農業などについて研究している。

著書＝『共生社会の論理——いのちと暮らしの社会経済学』(学陽書房、1988年)、『共生時代の食と農——生産者と消費者を結ぶ』(家の光協会、1990年)、『地球文明ビジョン——環境が語る脱成長社会』(日本放送出版協会、1995年)。

共訳書＝『科学・技術・社会をみる眼——相互作用解明への知的冒険』(M・ギボンズ、P・ガメット編、現代書館、1987年)、『永続的発展—環境と開発の共生』(マイケル・レッドクリフト著、学陽書房、1992年)など。

佐久間智子(さくま・ともこ)

1966年生まれ。現在、アジア太平洋資料センター理事、「環境・持続社会」研究センター理事、明治学院大学国際平和研究所研究員。経済のグローバル化が社会や開発に及ぼす影響についての調査・研究を行う。

共著書＝『連続講座：国際協力NGO』(日本評論社、2004年)、『儲かれば、それでいいのか—グローバリズムの本質と地域の力』(コモンズ、2006年)、『どうなっているの？日本と世界の水事情——グローバリゼーション×水×市民・NGO』(アットワークス、2007年)など。

訳書＝『世界の水道民営化の実態』(トランスナショナル研究所編、作品社、2007年)、『ウォーター・ビジネス』(モード・バーロウ著、作品社、2008年)など。

# フード・ウォーズ
## 食と健康の危機を乗り越える道

二〇〇九年五月一〇日　初版発行

著　者　ティム・ラング
　　　　マイケル・ヒースマン
訳　者　古沢広祐・佐久間智子



発行者　大江正章
発行所　コモンズ
東京都新宿区下落合一-五-一〇-一〇〇二
　TEL〇三（五三八六）六九七二
　FAX〇三（五三八六）六九四五
　振替　〇〇一一〇-五-四〇〇一二〇
　info@commonsonline.co.jp
　http://www.commonsonline.co.jp/

印刷／東京創文社・製本／東京美術紙工



ISBN 978-4-86187-056-9 C 1036